生命系统视角下
精神分裂症的康复

郑中

生态系统视角下精神分裂症的康复

主　编　肖存利

副主编　田　亮　韩金祥　韩　柏

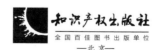

知识产权出版社

全国百佳图书出版单位

—北京—

图书在版编目（CIP）数据

生态系统视角下精神分裂症的康复/肖存利主编；田亮，韩金祥，韩柏副主编. —
北京：知识产权出版社，2023. 10

ISBN 978 - 7 - 5130 - 8896 - 1

Ⅰ. ①生…　Ⅱ. ①肖…②田…③韩…④韩…　Ⅲ. ①精神分裂症—康复
Ⅳ. ①R749. 309

中国国家版本馆 CIP 数据核字（2023）第 172333 号

责任编辑：常玉轩　　　　　　　　　　　责任校对：谷　洋
封面设计：陶建胜　　　　　　　　　　　责任印制：刘译文

生态系统视角下精神分裂症的康复
主　编　肖存利
副主编　田　亮　韩金祥　韩　柏

出版发行	知识产权出版社有限责任公司	网　　址	http：//www. ipph. cn
社　　址	北京市海淀区气象路 50 号院	邮　　编	100081
责编电话	010 - 82000860 转 8572	责编邮箱	changyuxuan08@ 163. com
发行电话	010 - 82000860 转 8101/8102	发行传真	010 - 82000893/82005070/82000270
印　　刷	三河市国英印务有限公司	经　　销	新华书店、各大网上书店及相关专业书店
开　　本	787mm×1092mm　1/16	印　　张	26
版　　次	2023 年 10 月第 1 版	印　　次	2023 年 10 月第 1 次印刷
字　　数	358 千字	定　　价	138. 00 元

ISBN 978 - 7 - 5130 - 8896 - 1

┃序　言┃

　　根据中国精神卫生调查的结果，我国 35 类精神障碍的终生患病率为
16.57%，其中精神分裂症的终生患病率为 5.88‰，以此估算我国现有上
述各类精神病患者约有 1.83 亿之多，其中精神分裂症约有 650 万人。精神
分裂症由于病因不明、多迁延、易反复、预后差等特点，患者要么住在精
神病院，要么与世隔绝地生活在社区，形成了患者在医院和家庭之间移动
的模式。精神分裂症的经济负担是巨大的，直接医疗成本包括接诊相关费
用、住院费用、药物及其他辅助治疗费用、护理费用等。精神分裂症的间
接成本也相当巨大，包括疾病所致的病人本人及家属的缺勤误工、与疾病
相关的财产损失、对医疗和公众安全机构及社区资源的占用消耗，如照顾
病人、为病人提供社会服务和犯罪司法资源所消耗的时间。因此，认识精
神分裂症病因、病理、诊断及其治疗，推广应用社区康复技术，营造社区
接纳、关爱的生存环境，有益于减少患者疾病复发，防止其危险行为的发
生，提高患者生存质量，从而使其有尊严地在社区中生活。

　　本书详细地介绍了精神分裂症的病因、病理改变、诊断、治疗、护理
及社区康复。作者将实践与理论相结合，特别着重介绍了生态化社区康
复，结合作者所在地区的工作，总结了精神分裂症的社区康复成果，提出
了在生态环境下进行社区康复的新理念。读者通过阅读本书，可以全面、
立体地了解和认识精神分裂症，消除对精神分裂症的神秘感和恐惧心理，
将精神分裂症患者视为社区群体的一员，认识到他们具有和健康人同样的
需求和权利。通过本书的详细介绍，读者能够了解，尽管精神分裂症患者
的大脑出现了障碍，但他们仍是可以治疗和功能康复的。作者力图让公众

建立正确的理念，不去鄙视或抛弃大脑患病的精神分裂症患者，就像不鄙视和抛弃冠心病、高血压、糖尿病或肿瘤病人一样，消除偏见，勇于关爱。

对于从事精神病学领域临床和科研及社区康复的专业人员和从事医学其他领域临床和科研人员来说，本书也全面介绍了精神分裂症相关的进展，提供了更多的精神病学的知识，解读生态学在医学康复中的作用。从医学为人类服务的观念出发，临床各学科面对的不应当是各个孤立的脏器和各个独立的疾病，应该将患者视为身心合一的个体，这是治疗和康复的前提。对精神病学的深入了解肯定能够促进临床各学科的发展，而多学科的联合攻关也许是认识精神障碍本质的最好途径。希望本书所有的读者能够在深入浅出的字里行间获益，共同参与精神健康促进。

本序言作者简介：

黄悦勤，北京大学精神卫生研究所、北京大学第六医院社会精神病学与行为医学研究室主任，二级教授，博士生导师，获得国务院政府特殊津贴；中国残疾人联合会副主席，《中国心理卫生杂志》社社长兼常务副主编和编辑部主任，中国心理卫生协会危机干预专业委员会主任委员，全国卫生产业企业管理协会老年医养结合养老产业分会主任委员，中国残疾人康复协会副理事长，康复国际执行委员会委员及健康与功能专业委员会主席，美国精神病协会国际理事，国际预防自杀协会会员，世界艺术与科学学院院士，香港大学名誉教授。

前 言

　　精神病学学科在近半个世纪以来有了十分迅速的发展，有力地推动了精神医学的进步，也深刻地促进了精神病护理学、社区精神卫生服务及精神康复学的发展，逐步分为临床精神病学和社会精神病学两大部分，不但关心精神疾病的症状，更关注具有社会属性的"整个人"，这种趋势在精神疾病学科的发展中显得尤为突出。

　　一方面，20世纪神经科学的迅速发展使科学家可以深入到神经细胞膜、受体、氨基酸分子水平研究精神疾病发生的生化、生理机理，并推动了精神药理的迅速发展，为各类精神障碍和行为问题提供了治疗手段。另一方面，社会学家和社会心理学家的参与，使社会环境和文化对人类行为的影响得到重视。这些研究成果从根本上改变了精神病患者住院治疗的单一方式，从而在社区开展治疗和康复方面获得了巨大突破。

　　精神分裂症是一组病因未明的精神障碍，病程多迁延、易反复，同时它又是一种终身性疾病。精神分裂症不仅严重危害患者的身心健康，还给社会和家庭带来了巨大损害。遗传学研究表明，精神分裂症具有明显的遗传倾向，同时严重危害子代的精神健康。精神分裂症的疾病负担也日益受到人们的关注，按照国际上衡量健康状况的伤残调整生命年指标（disability adjusted life year，DALY）评价各种疾病的总体负担，精神疾患在我国疾病总负担的排名中居首位，现已经超过心脑血管疾病、肿瘤、呼吸系统疾病和传染病。

　　精神分裂症患者常缺乏自知力，由于治疗不及时、不系统，患者常出现不可理解的思维或怪异行为，令社会难以接受，患者自身及其亲属常常感到严重的病耻感（stigma），此种现象也被称为"社会歧视"。减少或改变社会歧视，营造良好的、接纳的社会氛围，有利于患者康复。

由于生物—心理—社会医学模式的转变，能够编写这本《生态系统视角下精神分裂症的康复》，无疑是一件意义深远且倍感荣幸的事。我们力求深入浅出地把国内外已经公认的有关精神病学、精神病护理学、社区精神卫生学及精神病康复学的基本理论与方法系统地介绍给读者，相关内容可以供精神科医生、护士、心理咨询师及社会工作者特别是社区精神卫生工作者及社区精防干部、公安民警参考和借鉴。

本书具有以下几个特点：第一，通过对精神病学的基础知识的介绍，由浅入深，紧紧围绕精神分裂症的临床表现、诊断、治疗、护理和康复进行阐述，试图全方位介绍精神分裂症的发生、发展、转归和社区康复。第二，充分考虑到部分读者为非精神科专业人士，内容上适当增加了精神病学专科知识的介绍，特别是对精神分裂症基础知识的介绍，囊括了社区精神卫生服务的范围和领域，这也是精神科医师、护士、心理咨询师及社区精防干部、公安民警在工作中经常面对且需要独立处理的问题。第三，精神病学、精神病护理学、社区精神卫生学及精神康复学的有机衔接，是本书的一大亮点。以疾病为主线，为临床医生、护士、心理咨询师、社区精防干部、公安民警全面了解精神分裂症的发生发展、病因、临床表现、诊断治疗、护理、社区精神卫生服务与社区康复，提供了全面的理论化和系统化的依据，他们可以由此了解治疗护理和社区康复的全过程，对全面了解和认识精神分裂症这一疾病大有裨益。第四，通过介绍北京市西城区精神卫生防治经验，为全国其他城市或单位的精神障碍防治提供有益的借鉴和参考，这也是本书编写的初衷之一。

本书特邀前中华医学会精神科分会主任委员、《中华精神科杂志》总编辑、《中国心理卫生杂志》主编、中国杰出的精神科医师北京大学第六医院周东丰教授为本书题写书名，同时她对本书"精神分裂症"一章也做了精彩的描述；中国杰出的精神科医师、《中国心理卫生杂志》社社长、北京大学第六医院黄悦勤教授为本书撰写了序言。这些都为本书添色不少，也使本书的撰写者备受鼓舞。吴金娣、晏丽娟、隋满秋、毛岩松、闫海松等对本书撰写亦有贡献。

由于编写时间很紧、难免有不妥或谬误之处，望专家、读者不吝指正，使之日臻完善。

主编　肖存利

2023 年 6 月 26 日

| 目 录 |

第一篇 精神病学基础

第一章 绪 论 ⋯⋯⋯⋯⋯⋯⋯⋯⋯⋯⋯⋯⋯⋯⋯⋯⋯ **003**

第一节 精神病学的任务及与其他学科的关系 / 003

第二节 精神障碍的病因学 / 007

第三节 精神病学发展简史 / 017

第四节 精神和行为障碍的负担 / 027

第五节 适应新历史时期对精神卫生工作的挑战和对策 / 041

第六节 现代精神科护理工作的内容与要求 / 044

第二章 精神障碍的症状学 ⋯⋯⋯⋯⋯⋯⋯⋯⋯⋯ **049**

第一节 概 述 / 049

第二节 常见精神症状 / 052

第三章 精神疾病的检查和诊断 ⋯⋯⋯⋯⋯⋯⋯ **077**

第一节 概 述 / 077

第二节 病史采集 / 078

第三节 精神状况检查的基本方法 / 083

第四节 精神障碍的分类与诊断标准 / 093

第五节 精神障碍的分类系统 / 099

第六节 病历书写 / 130

附录一 精神科病历 / 131

第四章 精神科护理基本技能 ⋯⋯⋯⋯⋯⋯⋯⋯ **134**

第一节 与精神疾病患者接触和护患关系的建立 / 134

第二节　精神疾病的观察与记录 / 143

第三节　精神科基础护理 / 149

第四节　精神疾病患者的组织与管理 / 158

第五章　精神分裂症 ·· **163**

第一节　精神分裂症概述 / 163

第二节　精神分裂症护理 / 185

第二篇　生态系统视角下精神分裂症的康复

第六章　精神障碍的康复和社区治疗 ················ **197**

第一节　概　述 / 197

第二节　慢性精神疾病的主要发展阶段 / 200

第三节　精神康复的设施与方法 / 201

第四节　社区精神卫生服务 / 206

第五节　工娱治疗和护理 / 210

第六节　健康教育在精神分裂症患者中的应用 / 213

第七节　精神分裂症的预防 / 216

第八节　对精神分裂症早期干预的研究进展 / 220

第七章　国外精神康复历史与现状 ················ **227**

第一节　社区康复的发展历程 / 227

第二节　国外社区精神医学的发展和现状 / 237

第三节　国际社区康复理念的演变 / 243

第八章　国内社区精神康复发展进程 ················ **250**

第一节　我国社区精神康复政策发展变化 / 250

第二节　精神障碍社区康复理念的变化 / 252

第三节　精神疾病社区康复技术和服务形式 / 255

第四节　不同城市社区精神康复发展现状 / 262

第九章　生态系统视角下精神康复模式构建 ················ **274**

第一节　概　述 / 274

第二节　精神康复服务理念 / 275

第三节　生态系统理论与精神康复 / 277

第四节　精神康复模型及其模式内涵 / 278

第五节　精神康复实践——生态系统理论的应用 / 282

第十章　生态视角下精神康复在社区的应用 ················ **294**

第十一章　社会工作者助力精神康复者的社会回归 ········· **319**

第十二章　社区精神卫生服务模式介绍 ·················· **358**

第一节　概　述 / 358

第二节　如何发现服务对象？ / 359

第三节　社区精神卫生访视服务 / 360

第四节　应急医疗处置 / 370

第五节　特殊个案应急处置工作机制 / 375

第六节　健康教育与宣传 / 378

第七节　精神卫生服务相关工作用表 / 387

参考文献 ··· **395**

常用术语中英文对照 ··································· **397**

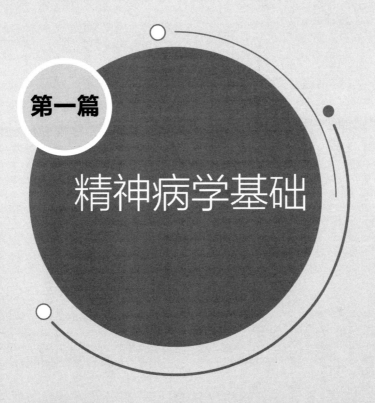

第一篇

精神病学基础

第一章 绪 论

第一节 精神病学的任务及与其他学科的关系

精神病学是临床医学的一个分支学科，是研究精神疾病病因、发病机制、临床表现、疾病发展规律以及治疗和预防的一门学科。

精神活动是人脑的功能，是人脑在反映客观事物的过程中所进行的一系列复杂的功能活动。由于客观事物是不停地变化、运动着的，因此反映客观事物的精神活动也是在不断变化和运动的。精神活动包括认识活动（由感知觉、注意、记忆和思维等组成）、情感活动、意志行为活动，这些活动过程（简称"知、情、意"过程）相互联系、精密协调，维持着精神活动的统一与完整。因此，存在决定意识，人的精神活动是在社会实践中形成完善的。

精神病学（psychiatry）这一词，出自希腊语，psyche 意为精神、灵魂，iatria 为治疗之意。二者合在一起，即是指精神病学，系治疗灵魂疾病之意。由于人类精神活动的复杂性，精神病学可能是医学各科中外延最广、与其他学科交叉最多的学科之一，其中最相关的学科有神经科学、分子遗传学、医学心理学、行为医学、医学社会学和医学人类学等。

人的机体是一个整体，中枢神经系统，特别是它的高级部位大脑，在协调、筛选和整合来自机体内外环境的各种刺激、保持机体的平衡中起着主导作用。各种躯体疾病，诸如心血管功能障碍、内分泌失调、营养代谢和体内解毒功能障碍使电解质平衡失调、缺氧或有毒物质蓄积等，均可影响大脑功能从而出现精神症状。另外，精神疾病也可伴有代谢和内分泌紊乱，如慢性抑郁患者可出现闭经、食欲下降、便秘等症状，病人往往首先向内科和妇产科求治。精神科的生理基础是神经科学，心理基础则与心理学、社会学、文化人类学密切相关。因此，最早的精神病学是与神经病学联系在一起的，随着它的成熟和发展，就从神经病学的学科中脱离出来。大脑病变既可导致精神活动失常，又可引起神经系统症状，如 Huntington 舞蹈症、阿尔茨海默病、麻痹性痴呆、病毒引起的脑炎等，常常伴有精神症状，后者往往以精神症状为首发症状。

因此，与精神病学关系最为密切的是神经科学。神经科学是研究中枢神经系统的解剖、生理、生化的学科。要深入研究人类精神活动和探索精神疾病的本质和物质基础，就必须借助神经科学的发展。当代神经科学发展迅速，在中枢神经系统传导通路、神经递质、神经电生理等方面的研究手段和成果，对人类认识自己的精神活动和精神疾病起了至关重要的作用。

分子遗传学的迅猛发展，揭开了人类基因的神秘面纱，也对探索许多精神疾病之谜提供了有力的手段。目前，应用实验遗传学的方法来寻找各种精神疾病的致病基因，正成为精神病学研究领域的热点问题。也许有一天通过人为地改变患者的某些致病基因，能使许多目前无法彻底治愈的精神疾病"除根"。

医学心理学以心理学的理论和方法来研究心理因素在人体健康和疾病及其转化过程中所起的作用，是以医学为对象形成的应用心理学分支，也是精神病学的基础学科之一。在精神障碍的诊断、治疗过程中，应用医学心理学的知识和手段，如各种心理评估手段，来分析患者的心理状况和影响患者个体的各种心理因素，了解和关注患者的心理需求，对患者开展各种心理治疗，等等，这一切都与精神病学密切相关。

行为医学研究人类与健康、疾病有关的行为以及应用行为科学和生物医学的技术来治疗与人类自身行为有关的疾病和健康问题。人类的行为与健康、疾病的关系受多种因素的影响，因此行为医学是一门多学科综合的边缘学科，与人类学、社会学、流行病学、心理学、临床医学、预防医学、健康教育学、精神病学及精神卫生学等相关，其中与精神卫生学的关系最为密切。

医学社会学和医学人类学是社会学和人类学在医学的分支。医学社会学是用社会学的理论和方法，从群体的角度去研究与社会结构及社会过程有关的健康和疾病问题。在精神病学领域，医学社会学研究与精神疾病有关的心理社会因素。医学人类学是以文化人类学的理论和方法来研究医学问题的学科。在精神病学领域，它研究特定的文化背景与人类精神活动和行为的关系。如果说神经科学和遗传学是研究人类精神活动的微观基础，医学心理学与行为医学是研究心理社会因素与个体心理行为的关系，那么医学社会学和医学人类学则是从社会这个宏观的角度来研究人类，研究文化、社会大环境对人类精神活动的影响。

一般来讲精神病是指在各种因素的作用下（包括各种生物学的、心理的、社会环境的）造成大脑功能失调，而出现感知觉、思维、情感、意志行为为主的一类程度严重的精神疾病（见图 1-1），如精神分裂症。而精

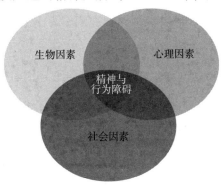

图 1-1　精神疾病形成的相互作用

神疾病又称为精神障碍（mental disorder），是一个更为广泛的概念，它是在各种因素的作用下造成大脑功能失调，出现感知觉、思维、情感、意志行为、智力等心理过程的异常，其程度严重到需要用医学方法进行治疗的一类疾病，它包括精神病但范畴更为广泛。

基础医学，特别是神经科学，如神经生理、神经生化、神经免疫学等在近半个世纪以来有了十分迅速的发展，推动了精神疾病的生物学基础的研究，形成了生物精神病学。精神药理学的发展，为临床提供了大量可以有效控制精神症状的药物，明显改变了精神疾病治疗学的面貌。

研究资料表明，社会心理因素对精神疾病的病程和转归有重要影响，促使精神病人的管理模式从精神病院集中管理的模式转向社区，以利于精神病人的社会心理康复。新的精神药物的不断问世，也提高了精神病人出院率和返回社会的可能性，促进了这一转变，使社区康复精神病学（community based rehabilitation psychiatry）在近30年来有了较迅速的发展。

随着神经生理、生化、免疫和社会心理研究的不断深入，心理应激（psychological stress）对自主神经系统功能、神经内分泌功能和免疫功能的影响得以阐明。长期的、严重的精神压力及心理应激，不仅引起人们的情绪障碍、行为问题，同时引起神经内分泌、免疫和自主神经功能的深刻变化，影响躯体疾病的发生和发展。这些研究提高了心理应激在医学中重要性的认识，促进了心身医学的发展。

近50年来医学研究的深入发展和医学模式由传统的生物模式（biomedical model）向现代的生物—心理—社会模式（bio - psycho - social medical model）发生改变，其主要任务是研究心理因素在各类疾病的发生、发展和变化过程中的作用，研究心理因素对身体各器官生理、生化功能影响及疾病康复中的作用。在精神病学中又不断细分出新的分支，如出现了老年精神病学、儿童精神病学、司法精神病学、跨文化精神病学等。同时，现代的医学模式强调医学的服务对象是完整的、社会的"人"，人是生活在一定的自然、社会文化环境中，具有复杂心理活动的生物体；而来自社会环境的各种刺激形成人的复杂的心理活动，后者又通过各种生物学中介机制来影响机体的功能状态。

随着科学的发展和社会的需要，精神病学学科的研究范围日益扩大，从精神疾病扩大到各种心理和行为问题。精神卫生（mental health）这一术语自 20 世纪 70 年代以来在国际和国内开始广泛应用。广义的精神卫生含义较精神病学更为广泛，它不仅研究各类精神疾病自防治，还探讨如何保障人群心理健康，减少和预防各种心理和行为问题的发生。

目前，精神病学的服务对象与研究对象已有明显的变化，重点从传统的重性精神障碍，如精神分裂症，逐渐向轻性精神障碍，如神经症、适应不良行为转变；同时，服务模式也从闭式管理转向开放式或半开放式管理，而且由于新的精神药物的出现、对康复及复发预防的重视，精神障碍患者的预后已大为改观。当代精神病学的概念已远远超过传统的精神病学概念所覆盖的范围，多数学者认为：将"精神病学"改称为"精神医学"似乎更为贴切。实际上国内（包括台湾、香港）近年来出版的专业书籍均将"psychiatry"译为"精神医学"，日本出版的有关专业书籍也均冠以"精神医学"，这种表达既能较好地涵盖主要内容，也减少了对精神障碍患者的歧视。

第二节　精神障碍的病因学

一、精神障碍的致病因素

与传染性疾病不同，大多数所谓功能性精神障碍没有明确的病因与发病机制，也无明显的体征和实验室指标异常。但我们知道，精神障碍与其他躯体疾病一样，均是生物、心理、社会（文化）因素的相互作用的结果。例如，糖尿病和精神分裂症的发生都可认为是生物、心理、社会因素相互作用所致。对于这些疾病来说，生物学易感性是必要因素，但并不足以说明疾病的发生与发展的全部过程。对于其他疾病来说，心理、社会因素可能是必要因素，但也不足以解释全部的病因。如前所述，脑与精神不可分割，脑是产生精神活动的器官，正常与异常的心理现象均来源于脑。

在精神疾病的发生过程中，可能有多种因素起作用。但从时间上看，主要可划为三种：

（一）素质因素

素质因素（predisposing factors）是指决定疾病易感性（vulnerability）的个体因素，这类因素表现为个体对其他有害因素的承受能力。素质因素通常形成于生命的早期，是遗传负荷、母体子宫内环境、围产期损伤以及婴幼儿时期心理和社会因素共同作用的结果。素质因素又分为生理素质（如身高、体重、自主神经系统的反应性等）及心理因素（如情绪的稳定性、各种心理能力、人格特征等）。心理素质是否健全对童年和成年精神障碍的发生都有重要影响。

（二）诱发因素

诱发因素（precipitating factors）是指在疾病发生前作用于个体、促使疾病发生的事件，这种事件可以是生理方面的，也可以是心理社会方面的。生理因素包括颅脑损伤、感染、化学药物等，心理社会因素包括亲人亡故、婚恋挫折、升学失败、失业、重大灾难等。有时可有多种因素同时作用，或同一事件可产生多种影响。前者如某人突发重大躯体疾病后又失业；后者如患恶性肿瘤，既可产生躯体方面的影响，又会产生心理压力。

（三）持续因素

持续因素（perpetuating factors）是指疾病发生之后附加于个体，使疾病加重或病程延续不容易恢复的事件。如某人患抑郁症之后又出现婚姻危机，或患精神分裂症之后又失业等。有时，疾病本身的后果可使病情加重，形成恶性循环。例如社交恐惧症的难堪体验会使患者担心再次在社交场合或在异性面前"出丑"，并为此而紧张不安。社会因素对患者的附加影响值得重视，研究发现，精神病患者缺乏社会支持，或遭受歧视，往往不利于疾病好转。同时，对一些患者的过度保护也同样不利于疾病的康复。

需要说明的是，临床上往往会将促发因素（诱因）简单当作病因，这是不全面、不准确的。而且，如果仔细分析不难发现，一些患者及其家属所说的"诱因"往往并不肯定，且有可能是疾病的结果。比如，某抑郁症患者及其家属均认为其疾病是由于"失恋"所致，但仔细了解后会发现，女朋友之所以离他而去，是由于他近来情绪沉闷、寡言少语，且动辄发脾气。

二、生物因素

生物因素又称为躯体因素，是指通过生物学途径影响中枢神经系统的功能，导致精神障碍的因素，包括以下几种：

（一）遗传因素

遗传因素是指遗传物质基础发生病理性改变，从而产生致病作用。如染色体数目及结构异常，以及基因突变等。

染色体畸变。染色体是遗传信息载体，染色体数目和形态结构的异常往往可以导致遗传信息的变化，在临床上则表现为比较严重的躯体及精神发育障碍，有的还引起人格异常、违法犯罪倾向和类似精神分裂症等表现，统称为染色体病。染色体数目异常，最常见的是21三体引起的先天愚型，其他如13三体、18三体、21单体或22单体等；染色体结构异常，如1号染色体环状染色体、4号染色体短臂缺失、5号染色体短臂缺失（猫叫综合征）等。此外，脆性X染色体不仅可导致精神发育迟滞，且与儿童学习困难、儿童行为障碍及儿童孤独症等有关。

单基因病。由于单个基因突变导致酶的质或量改变引起的一类疾病称为先天性代谢缺陷或遗传性代谢病。在已知的200多种酶的缺陷病中，可引起精神发育障碍或行为异常者约70余种。大多数为常染色体隐性遗传，其中包括氨基酸代谢障碍（如苯丙酮尿症）、糖代谢障碍（如半乳糖血症）。也有为常染色体显性遗传，如亨廷顿病、结节性硬化症。

多基因病。一些原因不明的精神发育迟滞、精神分裂症、心境障碍以及Alzheimer病等都属于此类，称为复杂性遗传病。常由于多个基因共同作用而致病。通过家系调查证实了患者亲属之中发生同类精神疾病的现象比普通人口中的发病率明显增高，而且血缘越近，发病率越高。进一步对双生子同病率的调查研究发现，许多精神障碍同卵双生子的同病率远高于异卵双生子的同病率。而寄养子的研究为区分遗传因素影响与环境因素影响提供了科学方法。

（二）感染

全身感染、中枢神经系统感染和其他系统感染均可引起精神障碍。病原体可为寄生虫、螺旋体、立克次体、细菌、病毒等。最常引起精神障碍的感染有：败血症、流行性感冒、伤寒、斑疹伤寒、肺炎、脑膜炎、神经梅毒以及HIV感染等。随着人类急性传染病逐渐被控制，急性传染病引起的精神障碍已较少见到。但近年来由于性传播疾病及药物滥用相关的感染迅速发展，由这类病原体侵袭中枢神经系统引起的精神障碍逐渐受到关注。

（三）化学物质

各种对中枢神经系统有害的物质都可引起精神障碍。例如：成瘾物质，如海洛因、吗啡、苯丙胺、大麻等是最常见的成瘾物质；酒精，酒精滥用对中枢神经系统可造成严重危害；医疗用药，如阿托品、异烟肼、利血平以及皮质类激素都可引起精神障碍；工农业毒物，如苯、有机汞、铅等易挥发性物质和重金属均可引起中毒，出现急性或慢性精神障碍，在农村，有机磷农药使用不当是引起精神障碍的常见原因；一氧化碳，冬季煤炉取暖可引起一氧化碳中毒，产生急性或慢性精神障碍症状。

（四）躯体疾病

大脑和内脏器官的疾病也会引起器质性精神障碍，其中脑的弥漫性损害和位于额叶、颞叶、胼胝体、基底节和边缘系统的病变更容易引起精神障碍。而各种内脏器官的疾病都有可能在疾病的某一阶段出现精神障碍症状。

（五）年龄、性别因素

年龄并非致病因素，但年龄是某些精神障碍的重要发病条件。童年和少年期的脑功能尚未发育完全，特别容易受到损害，出现发育障碍以及起病于童年和少年期的各种精神障碍。60岁（或65岁）之后，人类进入老年期，随着年龄的增加，老年性痴呆的发病率也随之而迅速增加。

性别不是致病因素，但与一些精神障碍的发病相关。例如精神分裂症等精神障碍在月经期间有症状加重的倾向。女性抑郁症患者远远多于男性，而物质依赖、酒精中毒等患者中则男性远远高于女性。产褥期、更年期容易发生女性特有的精神障碍。形成这种差异的原因除生物因素外，还要考虑社会因素对性别的不同影响。

三、心理因素

现今的医学模式认为精神障碍的发生、发展与转归都与生物因素、心理因素及社会因素相关，但三者在不同精神障碍中的影响是不完全一致的。心理因素指患者个性、认知与价值系统、情感态度、行为方式以及社会支持系统等在疾病过程中的作用。

（一）心理素质

心理因素包括心理素质和心理应激两方面。心理素质往往是条件因素，而心理应激则常常成为致病诱因。心理素质（气质）是指因个体大脑的结构、神经细胞的数量与质量的不同，造成信息容纳量、对刺激分析综合能力的不同。与此同时，每个人脑中的神经介质、酶的含量、生成与转化的速度也不一样，相应大脑皮质、边缘系统、网状结构与自主神经系统的兴奋性与稳定性各异，从而表现出对外界刺激感受与耐受能力的不同，以及强度、速度、觉醒程度不同的情绪与动作反应。

个体心理素质和在其背景上形成的性格并非致病因素，但不良的或易感的心理素质在有害的外界致病因素冲击之下，则易使人出现精神障碍；反之，良好的气质能使个体表现出对有害因素较高的耐受能力。

一个具有开朗、乐观性格的人，对人坦率、亲近，思想、感情容易交流，乐于助人，也因此容易得到别人的帮助，愿意理解别人也容易被人理解，在人际关系中误会与矛盾较少，即使有也容易获得解决。这种人外向，追求刺激与挑战，在心理应激过程中对挫折表现出较强的耐受性。与此相反，一个具有拘谨、抑郁性格的人，对人保持一定距离，含蓄隐秘，对人心存疑虑、戒备，不太关心别人，别人对他也就比较疏远和冷淡，在人际关系中误会与隔阂较多。他们内向、懦弱、回避挑战，在困难面前显得无能为力，容易悲观丧气，对心理应激的耐受能力较差，易患神经症、心身疾病，也容易出现酒精与药物滥用等。

有些人的心理特点自幼就明显偏离正常、适应不良，达到了害人害己的程度，称之为人格障碍。有些人格障碍与精神障碍关系十分密切，如具有表演型性格的人容易罹患癔症，具有强迫性格的人容易罹患强迫症，分裂样人格障碍者则患精神分裂症的可能性较大等。

（二）心理应激

心理应激（简称应激，stress）一般称为精神刺激或精神创伤，通常来源于生活中的一些重大事件。每个人在生活中，都不可避免地会遇到各种各样的生活事件，但并非每个生活事件都会产生不良的精神刺激。引起心理应激的生活事件必须具备如下两个条件：对当事人具有重要的利害关系，关系越密切，应激越强烈；达到足以引发喜、怒、哀、忧、惊、恐等剧烈情绪反应的强度或频度，没有足够强度或频度的事件，不能激发剧烈的情绪反应，也就难以形成应激。需要指出的是，心理应激对于健康的人并非都是有害的，相反，在很多时候，适当的心理应激具有动员机体潜力，应付各种困难、提高反应效率的作用。但对于具有一定素质缺陷的个体，强大的心理应激往往会导致急性应激反应或创伤后应激障碍。对某些具有较高易感性的个体而言，一些并不强烈的应激也可能促使其发病。

对自己所从事的职业不满意也可能形成慢性的心理应激反应。这种不满意除了受主观价值观念的左右外，也存在客观上某些职业对个体身心健康确有不利的影响。如：长期从事简单重复的工种；长期从事与社会环境隔离的工作（远洋船员）；长期从事可能危害身体健康的职业（井下、暗室、高温场所工作人员）；可能威胁生命安全的职业（警察）；使人一直处于精神高度紧张的职业；作息时间变化无常的职业（航空乘务人员）等。

人们生活中最常见的应激源是各种急性和慢性应激性生活事件，如亲人突然亡故、身患绝症、被强暴、失恋、离异、夫妻关系不和、与同事和邻里关系紧张、失业、离退休、工作负荷重、事业受挫、受处分和犯罪等，皆可成为急性或慢性应激源而造成心理负担过重，致使当事人感到委屈、沮丧、紧张、焦虑或恐惧等。常见的应激源还有急剧而严重的自然灾害和人为灾难，例如地震、水灾、火灾、种族歧视、爆炸、空难、海难、车祸、社会动荡和战争等，多迅速引起短暂或持久的精神障碍。其次，生活的自然环境因素，如大气污染、水污染、放射物、噪声、交通混乱、居住拥挤和电子污染等，也使人们长期处于烦闷、紧张、兴奋或焦虑、抑郁和不安等状态下，易导致心身疾病、神经症和其他精神障碍等。

研究发现，配偶、子女或父母的亡故不仅可使躯体疾病增加及死亡率升高，同时也可增加居丧者的抑郁症等问题的发生率。早有研究认为，在亲人丧亡的第一年尤其是开始的数月内，抑郁症状较为常见。睡眠障碍、怪罪他人、无助感、无望感及无用感也很突出。同样，失业、移居国外或迁徙到异地（移民）也构成应激性生活事件。另有研究提出，生活事件在诸多精神障碍的发生发展中起着促发作用，负性生活事件，如丧偶、离婚、婚姻不和谐、失业、严重躯体疾病、家庭成员患重病或突然病故，均可诱发精神障碍，其中主要为抑郁症。女性应付应激事件的能力低于男性，更易患病。

四、社会因素

社会因素则指政治与社会制度、经济状况、社会生活条件、医疗水平等可以在疾病过程中起作用的因素。一般而言，社会因素与心理因素的作用是经常紧密结合在一起的。心理因素、社会因素是否直接致病尚待探讨，但应激对疾病过程的作用则几乎无处不在。

与精神障碍的发生、发展与转归相关的社会因素很多，主要包括以下几种：

（一）社会文化

通常说来，社会文化与躯体疾病的表现关系不大，即躯体疾病的表现并不因社会文化的不同而不同（但有些躯体疾病会因不同区域的生活习惯影响而出现患病率的不同）。但是，精神障碍的症状表现会因社会文化的不同而产生明显的差异。很多学者相信，在影响精神障碍症状表现的诸多因素中，人格特点与社会文化是最重要的两个因素。

（二）社会结构

大量的流行病学研究显示，精神障碍在不同的社会结构群体（如不同性别、婚姻状况、种族、文化程度、社会阶层等）中的分布是不同的。关于精神障碍与社会阶层和婚姻状况关系的研究结果比较一致。一般来说，处于社会弱势的群体（如低收入、低社会地位的阶层），精神障碍（尤其是焦虑、抑郁障碍）的患病率较高，而处于社会优势的群体（如高收入、高社会地位的阶层），精神疾病患病率低。不过，也有一些个别的精神障碍在分布方面出现相反的趋势。

（三）社会变迁

都市化、工业化、全球化等都是近年来描述社会变迁的常见用语。这些变迁对精神障碍的疾病谱产生了重大的影响。随着社会生活水平普遍改善，人均寿命延长，老年精神障碍（尤其是老年痴呆）的发生率正在逐渐增加。

（四）社会压力

来自战争、种族歧视、暴力犯罪、政治迫害、经济危机、贫困、失业、成为难民等的社会压力，对心理健康可造成严重损害。例如，纳粹集中营幸存者，精神障碍发生的比例远远高于一般人群。实际上，重大生活事件往往是引起当事人心理应激的社会因素，因此在研究病因时常常将其合称为心理社会因素。西方研究者注意到，经济萧条常预示着精神科住院人数和自杀者增多。但更多的人认为，生活事件是否会引起疾病，还与个体的易感性有关。

（五）社会支持

社会支持（social support）是指个体所处的社会环境给个体提供的帮助、保护与支持。有人将社会支持与个体的关系比喻为空气与飞鸟的关系。心理学家马斯洛认为，人在满足衣食温饱之后，其基本需要之一便是介入各种人际关系。

总体上说来，多数人认为，社会支持良好的环境对个体具有保护缓冲作用；而缺乏社会支持网络时，尤其是当患者出现症状而得不到恰当的支持时，患者的症状往往不容易好转。在社会支持的构成中，家庭支持是最重要的。诸多研究显示，良好的家庭支持不仅有助于缓解个体的心理应激，减少精神障碍的发生，也有助于精神障碍患者更好地恢复。除家庭支持之外，一般的社会支持也是影响精神障碍的重要因素，如对精神障碍患者歧视，精神疾病患者因患病而产生的"病耻感"，会对患者产生负面的影响。此外，还有一点也应引起注意，一些所谓的社会支持，表面上看似关心、帮助，实际上是"过度保护"，如找出种种理由不让精神分裂症患者恢复工作，往往不利于疾病的康复。

如上所述，生物学因素和心理社会因素在精神疾病的发病中都起着重要的作用。大量的临床证据表明，许多精神障碍的起因，并非单一因素引起，而是多种因素共同作用的结果。但应强调的是，两者在不同类型精神疾病中的作用并非平分秋色。比如在焦虑症、抑郁症和应激相关障碍中，心理社会因素起着重要的作用，是发病的主要因素之一，但也同时发现，患者有神经生理学的改变，如焦虑症患者的 NE 系统异常，而抑郁症及强迫症患者中枢的 5 – HT 含量减少等。而精神分裂症等精神病，精神发育迟滞和颅脑损伤、感染、中毒和躯体疾病等伴发精神障碍，则以生物学因素起主导作用。但即使是生物学因素占主导的疾病，我们也不能忽视心理社会因素对上述各种精神障碍之发生、发展以及转归的影响，在很多时候，心理社会因素往往会作为发病的诱因或促发因素，如精神分裂症在其发生发展中，既有生物学因素如遗传因素、神经生化改变、素质因素的易感性和神经病理改变等作为发病的基础，又可能有生活事件如亲人突然亡故、创伤经历、失恋、离异、失业等心理社会因素作为促发因素。

第三节　精神病学发展简史

精神病学史是人类认识精神疾病，并与精神疾病作斗争的历史，在古代，精神病学是作为医学的一部分发展起来的，直到近百年来，它才成为医学中独立的一门分支学科。由于它的研究对象是复杂的精神疾病，因此它的发展历史，像整个医学的发展一样，受到当时的生产力水平、社会政治经济状况，基础科学水平、哲学思潮以及宗教的影响。受历史背景和科学发展水平的限制，作为医学的一个学科来说，精神病学的发展落后于其他学科。现代精神病学的发展只有 100 多年的历史。

一、祖国医学对精神病学的研究

祖国医学有关精神疾病有丰富的论述。最早的有关精神疾病现象的文字记载见于《尚书·微子》："我其发出狂"，表明在殷末（约公元前 11 世纪）已有"狂"这一病名。到春秋战国时期，学术昌盛，名医辈出，通过长期大量的医学实践，逐渐形成了较系统的理论。战国时代的医学典籍《内经》把人的精神活动归之于"心神"，"心神"不仅主持人的精神活动，而且统管人的五脏六腑。《素问·阴阳应象大论》："人有五脏化五气，以生喜怒悲忧恐"。《内经》论述，剧烈的情志变化能引起精神失常，且影响体内正常功能。同样躯体内脏变化也累及情感。祖国古代医学家以其深刻的洞察力和朴素唯物主义观点提出了"百病皆生于气""大怒伤肝，大喜伤心，思虑伤脾，悲忧伤肺，惊恐伤肾"的七情内伤论，对躯体和精神功能关系提出了精辟论述，治疗方面则采用清热泻火法和针灸治疗。这一学说发展为后世的三因论之一，至今尚有指导意义。到了秦汉，历代医学家又先后编纂成了几部辉煌的古典医学著作，流传至今的有《难经》《伤寒论》和《金匮要略》。这些著作中对诸多精神症状作了详细的描述，归类为"狂"、"躁"、"谵妄"、"癫"、"痴"、"痫"等名称，并概括地论述了这类疾病的病因、发病原理与症状。如"邪入于阳则狂"，其发病机制是阴阳不平衡所致："重阳者狂，重阴者癫"，二者的鉴别在于临床表现的不一。此后一千五百余年，我国精神病学基本上是沿着这条思路缓慢地向前发展。至金元时期，精神病学有所发展，临床观察进一步深入，精神疾病的分类更为细致，治疗方面也作了大量的尝试。但由于我国医学的理论是建立在古代阴阳、五行等学说基础上的经验医学，所以在精神病学理论上几千年来并没有更多的发展。从秦汉时代到 18 世纪末与同期国外的精神病学相比较，我国的精神病学在世界各国中仍是先进的。

二、国外对精神病学的研究

公元前 5～前 4 世纪，古希腊罗马时代已有了朴素唯物主义的萌芽。希腊医学家希波克拉底（Hippocrates，460～377 B. C.）被认为是科学的医学奠基人，是把精神疾病概念引进医学的第一人，因此他也被称为精神病学之父。他也是一位唯物主义的哲学家。他认为脑是思维活动的器官，提出了精神病的体液病理学说。他认为人体存在四种基本体液：血液、黏液、黄胆汁和黑胆汁，就像自然界存在四种现象——火、土、空气、水一样。四种体液如果正常地混合起来则健康，如果其中某一种过多或过少，或它们之间的相互关系失常，人就会生病。例如，抑郁症是由于人体内黑胆汁过多，进入脑内而破坏它的活动所引起。他对于解剖各种疾病死亡者的尸体非常重视。他的学说对医学的发展有很大影响。与希波克拉底同时代的著名哲学家柏拉图（Plato，427～347 B. C.），也主张在理想国中精神病患者应当在家里受到亲属很好的照顾，而不应让他们在外游荡，如果家属不这样做，则应处以罚金。克劳迪斯·盖伦（Claudius Galen，130～201 A. D.）继承了希波克拉底的观点，是罗马时代的著名医生。他对抑郁症的不同类型进行了描述，主张将静脉切开放出过多的黑胆汁进行治疗。他对欧洲当代医学的理论和实践有很大影响。在当时，古希腊与罗马等国处于繁荣时期，精神医学已积累了相当多的资料，对某些精神病的原因有了初步了解，广泛开展各种措施治疗精神病，尤其认为应人道地对待精神病患者。当时这些与现代精神病学不谋而合的思想，比起后来中世纪宗教、迷信盛行而把精神病患者看成魔鬼附体或灵魂出窍的观念来，显示出欧洲古老文明思想的不朽魅力与光辉。

中世纪（公元5～17世纪）是指欧洲封建社会从开始到衰亡这一时期，进入宗教与封建统治时代。公元8世纪，阿拉伯帝国曾有治疗精神病患者的机构。欧洲一些国家的著名医学家如阿米德勒（Amidenus，527～565）、亚历山大（Alexander，525～604）、拉齐斯（Rhazes，869～930）、约翰·韦耶（Johan Weyer，1515～1588）等，不但在精神疾病病因、分类、治疗方面做出了积极的贡献，而且极力反对神鬼与巫术，力图使精神病学摆脱神学与巫术的桎梏。但中世纪欧洲的宗教神权是真正的统治者，在整个文化领域中，神学、迷信、巫术和占星术等反科学势力占压倒优势，医学几乎完全由教会及巫师所把持，精神病学陷入一种可悲的境地。特别不幸的是，中世纪后期的精神病患者遭到残酷的迫害，这一时期对精神病的看法也大大地后退了。当时流行着这样的观点，躯体疾病可能是自然因素引起，而灵魂的疾病必然是罪恶和魔鬼所致。无数精神病患者由于被认为是魔鬼附身，被送进教堂，用祷告、符咒、驱鬼等方法进行"治疗"。许多专门"著作"，研究魔鬼的性质与精神症状的关系。至中世纪末，对待精神病人更为残酷：如用烙铁烧灸皮肤，用长针穿舌头，用可怕的酷刑来处罚"躲藏在躯体内的魔鬼"，使之无法栖身。声援精神病人的正义呼声很可能被宣判为异端邪说，而受火刑的处分。因此，这一时期精神病学的发展特别艰难，几乎没有什么重大的发展。

17世纪以后，工业革命开始高涨，资产阶级兴起，科学有了很大进步，给迷信以巨大打击，医学也逐渐摆脱了中世纪魔鬼学、占星术、巫术等的控制。18世纪对西欧精神病学来说是一个转折点。从这时开始精神病才被看作一种需要治疗的疾病。

18世纪法国大革命后，社会结构发生了根本性变化。菲利普·皮内尔（Philippe Pinel，1754~1826）是第一个被任命为"疯人院"院长的医生。他去掉了精神病人身上的铁链和枷锁，把他们从"囚禁"的监狱生活中解放出来，把"疯人院"变成了医院，从而使医生有可能观察研究精神疾病的症状，使当时法国精神病学有了显著发展。比奈尔的学生让·艾蒂安·埃斯基罗尔（ean-étienne Dominique Esquirol，1772~1840）发现了错觉与幻觉的区别，安托万·劳伦特·贝勒（Antoine Laurent Bayle，1799~1859）等对麻痹性痴呆进行了临床和病理解剖研究等。随着自然科学，包括基础医学，如大脑解剖学、比较解剖学、生理和病理学的发展以及临床资料的积累，到19世纪中叶，医学界才得出精神病是由于脑病变所致的结论。到了1814年，希区（Hitch）开始在疗养院使用受过训练的女护士，从此收容精神病患者的疗养院才有了真正意义上医院的初级形式。这一时期，精神病学的临床与理论研究也逐渐繁荣起来。德国医学家威廉·葛利辛格（Wilhelm Griesinger，1817~1868）在1845年所发表的专著，引用当代大脑生理和病理解剖的科学资料，论述了所谓的精神失常是一种脑病的观点。西方国家于1860年以前，严重的精神病患者只能收容在门禁森严的机构里，且均由男性助理员看守。他们主要的任务在于持续地控制及制服患者，所扮演的角色类似监狱里的看守者或监视人。他们未曾受过任何训练，可以想象到当时提供的照顾是相当简陋的。

有组织的护理起源于中世纪时的罗马，当时以护理穷人为主。专业的护理开始于 18 世纪中叶，弗洛伦斯·南丁格尔（Florence Nightingale）在英国伦敦开办护理学校，但是直到 19 世纪末精神科护理人员的角色才开始较受重视。南丁格尔的学生美国人琳达·理查兹（Linda Richards，1841～1930）女士 1873 年由波士顿新英格兰妇婴医院附设护理学校毕业后从事精神病患者的照顾，然后在伊利诺伊州市立精神病医院制订出一整套精神科护理计划。理查兹女士主张照顾精神科患者的质量至少应与躯体疾病患者的照顾质量相同。由于她的贡献及影响，医院确定了精神科护理的基础模式。因此她被称为美国第一位精神科护理人员的先驱者。她在美国最早专门为训练精神科护理人员而开办的护理学校创设于 1882 年，在马萨诸塞州的马克林医院，它包含两年的课程，但在课程中很少有精神方面的课程，护理教学内容主要为保护及管理的技巧，当时公认的护理人员的主要功能仍是照顾身体方面一般例行工作的护理为主，这个倾向一直持续到 19 世纪末。护理人员的教学内容限制于将内外科护理沿用于精神科医院的环境中，所以精神科护理人员的主要工作是照顾躯体各项功能，例如：给药、营养供应、提供个人卫生及参与病房活动。心理护理在当时的课程内容中只是提到有耐心及亲切地照顾精神上有障碍的患者。

19 世纪末至 20 世纪初期，在精神病学的发展史上也是一个重要时期。德国慕尼黑大学医学院在这个时期起了巨大的推动作用，埃米尔·克雷丕林（Emil Kraepelin，1856～1926）充分利用前人积累的经验，通过自己大量的临床实践，分析成千的病例，以临床观察为基础，以病因学为根据，提出了疾病分类学原则。他认为精神病是一个有客观规律的生物学过程，可以分为数类。每一类都有自己的病因，特征性的躯体和精神症状，典型的病程经过和病理解剖所见，以及与疾病本质相联系的转归。他将内外科疾病的研究方法运用于精神疾病的分类，创立了"描述性精神病学"，以 1883 年《精神病学纲要》出版为标志，以后不断修改补充，至他生前出版的精神病学教科书最后一版（第 9 版）对精神病学各方面都有详尽的描述，尤其是他明确地区分了两种精神病，一为躁狂忧郁性精神病（现称心境障碍），二为早发性痴呆（现称精神分裂症）。他第一次将早发性痴呆作为疾病单元来描述，认为青春痴呆、紧张症和早发性痴呆的表现虽然不同，但均为同一疾病的亚型，躁狂症和抑郁症临床表现虽然完全相反，却是同一疾病的不同表现，他使精神病学的研究从症候群的基础进入自然疾病单元的研究。这一学派的观点在当前国际精神病学中仍有较大的影响，因此，他被认为是"现代精神病学之父"，慕尼黑大学医学院也被认为是现代精神病学的发源地，1904 年独立成立精神病院。1907 年曾在慕尼黑大学医学院工作过后转到法兰克福大学医学院的阿洛伊斯·阿尔茨海默（Alois Alzheimer，1864～1915）首先报道了一例 51 岁女性患有进行性痴呆症，经过 4 年 6 个月死亡的病例并因此而得名。对尸体脑组织解剖发现，患者有脑萎缩、神经元纤维改变和老年斑痕，这是典型的阿尔茨海默痴呆症的神经病理表现。他在 1911 年又报道了类似病案 4 例，列举了老年前期起病失语等脑局灶性症状，严重痴呆和明显脑病时改变等特点。经他的老师克雷丕林认定，同意把它作为一个独立病症单元，以后就将这一疾病命名为阿尔茨海默病，简称 AD，每年的 9 月 21 日是世界阿尔茨海默病日。

20 世纪以来，进入现代医学领域的精神医学，各种学说得以蓬勃发展。许多精神病学家对精神病的病因、发病机理分别从大脑解剖学、生理学和病理学等不同角度进行了大量的研究和探讨，以期阐明精神现象的实质和精神病理现象的发生机理，形成了精神病学中的各种学派。其中最重要的是，出生在捷克的犹太裔奥地利心理学家西格蒙德·弗洛伊德（Sigmund Freud，1856～1939）创建的精神分析学派（psychoanalysis），是以临床观察癔症患者在催眠过程中说出自己精神创伤的经历而症状消失为基础，认为患病的原因是被压抑在意识深处的、早年伴有情感创伤的事件。通过暗示或自由联想，释放这些埋藏的记忆，使症状缓解。这一学派认为无意识所包含的各种本能欲望，是人类心理的原动力所在，弗洛伊德的成就突破了器质性病因论研究的瓶颈，将精神医学带入"心因性病因论"的研究范畴，被认为是精神病学的第二次革新运动。深受弗洛伊德学说影响的瑞士苏黎世大学的欧根·布鲁勒（Eugen Bleuler, 1857~1937）从心理学角度分析了精神分裂症的病理现象，他认为这一疾患的本质是由于病态思维过程所导致的人格分裂，在1911年首次将"精神分裂症"（Schizophrenia）这一术语引入精神病学。1939年德国精神病学家库特·施耐德（Kurt Schneider, 1887~1967）提出对精神分裂症有特征性的一级症状。俄国生理学家伊万·巴甫洛夫（Ivan Pavlov, 1849~1936）在大量实验室研究基础上，建立了条件反射学说，认为动物的一切行为都可用条件反射来说明。条件反射是一种不断变化着的过程，新的不断形成，旧的不断消失，以很好适应环境要求。对于人的心理活动来说，起主要作用的是意识，而不是无意识。以德国人卡尔·雅斯贝尔斯（Karl Jaspers, 1883~1969）为代表的精神病现象学派的研究方法是深入到病人的体验中去研究病人的精神功能，如认为精神分裂症的所谓原发性体验（受控制体验和被动体验等）是不可了解的，而心因性反应是可以了解的，其主要著作是《精神病理学总论》（第1版在1913年问世）。精神病学的第三次革新是社区精神卫生运动的展开。由于生物化学、心理学、社会学、人类学的进步及流行病学的调查，使得一般大众了解到社区精神卫生的重要性，而要求改变对精神病患者的治疗方式。在英国，麦克斯韦·仲斯（Maxwell Jones）推行了治疗性社区，以缩短患者和社区之间的距离；而西欧及英、美等国也先后订立精神卫生法，维护患者的权益。如1913年，当时正在纽约洛克菲勒大学工作的日本细菌学家野口英世（Hideyo Noguchi, 1876~1928）在全身瘫痪的死者的大脑中发现了梅毒螺旋体———一种导致梅毒的螺旋形细菌，而提出精神病的"器质性病因论"；奥地利精神病学家朱利乌斯·瓦格纳·焦瑞格（Julius Wagner – Jauregg, 1857~1940）创造高热疗法，打破了精神病不可治疗的观念，并获1927年诺贝尔生理学或医学奖；1933年德国精神病学家曼弗雷德·萨寇（Manfred Sakel, 1900~1957）提出胰岛素昏迷疗法；1938年4月21日意大利罗马大学精神病学家乌戈·塞莱蒂（Ugo Cerletti，1877～1963）和卢西奥·比尼（Lucio Bini，1908～1964）发明了电休克疗法；1945年葡萄牙裔美国精神病学家埃加斯·莫尼兹（Egas Moniz，1874～1955）发明了脑白质切除术，并获1949年诺贝尔生理学或医学奖；1952年法国医生让·德莱（Jean Delay，1907～1987）、皮埃尔·邓尼科（Pierre Deniker，1917～1998）和亨利·拉博里（Henri Laborit，1914～1995）发现氯丙嗪能够有效治疗精神病和1958年比利时药理学家保罗·杨森（Paul Janssen，1926～2003）发明了第1635个药物氟哌啶醇治疗精神病，它使医院门户开放的政策得以实现，并运用三级预防的观念使精神疾病的预防、治疗、康复三方面有了突破性的发展。自从发现了精神药物，人们研究其药效机制，进而研究神经介质与脑中各受体之间的关系，以及精神疾病发生的生物机制，使得精神疾病能够得到客观的方法诊断和治疗。使用药物治疗，从根本上改变了精神科治疗手段的困境，住院患者增加，治疗效果明显提高，需要更有经验的精神科护理人员负责患者更直接的护理，所以，虽然当时精神科护理人员强调内外科护理技术，但却是首次在精神科治疗中获得有意义的角色地位。而患者使用躯体或药物治疗改善病症后，变得更能够接受心理治疗，显示出心理治疗对精神疾病的效果，所以躯体疗法、药物治疗的发展有助于心理治疗的推行。这种倾向加大了精神科专业人员的压力，精神科护理人员必须去发展新的及更有效的护理技术，还要具有身体和心理不同层次的理论和知识，作为执行护理的基础。所以说生物精神医学的发展可以说是精神病学的第四次革新。

20世纪50～60年代，由于精神药物被广泛使用，精神病人获准出院机会增加。精神病院管理上重视院内社会环境，改造过去以监管为主的庞大的旧式精神病院，以促进病人临床症状的改善。在社区建立起新型的精神病保健机构，如日间管理站、训练车间、公寓式疗养所等，以改善病人与社会的接触，促进病人的社会康复。把旧式以精神病人集中管理为主的模式，改为分散的、与基层保健机构相结合的新型模式。有的国家和地区以自然居住地区为单位，建立社区精神卫生中心，以解决本地区精神疾病的预防、治疗、康复和社会就业。精神病的管理模式从传统的精神病医院转向社区，使精神病管理和防治机构产生革命性的变革。国外是从60年代后期在西欧、北欧某些国家和美国某些地区开始的。

近一百年来，我国的精神病学发展可分为两个阶段。在1949年以前，发展非常缓慢，在国内的大城市里，曾相继成立了几个精神病院与收容所，有关精神病的教学工作也较欧美国家为晚，如广州（1898年）、北京（1906年）等地。其后，大连（1932年）、长沙（1934年）、上海（1935年）、成都（1944年）、南京（1947年）等地相继建立了精神病医疗或教学机构，国外的精神病学理论逐渐传入我国，全国精神病床位仅1000余张左右。中华人民共和国成立后，精神病学的治疗和护理事业才得到非常迅速的发展，我国精神病学进入了一个新的历史时期。新中国成立初期，精神疾病的防治工作主要致力于建立新的精神病院、部队复员精神病人康复医院，收容和治疗无家可归或影响社会治安的精神病患者。在师资力量较好的城市和精神病院，开展精神病专科医师培训班；招收护校毕业生从事精神病护理。医护人员均本着人道主义精神把精神病人从关闭的房间和约束的管理中解放出来，开展和组织病人参加工娱治疗和文体活动，实行了定期回家看望亲人的外出制度。1958年，广大精神科医护人员更新观念，进一步让精神障碍病人过正常化生活，实行了开放半开放管理制度。让病人参与病房管理，如推选病区病人组长（政治、文体、生活组长）。护士长定期召开工休座谈会，宣传病房各种规章制度。护理人员做到尊重、爱护、关心体贴病人，指导帮助他们战胜疾病，使病人认识到自己是社会、家庭中不可缺少的一员。同时，这一改革充分证实，此时已开始进入对病人的心理护理，也体现了整体护理的内涵。

20世纪60~70年代，全国各地开展了一些城乡的精神病防治工作。80年代以来，我国社会经济和医药卫生事业有较迅速的发展，精神病学的临床、教学、科研工作开始繁荣起来，各医学院校均逐步开设精神病学的课程，同时恢复了高等护理教育；至80年代末，建立了许多精神卫生研究所，有关专科杂志的品种也增加了，而且定期召开有关学会以及各种分组会议，制定了一系列的诊断标准。开展了主要疾病的流行病学调查；有关社区精神病学工作也继续深入开展，建立了精神疾病的三级防治网。自90年代开始，随着精神卫生事业范围的扩大，心理咨询工作也广泛开展起来，不仅对精神病患者，而且对普通人群中的心理问题和心理障碍开展咨询工作，使精神病学的内涵有所延伸。成立了中华护理学会精神科护理专业委员会，定期组织全国性精神护理工作的学术交流和国际学术交流。与此同时，进行的护理改革，将以疾病为中心的功能制护理，转变为以人为中心的整体护理，围绕人的健康诸方面，帮助人们认识自身的健康问题以及预防、治疗、护理的多种知识，满足人的多元化需求，达到维护健康、促进健康的目标。目前全国有精神科医生1万余人，精神病院600多所，已具有能力培养硕士和博士研究生，培训博士后研究的技术力量。然而，面对1600万重性精神病人，现只能收治30万余人，加上门诊治疗的精神病人，病人就医率还不到实有总数的20%，也就是说还有80%的病人得不到及时有效的治疗和康复，这就是摆在精神病工作者面前的突出问题，由于精神病人往往是社会问题，病人就医的医疗费用问题也是困扰家庭和政府的一件事情。

国际学术交流活动在促进我国精神病学学科发展中有着十分重要的作用。自1982年以来在WHO总部西太平洋区WHO办事处的支持下，在全国各地开展讲习班达32次之多。与美国、日本、德国、瑞士和意大利等国家的学术机构，双边协作的交流往来和合作十分活跃。如1996年9月在西班牙马德里举行的第10届世界精神病学大会，1997年6月在上海举行的第6届环太平洋精神病学家学术会议，1997年10月在北京举行的世界精神病学协会WPA北京地区会议，1999年4月在北京举行的国际老年精神病协会IPA北京地区会议，1999年8月在德国汉堡举行的第11届世界精神病学大会，2001年7月在德国柏林举行的第7届世界生物精神病学大会，2001 年 9 月在西班牙马德里举行的世界精神病学大会马德里国际会议，2002 年 8 月在日本横滨举行的第 12 届世界精神病学大会，2004 年 4 月在北京举行的国际神经精神药理学大会 CINP 北京地区会议等，2008 年 7 月在德国慕尼黑举行的第 26 届国际神经精神药理学大会，9 月在捷克布拉格举行的第 14 届世界精神病学大会都有来自我国精神病学界的代表，他们当中不乏有获得 Fellowship Award、Rafaelsen Award 的青年学者。这些在国际学术水平上的学术交流，有力地推动了我国精神病学界和国际精神病学界的交流和合作。其中十分重要的是，1999 年 11 月在北京召开了中国/世界卫生组织精神卫生高层研讨会，得到了 WHO 总部的有力支持，由卫生部、民政部、公安部、教育部等部委和中国残疾人联合会联合举办。WHO 总干事长布伦特兰女士介绍了全球精神卫生状况及 WHO 战略，会议深入地讨论了当前国内的主要精神卫生问题：精神分裂症、抑郁症和自杀，对我国精神卫生工作的开展起到了积极推动作用。

第四节　精神和行为障碍的负担

一、疾病的负担

世界卫生组织 1987 年发表的《面向 2000 年所有人健康的全球战略》（WHO，1987）中强调的健康，不仅意味着疾病或体弱的消失，也意味着良好的生理、心理和社会状况，也就是说在生理、心理和社会适应这三方面都达到一个完美的状态才能称其为健康。而对疾病的防治也要综合考虑环境、心理和行为、社会和个人生活等各个方面。

国际社会特别关注保护弱势人群，如残疾人、精神发育迟滞和精神病患者。联合国大会分别于 1971 年和 1991 年通过了《精神发育迟滞宣言》《保护精神病患者和改善精神保健的原则》。世界卫生组织于 1995 年公布《精神卫生保健法》，作为各国政府制订和修改精神卫生法的参考。《中华人民共和国精神卫生法》由中华人民共和国第十一届全国人民代表大会常务委员会第二十九次会议于 2012 年 10 月 26 日通过，自 2013 年 5 月 1 日起施行。

精神和行为障碍是一类常见病，在所有人群中有 25% 以上的人会在其生命的某个阶段受到它们的侵扰。精神障碍并不是任何特定人群独有的保留疾病，它们确实是普遍存在的疾病。精神和行为障碍见于所有地区、所有国家和所有社会的人们。它们见于生命过程中所有阶段的女性和男性之间，见于富人和穷人之间，以及见于生活在城市和农村地区的人们之中。认为精神障碍只是世界工业化国家和相对富裕地区的问题这一观念是完全错误的。那种认为农村社区相对来说没有受到快节奏现代生活的影响因而不会发生精神障碍的看法也是不正确的。

世界卫生组织最近进行的分析表明，成人精神神经性疾病，总计时点患病率约为 10%。据估计，大约有 4.5 亿人患有精神神经性疾病。这些疾病包括单相抑郁症、双相情感性精神障碍、精神分裂症、癫痫、酒精和某些药物应用所致精神障碍、阿尔茨海默病和其他痴呆症、创伤后精神紧张性精神障碍、强迫观念与行为障碍、惊恐性障碍和原发性失眠症。

患病率的不同取决于患病率所涉及的患病者是在某一时间点上患病的人（时点患病率），或是在某一时期任何时间都患病的人（时期患病率），还是在一生中任何时间都患病的人（终生患病率）。在发达国家和发展中国家进行的调查研究表明，在一生中，大约有 20% 的病人患有一种或几种精神障碍。大多数研究发现，精神障碍的总患病率在男女两性之间大致是相同的，不存在什么差别，这些差别都是由于精神障碍的不同分布造成的。重症精神障碍在两性中的分布大体上是均等的，只有抑郁症和精神活性物质应用精神障碍是例外，前者在女性中发病较多，而后者在男性中更为常见。

在 1/4 的家庭中至少有一个成员患有一种行为或精神障碍。这些家庭不仅提供了躯体上和感情上的支持，而且承受了耻辱和歧视带来的负面影响。虽然对于照顾一名患有某种精神或行为障碍的家庭成员所造成的负担还没有进行充分的研究，但是现有的证据提示，这种负担确实是相当大的。家庭所承受的负担有多种形式，从经济上的困难到情感上对疾病的反应，对付失常行为所产生的精神紧张，正常家庭生活秩序的破坏以及参与社会活动的限制等方面。精神障碍的治疗费用常常由家庭承担，这不是因为没有实行保险，就是因为精神障碍没有包含在保险之内。

除了直接的负担，失去机会也必须考虑在内。家庭中有一名成员患有精神障碍就会使得家庭需要做出许多调整和牺牲，而这些都会阻碍家庭其他成员在工作、社会关系和休闲方面发挥他们的全部潜力。这些都是精神障碍负担的人为方面的影响，它们很难进行评估和定量，但它们无论如何是重要的。这些家庭常常不得不花费他们的主要时间来照顾精神上有病的亲属，并承受着经济和社会方面的损失，因为他们已不再完全具有生产能力。他们还经常担心疾病的复发可能会使家庭成员的生活遭到突然的和预料不到的破坏。

精神障碍对社区的影响是巨大的和多方面的。其中包括提供保健的费用、生产力的损失以及与某些精神障碍有关的一些法律问题（包括暴力行为），虽然"正常"人引起的暴力行为要比精神病人引起的多得多。

负担的一个特殊形式就是健康负担。按照惯例，在国家和国际卫生统计中这种负担仅仅根据发病率/患病率和死亡率来进行衡量。1993 年，美国哈佛大学公共卫生学院与世界银行和世界卫生组织协作对全球疾病负担（Global Burden of Disease, GBD）进行了评估。除了产生了一套迄今最全面的和最一致的、按年龄、性别和地区划分的死亡零和发病率估计数字资料，全球疾病负担还采取了一种新的计量指标——残疾调整寿命年（disability - adjusted life year, DALY），用以对疾病负担进行定量分析。残疾调整寿命年是一种健康间差额计量单位衡量方法,它将有关过早死亡和残疾以及其他非致死性健康后果所影响的信息结合在一起。一个残疾调整寿命年可以理解为损失掉的一年"健康"寿命,而疾病负担可以理解为现有健康状况与一种每一个都能活到老年而无疾病和残疾的理想状况之间差距的一种长度测定值。

二、国际范围内精神障碍的负担

(一)抑郁症

单就疾病负担中残疾所占的分量来看,2000年全球疾病负担的估计表明,精神和神经障碍在全部残疾生存年数中占30.8%。事实上,抑郁症引起的残疾数量最大,几乎占所有残疾的12%,单相抑郁症发作的点患病率在男性中为1.9%,在女性中为3.2%;5.8%的男性和9.5%的女性在12个月期间会经历一次抑郁症发作。这些患病率数字因人群不同而有差异,并且有可能在某些人群中更高。

2000年全球疾病负担分析还表明,单相抑郁症会给社会造成巨大负担,在造成所有疾病负担的最主要原因中排在第四位,占全部残疾调整寿命年的4.4%,成为造成残疾生存寿命年的最主要原因,占全部残疾生存寿命年的11.9%。在15~44岁年龄组,它是造成所有疾病负担的第二个最主要的原因,占残疾调整寿命年损失的8.6%。从世界范围来看,在造成男女两性残疾调整寿命年损失方面,它将仅次于缺血性心脏病而占第二位。从本质上来看,抑郁症是一种发作性的复发性疾病,每次发作持续的时间通常从几个月到几年,其间有一段正常的时期。但是,约20%病人的抑郁症随后进入一个缓解期的慢性过程,特别是在不能提供充分治疗的情况下。从第一次病发恢复过来的病人在2年内的复发率为35%左右,而在12年内的复发率约为60%。年龄在45岁以上的病人复发率较高。抑郁症悲惨的结局之一是自杀。15%～20%的抑郁症病人以自杀来结束其生命。自杀仍然是抑郁可预见的但可避免的结局之一。

（二）精神活性物质应用引起的精神和行为障碍的负担

精神活性物质应用引起的精神和行为障碍包括酒精、阿片类物质如鸦片和海洛因、大麻素如大麻、镇静剂和安眠药、可卡因、其他兴奋剂、致幻剂、烟草和挥发性溶剂等应用所引起的障碍。其障碍包括中毒、有害应用、依赖和精神障碍。有害应用在对躯体或精神健康造成损害时可以得到诊断。依赖症包括对物质应用的强烈欲望、对应用的难以自我控制、生理性的退隐状态、耐受、对其他乐趣的冷漠以及任凭对己对他人有伤害仍不肯放弃应用。

虽然物质应用（连同与其相关的疾患一起）随着地区的不同而有差异，但烟草和酒精是全世界应用最为广泛并且引起最为严重的公共卫生后果的物质。

烟草的应用极为普遍。大部分的应用都是采取香烟的形式。据世界银行在高收入国家中的统计，与吸烟有关的卫生保健经费占所有年卫生保健经费的6%～15.1%。目前，大约有1/3的成年人，或者说12亿人吸烟。到2050年，吸烟人数要上升到16亿以上。据估计，烟草是造成1990年全年300多万人死亡的原因，而在1998年造成的年死亡人数上升到400万人。据估计，到2020年因为烟草而死亡的将上升到840万人，而到2030年左右烟草每年造成的死亡将达到1000万人。但是这种增加并不是很均衡：发达地区的死亡人数预期将上升50%，即从160万增加到240万人，而在亚洲的死亡人数将几乎猛增3倍，从1990年的110万人增加到2020年的420万人。

酒精也是世界大部分地区常用的物质。根据2000年全球疾病负担分析，全球成人中酒精应用所致精神障碍（有害应用和依赖）的点患病率估计为1.7%左右，其中男性为2.8%，女性为0.5%。酒精应用所致精神障碍的患病率在世界的不同地区有很大的差别，其范围从某些中东国家的极低水平到北美和东欧部分地区的5%以上。

烟草应用与精神障碍之间的联系是一种复杂的联系。研究结果有力地提示，精神卫生专业人员必须对病人在治疗中和治疗后的烟草应用给予更大的关注，以便防止相关问题的出现。

患有精神障碍的人吸烟的可能性大约是其他人的两倍。患有精神分裂症和酒精依赖的人极有可能是重度吸烟者，其吸烟率高达86%。最近在美国进行的一项研究证明，患有复发性精神障碍的人吸烟率为41%，而相比之下，吸烟率在普通人群中却只有22.5%，并且，据估计在美国的全部香烟中有44%是患有精神障碍的人消费的。

患有注意力缺陷精神障碍的男性青少年较早即开始正式吸烟，而患有抑郁症的个人成为吸烟者的可能性也较大。尽管传统的观念认为抑郁的人因其抑郁症状而往往会吸烟较多，但是新的证据却表明也可能正好相反。对青少年进行的一项研究证明，那些成为抑郁病人的人发病前有较高的吸烟率——提示吸烟确实在这一年龄组与抑郁症问题有关。

酒精和药物应用所致精神障碍病人在治疗期间的吸烟行为也表现出有规律的改变。最近的一项研究发现，虽然重度吸烟者在住院进行解毒治疗期间减少了他们的吸烟量，但轻度吸烟者实际上却明显地增加了他们的吸烟量。

患有精神和行为障碍的病人吸烟率高的原因还不是很清楚。但是研究提示，可以用神经化学机制来对此加以说明。尼古丁是一种具有高度精神活性的化学物质，它在脑中具有多种作用：它具有增强的性能，并激活大脑的补偿系统；它也导致多巴胺在大脑中那些与精神障碍密切相关的部位释放增多。尼古丁也可能因为病人试图减轻精神症状所造成的痛苦和其他不希望有的作用而被消费。社会环境，包括孤独和厌烦，也可能起了作用；这些方面在一种公共机构环境下就显得尤为明显。不论出于什么原因，患有精神障碍的人多是以过度吸烟来危害他们的健康，这一事实是无可怀疑的。

酒精应用在世界的某些发展中地区正在迅速增加，并且这很可能使与酒精相关的问题逐步升级。酒精应用也是全世界土著居民中引起忧虑的一个重要原因，他们中酒精应用及其相关问题的流行率较高。

酒精被列为疾病负担的一个重要原因是，全球疾病负担预测估计，所有死亡的 1.5% 和全部残疾调整寿命年的 3.5% 是酒精造成的。这一负担包括躯体的疾患（如肝硬化）和可以归因于酒精的伤害（如汽车撞伤）。

酒精给社会造成很大的经济损失。一项估计显示，美国每年因酒精滥用造成的经济损失为 1480 亿美元，其中包括 190 亿美元卫生保健费用。在加拿大，酒精造成的经济损失估计为 184 亿美元，占国内生产总值的 2.7%。在其他国家进行的研究预测酒精相关问题造成的经济损失大约占国内生产总值的 1%。最近的一项研究证明，美国新墨西哥州 1998 年与酒精相关的医院费用是 5100 万美元，而相比之下，酒精税收得到的却只有 3500 万美元，由此清楚地表明，社区在酒精问题上所支付的保健费用比他们从酒精中得到的费用更多。

除了烟草和酒精之外，还有大量的其他物质——通常划分在大的药物类——也在被滥用。这些物质包括违禁药品，诸如海洛因、可卡因和大麻。药物滥用和依赖的时段患病率从 0.4% 到 4%，但是药物滥用类型在不同地区有着极大的差别。2000 年全球疾病负担分析表明，海洛因和可卡因应用所致精神障碍的时点患病率为 0.25%。注射药品含有相当多的感染危险，包括感染乙型肝炎、丙型肝炎和人类免疫缺陷病毒（HIV）。据估计，全世界大约有 500 万人注射违禁药品。在注射型药品使用者中人类免疫缺陷病毒感染的患病率在许多城市为 20%～80%。注射型药品的应用在人类免疫缺陷病毒传播中不断增强的作用引起了全世界的严重关注，特别是在中欧和东欧国家中。

根据 2000 年全球疾病负担的分析，可以归因于违禁药品（海洛因和可卡因）的负担估计为总体疾病负担的 0.4%。美国有害药品应用和依赖造成的经济损失估计达到980亿美元。这些疾病负担和经济损失的估计数并没有考虑药物应用所引起的各种负面的社会影响。烟草和酒精应用在年轻时期即已开始，并为应用其他药物起到了促进作用。因此，烟草和酒精为其他药物的应用及随之而来的疾病所造成的巨大负担起到了间接的推动作用。

（三）精神分裂症的负担

精神分裂症是一种在青春期晚期或成年期早期开始发病的严重疾病。其特征是思想和感觉上的根本性扭曲以及不恰当的情绪。该病涉及给予一个正常人一种个体性、独特性和自导性感觉的最基本的功能。在疾病发作的某时期行为可能会发生严重的紊乱，导致有害的社会后果。对于错误想法和没有任何事实根据的想法的强烈自信（妄想）是该病的另一个特征。

精神分裂的病程变化不定，约1/3病人的症状和社会行为会得到完全恢复。然而，精神分裂症可能出现慢性或反复性病程，伴有后遗症和不完全的社会行为的恢复。患有慢性精神分裂症的病人在精神病院住院的所有病人中占有很大的比例，而且只要这类精神病院仍然存在，情况就会依然如此。随着现代药物治疗和社会心理保健的进展，几乎一半患有精神分裂症的病人可以指望得到完全和持续的康复。在其余病人中，只有约1/5的人在其日常活动方面继续面临着严重的限制。

精神分裂症在女性中有发病偏晚的倾向，但在男女两性中的发病率大致相当。该病在女性病人中还有病程较轻和结果较好的趋势。

2000年全球疾病负担报告的精神分裂症的点患病率为0.4%。精神分裂症可以引起高程度的残疾。最近进行的一项对于躯体和精神障碍相关残疾的研究发现，活动性精神病在普通人群中被列为居于截瘫和失明之上的第三位致残率最高的疾患。

全球疾病负担研究估计，精神分裂症占全部残疾调整寿命年的1.1%，残疾生存寿命年的2.8%。精神分裂症对社会造成的经济损失也很大。据估计，1991 年精神分裂症对美国造成的经济损失为直接费用 190 亿美元，生产力损失 460 亿美元。

即使在比较明显的症状消失后该病仍会留下某些后遗症。这些后遗症包括对日常活动和工作缺乏兴趣和主动，没有社交能力以及对娱乐活动淡漠。这些症状能造成持续的劳动能力丧失（残疾）和生活质量低下，因而给家庭带来沉重的负担。业已反复证明，在发展中国家精神分裂症的病程严重程度较低。例如，一项国际研究表明，在发展中国家精神分裂症病人在两年后表现出完全缓解的比例为 63%，相比之下，在发达国家却只有 37%。虽然曾经试图以家庭支持较好和对病人要求较少来解释这种较好的结果，但对于这些差异的准确原因尚不清楚。

有相当数量患有精神分裂症的个体在其患病期间的某一时刻曾企图自杀。最近的一项研究表明，被诊断为精神分裂症的病人中有 30% 的人在其一生中至少有一次自杀企图。大约 10% 的精神分裂症病人死于自杀。从全球来看，精神分裂症使患病者的寿命平均缩短了 10 年。

（四）阿尔茨海默病的负担

阿尔茨海默病是大脑的一种原发性进行性疾病。阿尔茨海默性痴呆在《国际疾病分类——第 10 版》（ICD - 10）中被分类为一种精神和行为障碍。其特征是认知功能诸如记忆、思维、综合、计算、语言、学习和判断能力的进行性减弱。阿尔茨海默病表现出一种在不知不觉之间加剧的发病方式，带有一种缓慢恶化的过程。这种疾病需要和认知功能与年龄相关的正常减弱明确地加以区别。正常减弱要轻微得多、缓慢得多，并且导致的残疾也较轻。阿尔茨海默病的发病通常在 65 岁以后，虽然较早发病的情况并非不常见。随着年龄的增加，发病率迅速上升（大约每 5 年翻一番）。

对阿尔茨海默病的发病率和患病率已进行过广泛的调查研究。人群样本包含年龄在 65 岁以上的人，但也有些研究包含了较为年轻的人群，特别是在那些预期寿命较短的国家（如印度）。患病率数字的范围较大（1% ~

5%）可以从样本年龄和诊断标准的不同部分地得到解释。在2000年全球疾病负担中阿尔茨海默病和其他痴呆的总体时点患病率为0.6%。在60岁以上的人群中男性患病率约为5%，女性约为6%。尚无证据表明发病率有任何性别差异，但是由于女性的寿命较长，因而有更多的妇女患有阿尔茨海默病。

尽管已经提出了一些可能有关的因素，但是阿尔茨海默病的准确病因仍属不明。这些可能有关的因素包括β－淀粉样肽及前体蛋白变、Tau蛋白、锌和铝。

2000年全球疾病负担估计，痴呆造成的残疾调整寿命年占全部残疾调整寿命年的0.84%，造成的残疾生存寿命年占总残疾生存寿命年的2.0%。随着人口寿命的增加，特别是在工业化地区，未来的20年内这一比例很可能会表现出一种迅速增加的趋势。

阿尔茨海默病对社会造成的经济损失已十分可观，并且还将继续增加。据估计，这一疾病2000年在美国造成的直接和总体经济损失分别为5.36亿美元和17.5亿美元。

（五）精神发育迟缓的负担

精神发育迟缓是精神发育停顿和不全的一种疾病状态。其特征是在认知、语言、运动和社交能力等方面技能和整个智力的损伤，也被称为智力残疾或残废。精神发育迟缓可以和/或者不和任何其他躯体和精神疾病一起发生。尽管智力功能水平下降是该病的特征性特点，但是该病只有在关系到适应正常社会环境及日常需求的能力减弱时才能得到诊断。精神发育迟缓又被进一步分为轻度（智商水平50~69）、中度（智商水平35~49）、重度（智商水平20~34）和极度（智商水平低于20）几类。

由于所使用的标准和方法各异以及样本年龄范围不同，不同调查得到的患病率数字差别明显。精神发育迟缓的总患病率据认为在1%~3%之间，而中度、重度和极度发育迟缓的患病率为0.3%。由于发展中国家围产期损伤和缺氧症以及幼儿期脑部感染的发病率较高，因而该病在发展中国家更为常见。精神发育迟缓的一个常见原因就是地方性碘缺乏，这种缺乏导致呆小症（克汀病）。碘缺乏构成全世界可预防性脑损伤和精神发育迟缓最大的单一病因。

精神发育迟缓对个人和家庭造成了沉重的负担。关于精神发育迟缓的整个疾病负担尚无估计数字可供利用，但是所有的证据都指出，这种疾病造成了重大的负担。在大多数情况下，这种负担将持续一生。

（六）儿童期和青春期精神和行为障碍的负担

和目前较流行的看法相反，精神和行为障碍也是儿童期和青春期常见的疾病。精神卫生的这一领域迄今没有受到足够的重视。美国国家公共卫生署在最近的一份报告中说，美国在婴儿、儿童和青少年精神卫生方面正在面临着一场公共卫生危机。根据这份报告，平均每 10 名年轻人中就有 1 人患有严重到足以引起某种程度损害的精神障碍，然而得到所需治疗的人还不到 1/5。在发展中国家的大部分地区情况很可能甚至更加不能令人满意。

2000 年全球疾病负担鉴别了两大类专门发生于儿童期和青春期的障碍：心理发育障碍和行为及情感障碍。前者的特征是专门功能如说话和语言功能发育受损或迟滞（诵读困难），或者是普遍渗透性发育（如孤独症）。这些疾病的病程是稳定的，没有缓解和复发，尽管大多数人的病情倾向于随着时间的推移而得到改善。第一大类诵读困难包括阅读和拼写障碍。这些疾病的患病率仍不确定，但学年人群的患病率可能在 4%。第二类疾病是行为和情感障碍，包括运动过度症、注意涣散多动症、儿童期行为障碍和情感障碍。此外，在成人中更为常见的那些障碍中有许多可以在儿童期开始发病。其中的一个例子就是抑郁症，它在儿童中正在被越来越多地鉴别出来。

来自发达国家和发展中国家的几项研究对儿童中精神和行为障碍的总

体患病率进行了调查。虽然在不同的研究之间患病率的数字存在明显的差异，但是看来在所有儿童中有 10%～20% 的人带有一种或多种精神或行为问题。

三、我国精神障碍的负担

随着我国经济的快速发展和社会竞争的加剧，精神疾患对人民健康的危害越来越重。1993 年抽样调查表明，我国重性精神疾患的患病率为13.47‰。目前，全国约有 1600 万精神病患者，其中精神分裂症患者人数为 780 万人。按照国际上衡量健康状况的伤残调整生命年指标评价各种疾病的总体负担，精神疾患在我国疾病总负担的排名中居首位（见图 1－2）。

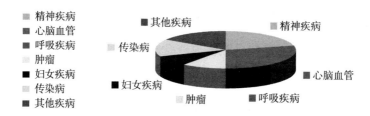

图 1－2 我国疾病负担的分布情况

中国自 1978 年实行改革开放以来，社会经济得到明显发展，人民生活得到明显改善，公共卫生领域也取得很大进步。到 1996 年平均预期寿命为70.8 岁，男性 68.7 岁，女性 73.4 岁，高于世界中等收入国家平均预期寿命男性 66 岁和女性 67 岁。疾病死亡原因构成有明显变化，根据 1983 年北京等 28 个市的统计资料，与环境和生活方式有较密切关系的慢性病，如脑血管疾病、心血管疾病以及癌症已列为十种死亡原因的首位，取代了 1957年的呼吸系统疾病、急性传染病和肺结核。在工业化过程中，社会经济和社会生活各方面均经历着深刻的变化，如家庭结构和人口结构的变化，劳动重新组合，就业问题，价值观念的变化以及环境污染和流动人口，等等，生活中的心理应激的因素增加，均影响人们的心身健康，带来了新的心理卫生和行为问题。现有调查资料表明，儿童不良行为、青少年心理问题明显上升，各种行为问题如自杀率上升，酒精依赖的患病率明显上升，药物依赖在我国有死灰复燃和蔓延趋势。老年人的精神疾病随着老年人口在人口中比例的增加而日益重要，其中以老年期痴呆和抑郁最为突出。

通过对北京市16所大学学生10年中辍学原因的分析，1982年以前主要为传染性疾病，而1982年以后则改变为精神疾病。在324名因精神疾病辍学患者中，74.38%为各种神经官能症，其次为精神分裂症，占17.59%。

1983年对北京市2342名学龄儿童的调查（用Rutter教师筛查表问卷），有行为问题儿童的检出率为8.3%，在男孩、单亲家庭、文化程度低以及父母不和的家庭中较为多见。1993年同一作者用同样工具在北京城区1994名学龄儿童中进行调查，行为问题的检出率为10.9%。

在20世纪80年代以前，酒精依赖患病率一直处于低水平。1982年全国12个地区精神疾病流行病学调查患病率为0.21‰。90年代以来，随着人民生活水平的提高，酒消耗量大幅度上升。1993年对同样样本采用相同调查方法，发现患病率上升为0.68‰，有明显上升。在某些少数民族地区和某些特殊工种人群，1989年对9个城市四种职业的酒精依赖流行病学调查，样本为44920人，年龄15~65岁。采用筛查酒精依赖而编制的筛选表，平均酒精依赖患病率为37.27‰，以重体力劳动者最高，为66.89‰，技术最低人员，为17.69‰。在不同民族中，以朝鲜族最高（83‰），汉族最低（37‰）。

（1）药物依赖。非法贩运毒品及吸毒自80年代以来又在中国死灰复燃，尤其在靠近"金三角"的云南省边缘地区。据报道，1990年云南省就有6万人吸毒。除云南外，内地吸毒者亦上升。1997年的统计资料提示，全国吸毒登记者达54万人，其中青少年占80%。其防治工作的重要性已日益受到社会的关注。

（2）精神分裂症和精神发育迟滞。根据1982年和1993年全国第一次12个地区和第二次7个地区精神疾病流行病学调查资料，两次调查用同样的筛查和确诊工具，取样方法同样为挨门挨户调查方法。两次结果均显示，在重性精神障碍中以精神分裂症患病率最高，其次是精神发育迟滞。此外，精神分裂症患病率，不论时点患病率或总患病率（包括现患和已患病例），均以城市高于农村；而精神发育迟滞则以农村患病率高于城市。第二次调查资料中，其患病率分布特点与第一次相同。但精神分裂症患病不论时点或总患病率均呈上升趋势：前者城市患病率由 7.11‰ 上升为 8.18‰，农村从 4.26‰ 上升为 5.18‰。说明精神分裂症的防治任务十分繁重，特别在城市。精神发育迟滞的城市患病率由 2.04‰ 降至 1.14‰，而农村则从 3.73‰ 上升至 4.03‰。这说明农村的精神发育迟滞防治任务仍十分繁重。

（3）情感性精神障碍（躁狂症和抑郁症）。据 1993 年我国 7 个地区流行病学调查研究资料报道，时点患病率为 0.52‰，终生患病率为 0.83‰。另有报道，抑郁发作的半年患病率男性为 2%，女性为 3%；抑郁症终生患病率逐年增高，且青年和中青年抑郁的半年患病率无论男或女都有增高倾向。

（4）自杀率和犯罪率。1982 年 12 个地区城乡精神疾病流行病学调查资料平均年自杀率为 8.5/10 万，1993 年以同样的方法，调查了其中 7 个地区，城乡年自杀率为 22.2/10 万。犯罪率 1982 年资料年平均值为 40.8/10 万，至 1993 年平均犯罪为 55.9/10 万，有所增加。

中国预防医学科学院通过全国疾病监测系统的数据得出，中国人群的自杀死亡率（经漏报调整后）年死亡率为 19.58/10 万，女性高于男性，尤其是 20~34 岁女性。有研究者采用全国人口普查资料（1990 年）和中国预防医学科学院疾病监测点（1988~1992 年）的部分资料，发现农村青年女性自杀率是城市青年女性的 5 倍。说明自杀问题应引起重视，特别是青年女性。

（5）老年痴呆。中国面临人口老化，由于人口平均寿命的延长以及计划生育政策的执行，老年人口的比例剧增。2004 年的统计显示，60 岁以上老年人口已占总人口的10%，达到近1.4亿，说明我国社会老龄化阶段已经到来。在老年人医疗保健中，老年痴呆对家庭和社会负担带来的影响最为沉重。

根据国内不同地区老年期痴呆的患病率调查资料，60岁以上人群中的发病率为0.8%～8.6%，65岁及以上人群为1%～12.1%，这可能是由于调查人口样本结构老化程度不同，调查工具以及诊断标准不同所致。我国老年期痴呆最常见的类型是阿尔茨海默病（AD）和血管性痴呆（vascular dementia，VD）两种，研究报告提示，痴呆患病率女性高于男性；年龄愈高，患病率越高，此外患病率与文化程度呈反比，文化程度低的人群，患病率较高。随着时间的推移，老年人口在总人口中比例增大，以及老年人在人口中的数目增加，患病率还有增加的可能，这些与世界卫生组织的报告一致。

第五节 适应新历史时期对精神卫生工作的挑战和对策

一、形 势

2004年我国与精神病人有关的事件：

4月29日上午，甘肃一名精神病男子在一小学手持菜刀将15名学生以及2名当地农民砍伤。

5月23日，广州市海珠区李某在自家门口被邻居——精神病患者王某某持刀追砍倒在血泊中。当地居民反映，该精神病患者半年来已连伤6人，还经常手持"黑旋风"杀虫剂频频袭击路人。

7月21日晚，福建精神病人陈某突然从家里拿了一把锋利的菜刀，跑到公路上对过往行人和汽车进行砍砸。有 2 部摩托车和 2 辆汽车的挡风玻璃被他砍坏，一名上前阻止的基干民兵被他砍伤。

7 月 26 日，中国国际航空公司由北京飞往长沙途中，遭到精神病男子劫机未遂。

8 月 4 日，北京大学第一医院幼儿园徐某持刀砍杀园内师生，造成 1 名幼童死亡，17 人受伤。

10 月 12 日，山东省精神卫生中心主任医师朱某不幸被精神病人用刀砍死。

10 月 14 日，江苏省一男子疑似精神病发作，劫持 39 名学生，所幸被警方及时制伏，过程中仅 1 名小学生受到轻伤。

这些事件的共同特征是：突然发作，滥伤无辜；肇事者都生活在社会底层（见图 1-3）。我们的目标是：让无力者有力，让有力者前行。

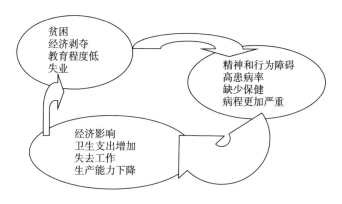

图 1-3 贫苦和精神疾病的恶性循环

1992 年世界卫生组织（WHO）决定将每年 10 月 10 日定为"精神卫生日"，借以提高公众对精神疾病的认识，分享科学有效的疾病知识，消除公众的偏见。

2001 年被世界卫生组织（WHO）定名为"精神卫生年"，这年的 4 月 7 日世界卫生日定为"精神卫生日"。主题是："消除偏见、勇于关爱"。

我国新时期精神卫生工作的特点是：预防为主，防治结合，重点干预，广泛覆盖，依法管理。防治目标和措施：精神卫生工作的重点人群为儿童和青少年、妇女、老年、受灾人群。重点防治的精神疾病为精神分裂症、抑郁症、老年性痴呆。

二、对 策

不断引进分子生物学先进技术和理论，对常见精神疾病开展治疗和预防研究工作的同时，有条件的单位要继续重视常见精神疾病的分子生物学的研究，发扬我国遗传资源的优势，推动我国精神病学的学科发展。许多精神疾病的病因与发病机制仍未明了，一级预防尚缺乏有效的手段和根治技术，如精神分裂、精神发育迟滞、老年痴呆等慢性化的问题仍是社会的沉重负担。重视我国精神疾病生物学基础的研究工作，发挥我国遗传资源和中医中药丰富资源的优势，加快研制创新开发拥有我国自主知识产权的抗精神药物，也是今后发展的一个方向。

在社会精神病学方面，继续重视精神疾病的流行病学调查，以及时了解在我国社会变革过程中精神疾病和行为问题的变化趋势，为制定我国精神卫生规划提供科学依据，并进一步研究精神疾病发生的生态和社会环境、心理因素的关系，以期减少精神和行为问题的发生。

推行开放式的精神病院管理模式，重视发展精神疾病社区康复工作。实践证明，大部分病人在急性期症状控制以后，回到社会生活中并予以相应康复服务，可以提高疗效，减少复发，促进病人全面康复。要从我国社会、经济和文化的特点出发，吸取其他国家发展社区精神卫生服务的经验，发展和推行城乡社区精神卫生工作。

重视发展老年期精神障碍的医护康复机构。随着老龄化的进程，老年期精神障碍的治疗、护理和社区服务应列入重要议事日程。由于缺少对老年人的照顾和老年疾病诊治的有效手段，缺少为老年人服务的有经验的医护人员，老年期精神疾病尤其老年痴呆正成为棘手的问题。老年人自杀、不良、孤独、抑郁症这些常见的精神卫生问题的医治需求也会大大增加。

建立适合老年病人的老年公寓，以适应我国家庭结构日益小型化、家庭赡养看护老龄病人能力减弱的需要。

为适应精神卫生问题疾病谱的变化，心理障碍在综合性医院十分常见，急需在综合性医院开展精神卫生的普及、再学习、再认识和开展心理咨询的服务。社区医生应掌握社会心理因素对人们心身健康影响的知识，以及处理常见心理障碍的能力。

青少年的心理健康教育应引起重视。青少年处于生理心理剧烈变化期，是人生的准备期，是人格形成的重要阶段，特别是我国的社会生活各方面正经历着剧烈变化，做好青少年的心理健康和心理咨询工作对青少年一生的健康成长，提高社会适应能力，预防精神疾病的发生具有重要意义。

重视精神卫生科普教育，减少社会上对精神病人的歧视和偏见，以期能对精神疾病早期发现、早期治疗，治愈病人，使其能回归社会，适应正常社会生活。

加快精神病立法工作，使精神病人的合法权益得到法律的有效保护，使管理精神病人的工作有法可依。随着经济社会的发展应适度增加政府对精神病事业的投入，减少精神病人看病难、住院难，甚至流落街头无人过问的现象的发生，这是落实科学发展观、构建和谐社会的必然要求。

第六节　现代精神科护理工作的内容与要求

精神科护理工作的对象是各种有精神疾病的患者，与躯体疾病患者不同的是疾病的表现主要在精神与行为方面的异常而不在躯体方面。患者的整个心理过程发生紊乱，重者思维活动脱离现实，难以正确理解客观事物，不能适应社会生活；对本身疾病也缺乏自知力，患者往往拒绝住院，不接受治疗，难以护理；有的患者可能伤人、自伤或毁物，甚至对医护人员抱有敌视态度；有的表现为孤僻退缩或者意识障碍，生活不能自理，需要护理人员全面照顾；也有部分患者，虽然从表面看来似乎安静合作，但在病态支配下可能发生意外。因此，精神科护理的工作内容与要求有其特点。

一、护理工作的内容与特点

一般来说，精神科的护理工作内容包括基础护理，危机状态的防范与护理（包括不同精神疾病中自伤自杀行为、攻击行为、出走行为等），特殊治疗的护理，异常精神、行为的护理以及患者回归社区或家庭后长期的家庭护理等，本书均列专节介绍。此处仅强调另外几种精神科护理的特殊内容。

（一）心理护理

心理护理对精神病患者来说甚为重要。患者的各种异常活动，往往难以引起别人的同情或理解，甚至还可遭到亲人或其他人的误解和指责，这些都可加重患者心理上的创伤。尤其当疾病处于恢复期或自知力无损害的患者（如神经症），回忆疾病期的往事或谋划自己的前途，往往情绪压抑、消极、无所适从。为此，要帮助他们从这些不良情绪中摆脱出来，以积极的态度接受治疗是心理护理的重要方面。

心理护理的重点是启发和帮助患者以正确的态度对待疾病，从而认识到住院治疗的重要性和必要性，打消各种顾虑，积极主动配合治疗。要鼓励患者以坚强意志和乐观精神去战胜疾病过程中出现的各种困难，调动患者主观能动性，以顽强的毅力去锻炼和恢复工作能力。

心理护理的成败，取决于护理人员的专业知识、服务态度和工作的技巧与方法。良好的护患关系是做好心理护理的关键。护理人员要细心观察，发现患者心理上存在的主要矛盾，以良好的态度与患者接触。对患者要一视同仁，平等相待，使患者感到护理人员亲切可信，这样做患者内心的真实想法才肯流露。护理人员要根据患者的不同心理状态，分别给予安慰和指导。运用恰当的护理技巧和措施，去解除患者精神上的痛苦。做好心理护理，不仅对个别患者有利，还可影响周围的患者，使他们在心理上得到安慰与鼓励。

（二）安全护理

精神病患者由于精神、行为异常，尤其是处于症状活跃期时，某些行为往往具有危险性，如自伤、自杀、攻击行为，出走行为，等等。因此，精神病患者的安全护理是精神科护理的重要工作。

（三）饮食护理

服用抗精神病药物后，有的患者出现锥体外系副作用，有时可影响吞咽活动，造成患者进食困难；有的患者受妄想、幻觉等症状的支配，认为饭中有毒，拒绝进食；也有的患者自称有罪而不进饮食；等等。对此，护理人员要按时按量，按病情需要给患者以适宜的饮食，保证患者营养物质和水分的摄入，必要时给予鼻饲或输液。

此外，还应注意患者进食过程中的安全。对吞咽困难者给软饭或流食，劝慰患者缓慢进食。对食欲亢进、不知饥饱或暴饮暴食者，要适当限制摄入量，必要时可单独进食。对一般集体进食的患者，也要有工作人员照顾，管理好餐厅秩序，保证患者吃饱吃好，并预防个别患者利用餐具自伤或伤人。

（四）睡眠护理

睡眠障碍几乎见于各种精神疾病的患者。睡眠的好坏与病情、服药的情况密切相关，因此做好睡眠护理，保证患者适量的睡眠，对巩固治疗效果、稳定患者情绪有重要作用。

要为患者入睡创造良好的条件。工作人员要动作轻，说话轻，保持环境安静。患者要遵守作息制度，白天卧床时间要短，以免引起睡眠时间倒置。夜间睡眠前工作人员要避免同患者进行有刺激的谈话，若发现患者在床上辗转不安或经常去厕所，或蒙头大睡，更应经常观察，防止患者乘人不备自杀或逃离医院而发生意外。

（五）个人卫生护理

有的患者生活不能自理，入院时工作人员要协助患者做好个人卫生。保证患者每周定时洗澡与更衣，定期理发，修剪指（趾）甲。患者洗澡时要有护理人员陪同，防止患者烫伤或摔伤。要做好晨晚间护理，对女患者要管理好经期卫生。对卧床患者及体弱者要重点护理。此外，对捡食脏物，意向倒错的患者，尤其要加强护理，严防其吃有害物品。

（六）保证医嘱的执行

与内外科疾病的患者不同，一些精神疾病的患者缺少对疾病的自知力，不认为自己有病，因此无求治要求，甚至强烈反对接受各种必要的治疗。所以如何使医嘱得以执行，让患者受到及时必要的治疗是精神科护理工作的一个重要环节。

在进行各项治疗之前，要耐心反复地向患者讲清治疗的目的和意义，以取得患者的合作。治疗前要充分做好准备工作，治疗时要严肃认真，要注意观察治疗后的反应，加强护理。

服药是常用的治疗方法，因此投药方法甚为重要，必须保证患者按医嘱服药。发药时要先易后难，最后给拒绝服药者。发药时要精力集中，认准患者，亲自把药交给患者，并确实保证患者服下方可离去。要严防患者吐药或藏药，必要时应检查口腔。决不可把药交给患者了事。尤其要严防患者私藏药物（如藏于舌下，待护理人员离开后吐出）。对于拒不服药者，应及时向医师报告，改换给药途径或治疗方法。

二、护理人员的素质要求

由于精神疾病的临床特点，从事精神科专业的护理人员，应具备良好的素质与规范化的行为准则。

（1）要有良好的医护职业道德，富有同情心。从事精神疾病患者护理的人员首先应该充分认识到精神科护理工作对社会、对患者的价值，提高自身职业的自尊心，充分理解与关心精神疾病患者角色所承受的痛苦，正确认识精神疾病所造成的异常行为的病态性，才能尊重患者，维护患者的利益及尊严，给予患者人道主义的待遇，以帮助患者获得与正常人一样的生活待遇权利和受到尊重的权利。

（2）要有广阔坚实的社会、心理、生物医学知识。精神疾病不同于内外妇儿各科疾病，许多病理现象不但有生物学基础，而且常常牵涉到社会心理因素。许多的治疗与护理过程都需要心理社会学的知识与技巧。例如，如何与精神疾病患者交往，建立良好的护患关系，是做好精神科护理工作的核心内容之一。在这个问题上，丰富的心理社会学知识与技术是必不可少的。因此，从事精神疾病患者护理的人员不但要掌握丰富的生物医学知识，还要具备精神病学和一般医学的专业理论和临床经验，并应具备心理学和社会学科等方面的知识，才能成为一个合格的护理人员。

（3）要有强烈的敬业精神，热爱自己的本职工作。许多精神病人在病态下无法控制自己的行为，生活不能自理，经常伤害自己或他人。所以从事精神疾病患者的护理工作者，不但要有同情心与责任感，面对病人的异常行为时，能不厌其烦，耐心细致；而且受到病人的伤害时，要能充分理解患者的痛苦，正确认识精神疾病所造成异常行为的病态性，正确认识自己工作的意义。

第二章　精神障碍的症状学

第一节　概　述

一、精神症状的本质

异常的精神活动通过人的外显行为如言谈、书写、表情、动作行为等表现出来，称之为精神症状。它是大脑功能障碍的表现，这种障碍必定有其物质基础，只是严重程度与性质不一。大致上，精神症状一般可以分为四种情况：大脑结构的病变所致，如脑血管病变导致的多发梗死性痴呆症；大脑功能障碍导致精神异常，如癫痫发作，可以有明显的脑电波病变；大脑代谢或生化病变所致的精神症状，如生化代谢病变（为缺少某种酶）所致的精神发育不全；一大类病因或发病机制不明的所谓"功能性"精神病的症状，虽说目前对其病变机制不十分明了，但可以肯定其有病理基础，有待我们发现。研究精神症状及其产生机制的科学称为精神障碍的症状学，又称精神病理学（psychopathology）。

虽然精神症状发生于中枢神经系统病变的基础上，但症状的内容却明显地受社会心理因素的影响，有着鲜明的时代特征，表达的是客观现实的内容。如夸大妄想，"文化大革命"期间患者的夸大内容更多是认为自己是"红卫兵""造反派司令"或"三代老贫农",少见有夸大自己是"富绅巨贾"的;改革开放时期患者的夸大内容多为"老板""亿万富翁""世界级科学家""诺贝尔奖获得者",等等。

二、精神症状的识别方法及在诊断中的地位

判断一个人的精神活动或行为表现是否为精神疾病的症状,应从下述三个方面分析:症状的表现形式与内容是否明显与周围客观环境不相符;症状的出现与消失能否自控;症状是否给病人带来痛苦或不同程度地损害其社会功能。我们可以通过下列方法来分析:纵向比较,即与其过去一贯表现相比较,精神状态的改变是否明显;横向比较,即与大多数正常人的精神状态相比较,差别是否明显,持续时间是否超出了一般限度;应注意结合当事人的心理背景和当时的处境进行具体分析和判断。

为了判定某一种精神活动是属于病态或属正常,一般应从三个方面进行对比分析:在观察精神症状时,不但要观察精神症状是否存在,而且要观察其出现频度、持续时间和严重程度。精神症状一般并不是随时随地都表现出来的,因此必须进行仔细观察和反复检查。精神检查的方法主要是交谈和观察,能否发现患者的精神症状,特别是某些隐蔽的症状常取决于医患关系及检查技巧,根据短暂、片面观察所做出的结论,很容易造成漏诊和误诊。

如何确定精神症状的存在?一般可采用面谈和观察两种检查法。通过面谈,患者描述其病态的内心体验,称为症状。通过观察其言谈、表情、动作行为发现的异常,称为征候。在精神障碍症状学中可统称为症状,而将躯体神经系统以及试验室的阳性所见称为征候。

每一精神症状均有其明确的定义,并具有以下特点:症状的出现不受患者意识的控制;症状一旦出现,难以通过转移令其消失,症状的内容与周围客观环境不相称;症状会给患者带来不同程度的社会功能损害。在检

查中，首先应确定是否存在精神症状以及存在哪些精神症状；第二，应了解症状的强度、持续时间的长短，并评定其严重程度；第三，应善于分析各症状之间的关系；第四，应重视各症状之间的鉴别，减少误诊。如患者不语，面部无表情，是情感淡漠、抑郁，还是锥体外系症状所导致的"面具脸"，有时不仔细体会很难做出正确的判断；第五，应学会分析和探讨各种症状发生的诱因或原因及影响因素，包括生物学和社会、心理因素，以利于帮助患者消除症状。

　　精神症状在精神疾病诊断中的地位远远高于内科疾病症状在内科病诊断中的地位。如外科的腹痛无法使医生作出某一疾病的诊断，而须进一步检查以寻找某一疾病诊断的客观依据；而精神科的许多症状如妄想、幻觉则往往是医生赖以作出精神病诊断的重要依据。然而，比起内、外科疾病的生化学或实验指标（如血糖对糖尿病的诊断价值）来，精神科的症状诊断特异性仍较低，任何一种精神病均会包含各种相同或不同的症状。一般来说，精神症状的特异性以脑器质性症状群最高（如意识障碍、痴呆、遗忘等），因为它可见于脑器质性精神病；精神病性症状群次之（如幻觉、妄想），因为它可以见于器质性精神病与"功能性"精神病；而神经症症状群特异性最差（如焦虑、头痛、失眠等），因为它可见于各种精神疾病。

　　人的精神活动是一个复杂的、相互联系又相互制约的过程。许多精神障碍至今病因不明，尚缺乏有效的诊断性生物学指标，临床诊断主要是通过病史和精神检查，发现精神症状，进行综合分析和判断而得出。因此，精神障碍的症状学是精神医学的重要基础，了解精神症状在临床工作中具有非常重要的意义。

　　异常的精神活动也同样是一个很复杂的过程，而且个体差异很大。精神症状的表现受到以下因素影响：个体因素，如性别、年龄、文化程度、躯体状况以及人格特征均可使某一症状表现有不典型之处；环境因素，如个人的生活经历、目前的社会地位、文化背景等都可能影响病人的症状表现。因此，在检查、发现和分析症状时，须考虑上述因素的影响，以便对具体情况作具体分析。人的正常精神活动按心理学分为认知、情感和意志行为等心理过程，为了便于对精神症状的描述，以下按精神活动的各个心理过程分别叙述。

第二节　常见精神症状

一、认知过程的障碍

（一）感知觉障碍

感觉（sensation）是客观刺激作用于感觉器官所产生的对事物个别属性的反映，如形状、颜色、大小、重量和气味等。知觉（perception）是一事物各种不同属性反映到脑中进行综合，并结合以往的经验，在脑中形成的整体的印象。正常情况下感知觉印象与外界客观事物相一致。

1. 感觉障碍（disorders of sensation）

（1）感觉过敏（hyperesthesia），是对外界一般强度的刺激感受性增高，感觉阈值降低，如感到阳光特别刺眼，声音特别刺耳，轻微地触摸皮肤即感到疼痛难忍等。多见于神经症、更年期综合征等。

（2）感觉减退（hypoesthesia），是对外界一般刺激的感受性降低，感觉阈值增高。患者对强烈的刺激感觉轻微或完全不能感知（后者称为感觉缺失，anesthesia）。多见于抑郁状态、木僵状态和意识障碍。感觉缺失见于癔症，或称转换症状（conversion symptoms），如对外部感知觉减退表现为对外界感知不清晰，图像失去想象的颜色，音乐失去抑扬的变化，有"雾里看花"之感，严重者可发展到觉得外界不真实，虚无缥缈，可出现现实解体症状。正常形成于紧张或激情状态，如战斗中因痛觉迟钝而不知自己受伤、失明、失聪等。

（3）内感性不适（senestopathia），是躯体内部产生的各种不舒适和（或）难以忍受的异样感觉，如牵拉、挤压、游走、蚁爬感等。性质难以描述，没有明确的局部定位，可继发疑病观念。多见于神经症、精神分裂症、抑郁状态和躯体化障碍。

2. 知觉障碍（disturbance of perception）

（1）错觉（illusion），指对客观事物歪曲的知觉。正常人在光线暗淡、恐惧、紧张和期待等心理状态下可产生错觉，经验证后可以认识纠正，如生理性错觉"草木皆兵""杯弓蛇影"等。临床上多见错听和错视，如将地上的一条绳索看成一条蛇。病理性错觉常在意识障碍时出现，带有恐怖色彩，多见于器质性精神障碍的谵妄状态，如谵妄的患者把输液瓶标签上的一条黑线看成蜈蚣在爬动。

（2）幻觉（hallucination），指没有现实刺激作用于感觉器官时出现的知觉体验，是一种虚幻的知觉。幻觉是临床上最常见而且重要的精神病性症状，常与妄想合并存在。根据所涉及的感官，幻觉分为幻听、幻视、幻嗅、幻味、幻触、内脏性幻觉。

幻听（auditory hallucination），最常见，患者可听到单调的或复杂的声音。非言语性幻听属原始性幻听，如机器轰鸣声、流水声、马叫声，多见于脑局灶性病变。最多见的是言语性幻听，常具有诊断意义。幻听的内容通常是对患者的命令、赞扬、辱骂或斥责，因此患者常为之苦恼和不安，并产生拒食、自伤或伤人行为。有时"声音"把患者作为第三者，内容是几个人议论患者。幻听常影响思维、情感和行为，如侧耳倾听，甚至与幻听对话，破口大骂，也可能出现自杀冲动以及伤人毁物的行为。幻听可见于多种精神疾病，其中评论性幻听、议论性幻听和命令性幻听为诊断精神分裂症的重要症状。

幻视、幻嗅、幻味、幻触（visual, olfactory, gustatory, tactile hallucination），是在视觉、嗅觉与触觉领域出现的幻觉。幻视多出现在急性脑器质性精神障碍的患者身上，同时伴有意识障碍。幻视鲜明生动，多带恐怖性质。如一位服精神药物过量的患者，躁动不安，面露恐惧神色，称看见窗户外有漂浮的人头，以不成比例的大眼睛向屋内窥视；又蹲在地下，双手不断作舀水状，称地板上有小喷泉，小金鱼从水中涌出；精神分裂症患者回家时看见家中房顶上出现一个"骷髅头"和"十字架"，它们分别代表死亡女神和希望女神，于是不敢回家。幻嗅、幻味与幻触较少见，多见于精神分裂症。这些虚幻的感觉大多是不愉快的，一般与被害性质的妄想相伴随。如患者吃到东西时总尝到一股金属味，患者坚信这是他的"死对头"在他的食物里下毒，因而拒绝进食。幻触的感觉可以是电击感、虫爬感、针刺感。有时可以十分离奇，如一位女性精神分裂症患者相信，有坏人趁她入睡时在她浑身涂满了油漆，使其皮肤感到紧缩，活动不便。

（3）感知综合障碍（psychosensory disturbance）

指患者对客观事物能感知，但对某些个别属性如大小、形状、颜色、距离、空间位置等产生错误的感知，多见于癫痫。常见症状如下：

视物变形症（metamorphopsia），患者感到周围的人或物体在大小、形状、体积等方面发生了变化。看到物体的形象比实际增大称作视物显大症（macropsia），如看到他的父亲变成了巨人，头顶着房顶；视物比实际缩小称为视物显小症（micropsia），如一成年男性患者感到自己睡的床只有儿童床那么大小，认为其容纳不下自己的身体而坐着睡觉。

空间知觉障碍，患者感到周围事物的距离发生改变，如候车时汽车已驶进站台，而患者仍感觉汽车离自己很远。

时间感知综合障碍，患者对时间的快慢出现不正确的知觉体验，如感到时间在飞逝，似乎身处"时空隧道"之中，外部世界的变化异常快；或者感到时间凝固了，岁月不再流逝，外界事物停滞不前。

非真实感（derealization），又称现实解体。患者对周围事物和环境感到发生了变化，变得不真实，视物如隔一层帷幔；像是一个舞台布景，周围的房屋、树木等像是纸板糊成的，毫无生气；周围人似没有生命的木偶等。对此患者具有自知力，见于抑郁症、神经症和精神分裂症。

（二）思维障碍

思维（thinking）是人脑对客观事物的间接概括的反映，是人类认识活动的最高形式。由感知所获材料，经过大脑的分析、比较、综合、抽象和概括而形成概念（conception），在概念的基础上进行判断和推理，这整个过程称为思维。思维是通过言语或文字来表达的。正常人的思维有以下几个特征：目的性，思维指向一定的目的，解决某一问题；连贯性，指思维过程中的概念前后衔接，相互联系；逻辑性，指思维过程符合思维逻辑规律，有一定的道理；实践性，正确的思维是能通过客观实践检验的。

思维障碍的临床表现多种多样，主要包括思维形式障碍和思维内容障碍。

1. 思维形式障碍（disorders of the thinking form）

思维形式障碍包括联想障碍以及思维逻辑障碍。常见的症状如下：

（1）思维奔逸（flight of thought），又称观念飘忽，指联想速度加快、数量增多、内容丰富生动。患者表现健谈，说话滔滔不绝，口若悬河，出口成章，诉述脑子反应快，特别灵活，好像机器加了"润滑油"，"舌头和思想在赛跑"，思维敏捷，概念一个接一个地不断涌现出来。说话增多，语速加快，说话的主题极易随环境而改变（随境转移），也可有音韵联想（音联），或字意联想（意联）。多见于躁狂症。

病例　男　35岁　双相情感障碍躁狂发作

医生请病人读当天的报纸，标题是"朝着光明的道路前进"，病人边读边加以说明："朝即朝廷的朝，革命不是改朝换代，我们家门是坐北朝南，朝字上下有两个十字，中间有个日字，子曰学而时习之，朝字左半有日字，右半有月字，两字合起来念明，光明黑暗，开灯关灯，电灯管儿灯。（医生催他念报）朝中方、四方形、三角形、几何面、方的、圆的，不以规矩不成方圆……"此时，进来一位老医生，病人马上站起让座，说"向白衣战士学习，向白衣战士致敬"（音联、意联、随境转移）。

（2）思维迟缓（inhibition of thought），即联想抑制，联想速度减慢、数量减少和联想困难。患者表现为言语缓慢、语量减少，语声甚低，反应迟缓。患者自觉脑子变笨，反应慢，思考问题困难，感到"脑子不灵了""脑子迟钝了""脑子生锈了"。多见于抑郁症。

（3）思维贫乏（poverty of thought），指联想数量减少，概念与词汇贫乏。患者体验到脑子空洞无物，没有什么东西可想。表现为寡言少语，谈话言语空洞单调或词穷句短，回答简单。严重的患者也可以什么问题都回答不知道。思维贫乏往往与情感淡漠、意志缺乏相伴随出现，构成精神分裂症的三大核心症状。多见于精神分裂症、脑器质性精神障碍及精神发育迟滞。

（4）思维散漫（looseness of thought），指思维的目的性、连贯性和逻辑性的障碍。患者思维活动表现为联想松弛，内容散漫，缺乏主题，一个问题与另外一个问题之间缺乏内在联系。说话东拉西扯，以致别人弄不懂其要阐述的是什么主题思想。对问话的回答不切题，以致检查者感到交谈困难。多见于精神分裂症。

（5）思维破裂（splitting of thought），指概念之间联想的断裂，建立联想的各种概念内容之间缺乏内在联系。表现为患者的言语或书写内容有结构完整的句子，但各句子之间含义互不相关，变成语句堆积，整段内容令人不能理解。严重时，言语支离破碎，个别词句之间也缺乏联系，成了语词杂拌（word salad）。多见于精神分裂症。如在意识障碍的背景下出现语词杂拌，称为思维不连贯（incoherence of thought）。例如：医生问患者"上次的药吃完了没有？"患者答："上星期的今天，也就是周二上午，你给我开了30粒盐酸苯海索和29粒利培酮，我早上吃1粒盐酸苯海索，1粒利培酮，中午吃1粒盐酸苯海索，1粒利培酮，晚上……"

病例　男　22 岁　精神分裂症

医生问："这是什么地方？"患者答："现在的地方不管他，就是一小部分。"医生问："你来这儿干吗？""我来这里没法说生活困难，现在我来就是多余，现在就代表一句话，院长就这样，今天是下午。"医生问："你认识我吗？"答："我早晨没有吃饭，我找原来前面的那个小商店。"

（6）病理性赘述（circumstantiality），思维活动停滞不前，迂回曲折，联想枝节过多，对不必要的事情过分、详尽、累赘地描述，无法使他讲得扼要一点，一定要按他原来的方式讲说。多见于癫痫、脑器质性及老年性精神障碍。

病例　男　44 岁　麻痹性痴呆

医生问："你们工厂几点上班？"患者答："我每天 7 点起床，洗脸，漱口，到厂对面锅炉房打水，那里的开水很热，锅炉房有值班的老头，六十多岁了，他有一个孩子，大概是五六岁的样子，孩子的妈妈常来，提着一个塑料袋，里头放着吃的东西，我打开水时碰见过她。洗完脸后才去食堂吃饭，人很多，要排队，我每天吃一大碗小米粥、两个包子，三毛钱咸菜，工人常常吃完饭打羽毛球，我不会打，所以吃完饭就上班了，不到 8 点就开始工作……"

（7）思维中断（blocking of thought），又称思维阻滞。患者在无意识障碍又无外界干扰等原因的情况下，思维过程突然出现中断。表现为患者说话时突然停顿，片刻之后又重新说话，但所说内容不是原来的话题。若患者有当时的思维被某种外力抽走的感觉，则称作思维被夺（thought deprivation）。两症状均为诊断精神分裂症的重要症状。

（8）思维插入（thought insertion）和强制性思维（forced thinking），思维插入指患者感到有某种思想不是属于自己的，不受他的意志所支配，是别人强行塞入其脑中。若患者体验到强制性地涌现大量无现实意义的联想，称为强制性思维。两症状往往突然出现，迅速消失。强制性思维可与思维中断相交替出现。常见于精神分裂症、流行性脑炎和脑器质性精神障碍。对诊断精神分裂症有重要意义。

病例　男　27岁　精神分裂症偏执型

诉说："脑子很乱，自己怎么也控制不了自己，思想太乱了，想的事毫无意义，毫无系统，由东到西，由西到东，一件事刚想一点，又出现另外的事。"

（9）思维化声（though hearing），患者思考时体验到自己的思想同时变成了言语声，自己和他人均能听到。多见于精神分裂症。

（10）思维扩散（diffusion of thought）和思维被广播（thought broadcasting），患者体验到自己的思想一出现即尽人皆知，感到自己的思想与人共享，毫无隐私可言，称为思维扩散。如果患者认为自己的思想是通过广播而扩散出去，则称为思维被广播。上述两症状亦为诊断精神分裂症的重要症状。

（11）象征性思维（symbolic thinking），属于概念转换，以无关的具体概念代替某一抽象概念，不经患者解释，旁人无法理解。如某患者经常反穿衣服，以表示自己为"表里合一、心地坦白"。某患者吞食骨头，说可使自己具有"硬骨头"精神。常见于精神分裂症。正常人可以有象征性思维，如以鸽子象征和平。正常人的象征是以传统和习惯为基础，彼此能够理解而且不把象征当作现实。

病例　女　45岁　精神分裂症

患者入院时穿红毛衣，红裤子，不肯更换衣服。睡眠时拆掉病房暖气片的木架，抱着暖气片睡，并且以红毛线将自己与暖气片系结起来。病情好转后，病人的解释是："红色代表共产党，暖气是指工人阶级。拆掉木架，是知识分子不应该摆臭架子。搂着暖气片睡觉指知识分子和工人阶级团结起来。"

（12）语词新作（neologism），指概念的融合、浓缩以及无关概念的拼凑。患者自创一些新的符号、图形、文字或语言并赋予特殊的概念。如"视"的意思是非礼勿视，"％"代表离婚。多见于精神分裂症青春型。

（13）逻辑倒错性思维（paralogic thinking），主要特点为推理缺乏逻辑性，既无前提也无根据，或因果倒置，推理离奇古怪，不可理解。如一患者记录本人思想情况如下："自己想到进化时，觉得人是由动物进化的，所以人不应当吃猪肉，又想动物是植物进化的，因此，又觉得吃蔬菜也不应该。以后又想植物是从土里长出来的，所以觉得不应该站在地上，有时候觉得自己走了一万里地就比别人进化了一些。"有时思维与现实世界完全隔绝，这时称为非现实性思维（derealistic thinking）或内向性思维（autistic thinking）。可见于精神分裂症和偏执性精神病等。

（14）强迫观念（obsessive idea）或称强迫性思维，指在患者脑中反复出现的某一概念或相同内容的思维，明知没有必要，但又无法摆脱。强迫性思维可表现为某些想法，反复回忆（强迫性回忆）、反复思索无意义的问题（强迫性穷思竭虑）、脑中总是出现一些对立的思想（强迫性对立思维）、总是怀疑自己的行动是否正确（强迫性怀疑）。强迫性思维常伴有强迫动作。它与强制性思维不同，前者明确是自己的思想，反复出现，内容重复，后者体验到思维是异己的。见于强迫症。

病例　男　38岁　强迫症

患者诉说："我从小就爱钻牛角尖，但最近这种倾向加重。对一些很荒谬的问题，也花了很多时间去钻研，感到没有这种必要性，但一钻起来就难以控制，这样使学习受到了严重影响。例如考试前，我正在准备功课，因为渴了，拿起茶杯喝了一口水，我又钻牛角尖了，这个东西为什么叫茶杯，为什么不叫别的名字，有什么根据，我于是想出很多理由来证明茶杯叫做茶杯是正确的，这个问题刚解决，别的问题又来了，茶杯从什么时候就有，从什么时候开始叫茶杯的，到底是谁首先取这个名字……。这样就耽误了好几个钟头。"

2. 思维内容障碍：妄想（delusion）

妄想是一种病理性的歪曲信念，是病态的推理和判断，有以下特征：信念的内容与事实不符，没有客观现实基础，但患者坚信不疑；妄想内容均涉及患者本人，总是与个人利害有关；妄想具有个人独特性；妄想内容因文化背景和个人经历而有所差异，但常有浓厚的时代色彩。

妄想按其起源与其他心理活动的关系可分为原发性妄想（primary delusion）和继发性妄想（secondary delusion）。原发性妄想突然发生，内容不可理解，与既往经历、当前处境无关，也不是来源于其他异常心理活动的病态信念，包括突发妄想、妄想知觉（患者突然对正常知觉体验赋以妄想性意义）、妄想心境或妄想气氛（患者感到他所熟悉的环境突然变得使他迷惑不解，而且对他具有特殊意义或不祥预兆，但很快即发展为妄想）。原发性妄想是精神分裂症的特征性症状，对诊断分裂症具有重要价值。继发性妄想是发生在其他病理心理基础上的妄想，或在某些妄想基础上产生另一种妄想等。见于多种精神疾病。

按照妄想的结构可将其分为系统性妄想和非系统性妄想。系统性妄想是指妄想内容前后相互联系、结构严密、逻辑性较强的妄想，反之则称为非系统性妄想。临床上通常按妄想的主要内容归类，常见有以下几种：

（1）被害妄想（delusion of persecution），是最常见的一种妄想。患者坚信他被跟踪、被监视、被诽谤、被隔离等。例如，某精神分裂症患者认为他吃的饭菜中有毒，家中的饮用水中也有毒，使他腹泻，邻居故意要害他。患者受妄想的支配可以拒食、控告、逃跑或采取自卫、自伤、伤人等行为。主要见于精神分裂和偏执型精神病。

病例　男　38岁　精神分裂症偏执型

患者近半年来觉得上下班的路上有好几个人装扮为便衣警察跟踪自己，说"我乘公共汽车他们就跟着上车，我换乘电车，他们也换乘电车，我提前下车，他们也下车……"，并认为这些人在自己的办公室和家中装有微型摄像机和窃听器来监视自己的行动，说："他们怀疑我是特务，盗窃国家机密，吓得我不敢出门。"

（2）关系妄想（delusion of reference），指患者将环境中与他无关的事物都认为与他有关，如认为周围人的谈话是在议论他，别人吐痰是在蔑视他，人们的一举一动都与他有一定关系。常与被害妄想伴随出现。主要见于精神分裂症。

病例　女　22岁　精神分裂症

患者近半年来自感痛苦，不愿与人接触，也不愿去上班，说："马路上人的一举一动都针对我，有的人看到我就咳嗽，甚至吐痰，就是看不起我，故意贬低我；有的人看到我冷笑，认为我这人没有修养，素质差；商店里的营业员对我态度也很生硬，说我这人很小气，没有派头；单位里同事也指桑骂槐，讲我这人是垃圾，看到我进办公室，故意扫地，赶我出门。"

（3）物理影响妄想（delusion of physical influence），又称被控制感。患者觉得自己的思想、情感和意志行为都受到外界某种力量的控制，如受到电波、超声波或特殊的先进仪器的控制，而不能自主。如患者觉得自己的大脑已被电脑控制，自己是机器人。此症状是精神分裂症的特征性症状。

病例　男　42岁　精神分裂症偏执型

患者3年来始终感到外部有一种特殊的仪器控制自己，控制其思想、言语、行为甚至包括大小便，认为自己处于"全控制"状态。当受到控制时，头脑非常难受、有紧束感、反应迟钝、不听自己指挥，四肢肌肉抽痛，背部发热难熬，控制者早晨不让他起床，也不允许他料理个人卫生；只有当仪器关掉时，自己才是一个自由人。

（4）夸大妄想（grandiose delusion），指患者认为自己有非凡的才智、至高无上的权力和地位、大量的财富和发明创造，或是名人的后裔。可见于躁狂症和精神分裂症及某些器质性精神病。

病例　男　40 岁　躁狂症

患者自称是"联合国陆海空军总司令"，有 200 个军，有 3000 架美国制 F－16、F－117、B－2 飞机，有 5000 辆德国制豹－Ⅱ坦克、1 万门俄罗斯制"喀秋莎"火箭炮、10 万支日本制三八式步枪等。说他要解放全世界。他曾留学过许多国家，会说好几十国外语。有巨大财富，有好几十家银行，家里有几百个佣人，有 99 个老婆，有 200 个儿女，等等。

（5）罪恶妄想（delusion of guilt），又称自罪妄想。患者毫无根据地坚信自己犯了严重错误或不可宽恕的罪恶，应受严厉的惩罚；认为自己罪大恶极、死有余辜，以致坐以待毙或拒食自杀；患者要求劳动改造以赎罪。主要见于抑郁症，也可见于精神分裂症。

病例　男　45 岁　双相情感障碍抑郁发作

患者因情绪低落，半年前自杀未遂入院，曾在自杀前给家人及组织写遗书，说自己对不起领导，自己有罪，因贪污过 100 元稿费（实为患者应得的稿酬），在工作中没成绩，写私人信用公家的信封和信纸是占公家的便宜，要求纪律处分。入院后每天劳动扫地，要求到法院自首，自己罪大恶极。

（6）疑病妄想（hypochondriacal delusion），指患者毫无根据地坚信自己患了某种严重躯体疾病或不治之症，因而到处求医，即使通过一系列详细检查和多次反复的医学验证都不能纠正。如认为脑内长有肿瘤，全身各部分均被癌细胞侵犯，心脏已经停止跳动等。严重时患者认为"自己内脏腐烂了""脑子变空了""血液停滞了"，这也可称为虚无妄想（delusion of negation）。多见于精神分裂症、更年期及老年期精神障碍。

病例　女　34 岁　精神分裂症

近三四年来患者自感没有食欲，大便常稀便，医院检查未发现异常。

患者仍感不适，认为自己得了肠癌，到处求医，跑遍了北京市的各大医院，做了各种消化系统的检查，未能查出有什么疾病。患者主动要求大夫做腹部探查手术，术后未见异常，病人稍安静，但仍是诉说不已，认为癌细胞已扩散，并经常以手、小木棍抚摸肛门才感舒服。医生多方解释无效，患者为之焦虑，情绪低沉，不思饮食，卧床不起，认为已无法挽救。

（7）钟情妄想（delusion of love），指患者坚信自己被异性所钟情，而不是患者本人有单相思现象。因此，患者采取相应的行为去接近对方，即使遭到对方严词拒绝，仍毫不怀疑，而认为对方羞于示爱，或在考验自己对爱情的忠诚，反复纠缠不休。主要见于精神分裂症。

病例　女　22岁　精神分裂症偏执型

患者为大学生，每个周末回家与邻居男孩见面，两人从未交谈更无来往，而患者总认为对方喜欢她，并多次写信表示自己的爱慕之心。对方根本无此意，将其信退回，患者认为对方确实喜欢她，只是因害羞将信退回。同时总感到别人谈话都在称赞他们，说这是一对美好的婚姻。患者父母为此事再三解释，患者非但不信，反而认为父母是表面相劝，实质上同意其和此男孩交好。对方特与患者当面谈，并表示绝无相爱之意，患者依然坚信，这正是表示爱情的一种特殊方式，周围人是不理解的。

（8）嫉妒妄想（delusion of jealousy），指患者无中生有地坚信自己的配偶对自己不忠，另有所爱。为此患者跟踪监视配偶的日常活动或截留拆阅别人写给配偶的信件，检查配偶的衣服等日常生活用品，以寻找私通情人的证据。可见于精神分裂症、更年期精神障碍。

病例　女　28岁　精神分裂症偏执型

患者23岁结婚，夫妇感情一直好。其夫作风正派。患者半年来坚信丈夫有外遇，丈夫上班时，便尾随其后，见丈夫眼望过路女人就吵闹，说丈夫爱上那个女人了。丈夫上班时，患者便在机关门外等候，后来甚至坐在丈夫办公室门口，一见丈夫和女同事谈话就大怒，说他们在谈情说爱。丈夫开会，患者也要求在一旁看着。后来跟自己的母亲也吵起来，说母亲夺走了她的丈夫，和丈夫有暧昧关系。

（9）被洞悉感（experience of being revealed），又称内心被揭露，读心症（mind reading）。患者认为其内心所想的事，未经语言文字表达就被别人知道了，但是通过什么方式被人知道的则不一定能描述清楚。该症状对诊断精神分裂症具有重要意义。

病例　男　35岁　精神分裂症

患者坚信有人在他身上安装了特殊的发射装置，自己头脑中想的事，周围人都知道。他说："我想去天安门，出门就看到一辆出租车就停在马路边等我；我在一家饮食店吃小笼包，想要一碟醋，服务员就将醋送到我的餐桌上；在家我想听一首某人的歌，打开收音机，就听到她在唱……你们不要再问我，我的事你们都知道，没有秘密。"

3. 超价观念

超价观念（overvalued idea），是在意识中占主导地位的错误观念，其发生一般均有事实的根据。这种观念片面而偏激，带有强烈的情感色彩，明显地影响患者的行为及其他心理活动，它的形成有一定的性格基础和现实基础，而没有逻辑推理错误，如狂热的迷信观念，坚信已故子女并未死去的观念等。超价观念与妄想的区别在于，其形成有一定的性格基础与现实基础，内容比较符合客观实际或有强烈的情感需要。多见于人格障碍和心因性障碍。

（三）注意障碍

注意（attention）是指个体的精神活动集中地指向一定对象的过程。注意的指向性表现出人的心理活动具有选择性和保持性特点。注意的集中性使注意的对象鲜明和清晰。注意过程与感知觉、记忆、思维和意识等活动密切相关。

注意有被动注意和主动注意。主动注意又称随意注意，为由外界刺激引起的定向反射；主动注意为对既定目标的注意，与个人的思想、情感、兴趣和既往体验有关。被动注意也称作不随意注意，它是由外界刺激被动引起的注意，没有自觉的目标，不需要任何努力就能实现。

通常所谓注意是指主动注意而言。注意障碍通常有以下表现：

注意增强（hyperprosexia），为主动注意的增强。如有妄想观念的患者，对环境保持高度的警惕，过分地注意别人的一举一动，认为是针对自己的；有疑病观念的患者注意增强，指向身体的各种细微变化，过分地注意自己的健康状态。见于神经症、偏执型精神分裂症、更年期抑郁症等。

注意涣散（aprosexia），为主动注意的不易集中，注意稳定性降低所致。多见于神经衰弱、精神分裂症和儿童多动与注意缺陷障碍。

注意减退（hypoprosexia），主动及被动注意兴奋性减弱，注意的广度缩小，注意的稳定性也显著下降。多见于神经衰弱、脑器质性精神障碍及意识障碍。

注意转移（transference of attention），主要表现为主动注意不能持久，注意稳定性降低，很容易受外界环境的影响而不断转换注意对象。可见于躁狂症。

注意狭窄（narrowing of attention），指注意范围的显著缩小，当注意集中于某一事物时，不能再注意与之有关的其他事物。见于激情状态、专注状态或有意识障碍、智能障碍患者。

（四）记忆障碍

记忆（memory）为既往事物经验的重现。记忆是在感知觉、思维、情感、行为基础上建立起来的精神活动，包括识记、保持、再认或回忆三个基本过程。识记是事物或经验在脑子里留下痕迹的过程，是反复感知的过程；保持是使这些痕迹免于消失的过程；再认是现实刺激与以往痕迹的联系过程；回忆是痕迹的重新活跃或复现。识记是记忆保存的前提，再认和回忆是某种客体在记忆中保存下来的结果和显现。对既往感知的事物不能回忆称作遗忘。人们感知的事物不可能都能回忆起来，所以正常人也存在遗忘。越是新近识记的事物越是遗忘得快，遗忘的发展总是由近事记忆逐渐地发展到远事记忆。

临床上常见的记忆障碍如下：

记忆增强（hypermnesia）指病态的记忆增强，对病前不能够且不重要的事都能回忆起来。主要见于躁狂症和偏执状态患者。

记忆减退（hypomnesia）是指记忆的三个基本过程普遍减退，临床上较多见。轻者表现为近记忆的减弱，如记不住刚见过面的人、刚吃过的饭；严重时远记忆力也减退，如回忆不起个人经历等。可见于较严重的痴呆患者。神经衰弱患者记忆减退都较轻，只是记忆困难。也可见于正常老年人。

遗忘（amnesia）指部分地或全部地不能回忆以往的经历。一段时间全部经历的丧失称作完全性遗忘，仅仅是对部分经历或事件不能回忆称作部分性遗忘。顺行性遗忘（anterograde amnesia）即紧接着疾病发生以后一段时间的经历不能回忆。遗忘的产生是由于意识障碍而导致识记障碍，不能感知外界事物和经历所致，如脑震荡、脑挫伤的患者回忆不起受伤后一段时间内的事。逆行性遗忘（retrograde amnesia）指回忆不起疾病发生之前某一阶段的事件。多见于脑外伤、脑卒中发作后。遗忘阶段的长短与外伤的严重程度及意识障碍的持续时间长短有关。界限性遗忘（circumscribed amnesia）指对生活中某一特定阶段的经历完全遗忘，通常与这一阶段发生的不愉快事件有关，又称为心因性遗忘。见于癔症。

错构（paramnesia）是记忆的错误，对过去曾经历过的事件，在发生的地点、情节，特别是在时间上出现错误回忆，并坚信不疑。多见于老年性、动脉硬化性、脑外伤性痴呆和酒精中毒性精神障碍。

虚构（confabulation）是指由于遗忘，患者以想象的、未曾亲身经历过的事件来填补记忆缺损。由于虚构患者常有严重的记忆障碍，因而虚构的内容自己也不能再记住，所以其叙述的内容常常变化，且容易受暗示的影响。多见于各种原因引起的痴呆。

当虚构与近事遗忘、定向障碍同时出现时称作柯萨可夫综合征（Korsakov's syndrome），又称遗忘综合征。多见于慢性酒精中毒精神障碍、颅脑外伤后所致精神障碍及其他脑器质性精神障碍。

（五）智能障碍

智能（intelligence）是一个复杂的综合的精神活动功能。智能反映的是个体在认识活动方面的差异，是对既往获得的知识、经验的运用，用以解决新问题、形成新概念的能力。智能包括观察力、记忆力、注意力、思维能力、想象能力等，它涉及感知、记忆、注意和思维等一系列认知过程。

一个人智力的高低可以从解决实际问题中反映出来。临床上常常通过一些简单的提问与操作，了解患者的理解能力、分析概括能力、判断力、一般常识的保持、计算能力、记忆力等，可对智能是否有损害进行定性判断，对损害程度作出粗略判断。另外，通过智力测验方法，得出智商（IQ），对智能进行定量评价。

智能障碍可分为精神发育迟滞及痴呆两大类型。

精神发育迟滞（mental retardation）指的是先天或围产期或在生长发育成熟以前（18岁以前）大脑的发育由于各种致病因素，如遗传、感染、中毒、头部外伤、内分泌异常或缺氧等，发育不良或受阻，智能发育停留在一定的阶段。随着年龄增长，精神发育迟滞者的智能明显低于正常的同龄人。

痴呆（dementia）是一种综合征，是后天获得的智能、记忆和人格的全面受损，但没有意识障碍。其发生具有脑器质性病变基础。临床主要表现为创造性思维受损，抽象、理解、判断推理能力下降，记忆力、计算力下降，后天获得的知识丧失，工作和学习能力下降或丧失，甚至生活不能自理，并伴有行为、精神症状，如情感淡漠、行为幼稚及本能意向亢进等。根据大脑病理变化的性质和所涉及范围的不同，可分为全面性痴呆及部分性痴呆。

临床上在强烈的精神创伤后可产生一种类似痴呆的表现，而大脑组织结构无任何器质性损害，称为假性痴呆（pseudodementia）。预后较好。可见于癔症及反应性精神障碍。

甘瑟综合征（Ganser syndrome）又称心因性假性痴呆，即对简单问题给予近似而错误的回答，给人以故意做作或开玩笑的感觉。如一位90岁的患者，当问到她一只手有几个手指时，答"4个"，对简单的计算如 2 + 3 会得出 4 的答案。患者能理解问题的意义，但回答内容不正确。行为方面也可能错误，如将钥匙倒过来开门；但对某些复杂问题反能正确解决，如能下象棋、打牌，一般生活问题都能解决。

童样痴呆（puerilism）以行为幼稚、模拟幼儿的言行为特征。即成人患者表现为类似一般儿童稚气的样子，学着幼童讲话的声调，称自己才3岁，逢人就称阿姨、叔叔。

抑郁性假性痴呆（depressive psedodementia）指严重的抑郁症患者在精神运动性抑制的情况下，出现认知能力的降低，表现为痴呆早期的症状，如计算能力、记忆力、理解判断能力下降、缺乏主动性。但患者有抑郁体验可予鉴别，抑郁缓解后智能完全恢复。

（六）定向力

定向力（orientation）指一个人对时间、地点及人物，以及对自己本身状态的认识能力。前者称对周围环境的定向力，后者称自我定向力。时间定向包括对当时所处时间（白天或晚上、上午或下午）的认识以及年、季、月、日的认识；地点定向或空间定向是指对所处地点的认识，包括所处楼层、街道名称；人物定向是指辨认周围环境中人物的身份及其与患者的关系；自我定向包括对自己姓名、性别、年龄及职业等状况的认识。对环境或自身状况的认识能力丧失或认识错误即称为定向障碍（disorientation）。定向障碍多见于症状性精神病及脑器质性精神病有意识障碍或严重痴呆时。定向障碍是意识障碍的一个重要标志，但正常人与痴呆患者可有定向障碍而没有意识障碍。

双重定向，即对周围环境的时间、地点、人物出现双重体验，其中一种体验是正确的，而另外一种体验与妄想有关，是妄想性的判断或解释。如一患者认为医院既是医院又是监狱，或认为这里表面上是医院而实际上是监狱等。

二、情感过程障碍

情感（affect）和情绪（emotion）在精神医学中常作为同义词，它是指个体对客观事物的态度和因之而产生的相应内心体验。心境（mood）是指一种较弱而持续的情绪状态。情感障碍必定涉及情绪和心境。

在精神疾病中，情感障碍通常表现为三种形式，即情感性质的改变、情感稳定性的改变及情感协调性的改变。

（一）情感性质的改变

其可表现为躁狂、抑郁、焦虑和恐惧等。正常人在一定的处境下也可表现上述情感反应，因此只有当此种反应持续 1 ~ 2 周以上，且不能依其处境来解释时，方可作为精神症状。

（1）情感高涨（elation），情感活动明显增高，表现为不同程度的病态喜悦，自我感觉良好，有与环境不相符的过分的愉快、欢乐。语音高昂，眉飞色舞，喜笑颜开，表情丰富。表现为可理解的、带有感染性的情绪高涨，且易引起周围人的共鸣，常见于躁狂症；表现为不易理解的、自得其乐的情感高涨状态称为欣快症（euphoria），多见于脑器质性疾病或醉酒状态。

（2）情感低落（depression），患者表情忧伤、唉声叹气、心境苦闷，觉得自己前途灰暗。严重时悲观绝望，甚至出现自杀观念及行为。常伴有思维迟缓、动作减少及某些生理功能的抑制现象，如食欲缺乏、闭经等。情感低落为抑郁症的主要症状。

（3）焦虑（anxiety），是指在缺乏相应的客观因素情况下，患者表现为顾虑重重、紧张恐惧，以致搓手顿足，似有大祸临头，惶惶不可终日，伴有心悸、出汗、手抖、尿频等自主神经功能紊乱症状。严重的急性焦虑发作，称惊恐发作（panic attack），常体验到濒死感、失控感，伴有呼吸困难、心跳加快等自主神经功能紊乱症状，一般发作持续数分钟至半小时左右。多见于焦虑症、恐惧症及更年期精神障碍。

（4）恐惧（phobia），是指面临不利的或危险处境时出现的情绪反应。表现为紧张、害怕、提心吊胆，伴有明显的自主神经功能紊乱症状，如心悸、气急、出汗、四肢发抖，甚至大小便失禁等。恐惧常导致逃避。对特定事物的恐惧是恐惧症的主要症状。恐惧亦可见于儿童情绪障碍及其他精神疾病。

（二）情感稳定性的改变

（1）情感不稳，表现为情感反应（喜、怒、哀、愁等）极易变化，从一个极端波动至另一极端，显得喜怒无常，变幻莫测。与外界环境有关的轻度情感不稳可以是一种性格的表现；与外界环境无相应关系的情感不稳则是精神疾病的表现，常见于脑器质性精神障碍。

（2）情感淡漠（apathy），指对外界刺激缺乏相应的情感反应，即使对自身有密切利害关系的事情也如此。患者对周围的事物漠不关心，面部表情呆板，内心体验贫乏。可见于单纯型及慢性精神分裂症。

（3）易激惹性（irritability），表现为极易因小事而引起较强烈的情感反应，持续时间一般较短暂。常见于疲劳状态、躁狂症、人格障碍、神经症或偏执性精神病患者。

（三）情感协调性的改变

（1）情感倒错（parathymia），指情感表现与其内心体验或处境不相协调。如听到令人高兴的事时，反而表现伤感；或在描述他自己遭受迫害时，却表现为愉快的表情。多见于精神分裂症。

（2）情感幼稚，指成人的情感反应如同小孩，变得幼稚、缺乏理性控制，反应迅速而强烈，没有节制和遮掩。见于癔症或痴呆患者。

三、意志障碍

意志（will）是指人们自觉地确定目标，并克服困难用自己的行动去实现目标的心理过程。意志与认识活动、情感活动及行为紧密相连而又相互影响。认识过程是意志的基础，而人的情感活动则可能成为意志行动的动力或阻力。在意志过程中，受意志支配和控制的行为称作意志行为。

常见的意志障碍有以下几种：

（1）意志增强（hyperbulia），指意志活动增多。在病态情感或妄想的支配下，患者可以持续坚持某些行为，表现出极大的顽固性。例如，有嫉妒妄想的患者坚信配偶有外遇，长期对配偶进行跟踪、监视、检查；有疑病妄想的患者到处求医；在夸大妄想支配下的患者，则夜以继日地从事无数的发明创造等。

（2）意志减弱（hypobulia），指意志活动减少。患者表现出动机不足，常与情感淡漠或情感低落有关，缺乏积极主动性及进取心，对周围一切事物无兴趣以致意志消沉、不活动，严重时日常生活都懒于料理。工作学习感到非常吃力，即使开始做某事也不能坚持到底，甚至不能工作，整日呆坐或卧床不起。患者一般能意识到，但总感到做不了。见于抑郁症及慢性精神分裂症。

（3）意志缺乏（abulia），指意志活动缺乏。表现为对任何活动缺乏动机、要求，生活处于被动状态，处处需要别人督促和管理。严重时本能的要求也没有，行为孤僻、退缩，常伴有情感淡漠和思维贫乏。多见于精神分裂症晚期、精神衰退时及痴呆。

（4）犹豫不决，表现为遇事缺乏果断，常常反复考虑，不知如何是好。对于两可之间的事，更是不能做出选择和决定。矛盾意向（ambitendency）表现为对同一事物同时出现两种完全相反的意向和情感，例如，碰到朋友时一面想去握手，一面却把手马上缩回来。多见于精神分裂症。

四、动作与行为障碍

简单的随意和不随意行动称为动作，有动机有目的而进行的复杂随意运动称为行为。动作行为障碍又称为精神运动性障碍。精神疾病患者由于病态思维及情感的障碍，常可导致动作及行为的异常。

常见的动作行为障碍如下：

（一）精神运动性兴奋（psychomotor excitement）

协调性精神运动性兴奋，动作和行为的增加与思维、情感活动协调一致时称作协调性精神运动性兴奋状态，并和环境密切联系。患者的行为是有目的的，可理解的，整个精神活动是协调的，多见于躁狂症。

不协调性精神运动兴奋，主要是指患者的言语动作增多与思维及情感不相协调。患者动作单调杂乱，无动机及目的性，使人难以理解，所以精神活动是不协调的，与外界环境也是不配合的。如紧张型精神分裂症兴奋、青春型精神分裂症的愚蠢淘气的行为和装相、鬼脸等。谵妄时也可出现明显的不协调性行为。

（二）精神运动性抑制（psychomotor inhibition）

木僵（stupor），指动作行为和言语活动的完全抑制或减少，并经常保持一种固定姿势。严重的木僵称为僵住，患者不言、不动、不食、面部表情固定，大小便潴留，对刺激缺乏反应，如不予治疗，可维持很长时间。轻度木僵称作亚木僵状态，表现为问之不答、唤之不动、表情呆滞，但在无人时能自动进食，能自动大小便。严重的木僵见于精神分裂症，称为紧张性木僵（catatonic stupor）。较轻的木僵可见于严重抑郁症、反应性精神障碍及脑器质性精神障碍。

蜡样屈曲（waxy flexibility），在木僵基础上出现，患者的肢体任人摆布，即使是不舒服的姿势，也可较长时间似蜡塑一样维持不动。如将患者头部抬高似枕着枕头的姿势，患者也不动，可维持很长时间，称之为"空气枕头"，此时患者意识清楚，病好后能回忆。见于精神分裂症紧张型。

缄默症（mutism），患者缄默不语，也不回答问题，有时可以手示意。见于癔症及精神分裂症紧张型。

违拗症（negativism），患者对于要求他做的动作不但不执行，而且表现抗拒及相反的行为。若患者的行为反应与医生的要求完全相反时称作主动违拗（active negativism），例如要求患者张开口时他反而紧闭口；若患者对医生的要求都加以拒绝而不做出行为反应，称作被动违拗（passive negativism）。多见于精神分裂症紧张型。

（三）刻板动作（stereotyped act）

刻板动作指患者机械刻板地反复重复单一单调的动作，常与刻板言语同时出现。多见于精神分裂症紧张型。

（四）模仿动作（echopraxia）

模仿动作指患者无目的地模仿别人的动作，常与模仿言语同时存在，见于精神分裂症紧张型。如医生问："你叫什么名字？"患者同样答："你叫什么名字？"医生又说："你别跟在我后面了。"患者同样答："你别跟在我后面了。"

（五）作态（mannerism）

作态指患者做出古怪、愚蠢、幼稚做作的动作、姿势、步态与表情，如做怪相、扮鬼脸等。多见于精神分裂症青春型。

五、意识障碍

在临床医学上，意识（consciousness）是指患者对周围环境及自身的认识和反应能力。大脑皮质及上行网状激活系统的兴奋性对维持意识起着重要作用。当意识障碍时精神活动普遍抑制，表现为：感知觉清晰度降低、迟钝，感觉阈值升高；注意难以集中，记忆减退，出现遗忘或部分性遗忘；思维迟钝、不连贯；理解困难，判断能力降低；情感反应迟钝、茫然；动作行为迟钝，缺乏目的性和指向性；定向障碍，对时间、地点、人物不能辨别，严重时自我定向如姓名、年龄、职业也不能辨认。定向障碍是意识障碍的重要标志，但仍应根据以上几点综合地判断有无意识障碍。意识障碍可表现为意识清晰度的降低、意识范围缩小及意识内容的变化。临床上常见的意识障碍，以意识清晰度降低为主的有嗜睡、混浊、昏睡、昏迷，其他有意识范围缩小或意识内容变化等。

嗜睡（drowsiness），意识清晰度降低较轻微，在安静环境下经常处于睡眠状态，接受刺激后可以立即醒转，并能进行正常的交谈，只是比较简单，刺激一旦消失患者又入睡。见于功能性及脑器质性疾病。

意识混浊（confusion），意识清晰度轻度受损，患者反应迟钝、思维缓慢，注意、记忆、理解都有困难，有周围环境定向障碍，能回答简单问题，但对复杂问题则有些茫然不知所措。此时吞咽、角膜、对光反射尚存在，也可出现原始动作如舔唇、伸舌、强握、吸吮和病理反射等。多见于躯体疾病所致精神障碍。

昏睡（sopor），意识清晰度水平较前者更低，环境意识及自我意识均丧失，言语散失。患者对一般刺激没有反应，只有强痛刺激才引起防御性反射，如以手指压患者眶上缘内侧时，可引起面肌防御反射。此时角膜、睫毛等反射减弱，对光反射、吞咽反射仍在，病理反射可呈阳性，可出现不自主运动及震颤。

昏迷（coma），意识完全丧失，以痛觉反应和随意运动消失为特征。任何刺激不能引起反应，吞咽、防御，甚至对光反射均消失，可引出病理反射。多见于严重的脑疾病及躯体疾病的垂危期。

朦胧状态（twilight state），指患者的意识范围缩窄，同时伴有意识清晰度的下降。患者在狭窄的意识范围内可有相对正常的感知觉，以及协调连贯的复杂行为，但此范围以外的事物都不能进行正确感知和判断。表现为联想困难，表情呆板或迷茫，也表现为焦虑或欣快，有定向障碍，片段的幻觉、错觉、妄想以及相应的行为。常常忽然发生，突然中止，反复发作，持续时间不长，数分钟至数小时，事后遗忘或部分遗忘。多见癫痫性精神障碍、脑外伤、脑缺氧及癔症。

谵妄状态（delirium），在意识清晰度降低的同时，出现大量的错觉、幻觉，以幻视多见。视幻觉及视错觉的内容多为生动而鲜明的形象性的情境，如见到昆虫、猛兽等。有的内容具有恐怖性，患者常产生紧张、恐惧情绪反应，出现不协调性精神运动性兴奋。思维不连贯，理解困难，有时出现片段的妄想。患者的定向力全部或部分丧失，多数患者表现为自我定向力保存而周围环境定向力丧失。谵妄状态往往夜间加重，昼轻夜重。持续时间可从数小时至数日，意识恢复后可有部分遗忘或全部遗忘。以躯体疾病所致精神障碍及中毒所致精神障碍较多见。

梦样状态（oneiroid state），指在意识清晰度降低的同时伴有梦样体验。患者完全沉湎于梦境与幻想中，与外界失去联系，但外表好像清醒。对其幻想内容过后并不完全遗忘，持续数日或数月。常见于感染中毒性精神障碍和癫痫性精神障碍。

六、自知力

自知力（insight）又称领悟力或内省力，是指患者对自己精神疾病的认识和判断能力。在临床上一般以精神症状消失，并认识自己的精神症状是病态的，即为自知力恢复。

神经症患者有自知力，主动就医诉说病情。重性精神病患者一般均有不同程度的自知力缺失，他们不认为自己有病，更不承认有精神病，因而拒绝接受治疗。临床上将有无自知力及自知力恢复的程度作为判定病情轻重和疾病好转程度的重要指标。自知力完整是精神病病情痊愈的重要指标之一。自知力缺乏是重性精神病特有的表现。

第三章　精神疾病的检查和诊断

第一节　概　述

精神科临床诊断过程的基本步骤与其他临床学科是一致的，包括：病史采集；临床检查；分析诊断和鉴别诊断。其特殊性主要体现在以下几个方面。

一、患者心理

部分患者由于精神状态异常，对自身处境失去判断和认识能力，不承认有病，就诊时表现出明显的敌对态度或害怕恐惧情绪，对检查和治疗不合作；一些患者家属和知情人也常因感到不体面而隐瞒病史中的某些细节，或出于其他原因夸大事实误导医生，这些都给病史采集和检查带来困难。

二、诊断依据

精神障碍的诊断主要依据病史和精神状态检查（mental state examination），较少以定量的生物学指标和物理检查结果作为诊断依据，这是精神障碍本身特点所决定的。多数精神障碍病因不明，症状表现难以用明确的生物学指标来解释。如失明、失语症状，如脑 CT 发现肿瘤，应考虑神经科疾病，如各项物理和实验室检查无阳性发现，就要考虑是精神障碍。不难想象和这样的患者进行晤谈的困难程度。

三、诊断思路

精神科诊断过程中"主观"和"客观"的冲突更为突出。由于无法借助医疗仪器检查的客观数据和影像，医生的主观推理判断所起作用更大，但是也容易失去约束，因此正确的逻辑思维方法显得尤为重要。

四、医生心理

精神科处理的是内心世界的疾患，医患之间有更多的情感卷入，有时这种情感卷入足以影响症状的认证和疾病的诊断。如一些初学者不自觉地用自己并不丰富的生活经历来解释和评价患者的症状，或者不恰当地运用道德评价标准，从病史采集开始就带有主观偏见而忽略某些情况，或出于心理需求对患者某些方面的情况过分感兴趣，在诊断分析时不自觉地用强烈的个人情感引导自己的思路，忽略理性的辩证逻辑思维。

以上特殊性在开始进行临床训练时就应高度注意。精神科的病史采集和精神检查技巧需要在有经验者的督导下不断地实践和积累经验。精神科诊断过程不仅需要专业知识、技巧和耐心，更需要正确的逻辑思维和自身心理的觉察与把握。

第二节　病史采集

精神疾病的检查和诊断通常从收集病史开始。完整可靠的病史对精神疾病的诊断是至关重要的，远远超出躯体疾病患者的病史在躯体疾病诊断中的比重；而且精神疾病患者的病史收集远较其他疾病患者的病史收集困难，因此是医学生必备的基本功之一。

一、病史来源和采集方法

精神科病史采集主要有两个来源：一是由患者本人提供，如神经症患者精神活动保持完整，对自身疾病状况有充分认识，因此他们的病史可由自己提供；二是通过知情者提供，如精神分裂症等重性精神病人对自己的疾病往往缺乏认识或否认有病，常常不能配合检查或者不主动袒露自己的症状，甚至隐瞒或夸大病情，此时必须主要依靠知情者提供病史，而患者本人提供的病史与患者的日记、信件等文字材料可以作为病史的补充。知情者包括与病人密切相处或了解情况的家属，如父母、配偶或子女，与之共同学习或工作的同学、同事、领导，与之关系密切、接触交往较多的朋友、邻居等。

病史采集多数情况下可以通过口头询问解决；如患者或患者家属语言不通或存在交流障碍，可以以书面介绍的方式获取病史资料；极少数情况如司法精神医学鉴定，要进行实地调查才能获取客观可靠的病史。

二、病史采集注意事项

询问病史前应先观察患者的步态、姿势、言语、动作、躯体状况等一般情况。这样有助于理解家属所描述的一些病情。

向家属或知情者询问病史时患者不宜在场，以免引起患者的争辩、反驳，或病史提供者顾虑重重，不能畅所欲言。而询问患者本人病史时，可视情况要求家属在场或不在场。

开始询问病史时，一方面医生应取得病史提供者的信任，使其愿意将与发病有关的隐衷透露出来；另一方面也应向病史提供者提出明确的要求，如患病时间、原因和主要表现等，使他们有所遵循。必要时应给予启发诱导，将谈话内容引导到需要了解的内容上来。

对知情者提供的病史，无论在门诊或入院时，应尽可能如实地记录原话，以最大限度保持记录的客观性与科学性。病史书写的文字，要求精炼，用较少的篇幅，准确、充分地表达、记载较多的事实，做到言简意赅，要尽量避免医学术语。

病史收集要特别突出时间概念，对每一症状的演变、治疗情况都要有准确的时间记载，尽可能以时计、日计，不太肯定的以旬计、月计，或者大到哪一个季度，上半年或下半年，或自某年开始。

病史收集要注意对病前人格、家庭与社会适应情况的了解。

在询问病史时，既要全面准确，又要重点突出。资料收集完毕，检查有无漏掉的项目，询问有无日记、书信、作品、成绩单或教师评语等有助于诊断的材料。

三、病史基本内容

精神疾病患者的病史内容与其他疾病患者的一样，主要包括一般资料、主诉、现病史、既往史、个人史、家族史等。

（一）一般资料

一般资料包括姓名、性别、年龄、职业、文化程度、婚姻状况、籍贯、工作单位或家庭的详细地址与电话号码、入院日期，病史提供者姓名、联系方法、与患者的关系及病史可靠程度评估。

（二）主诉

主诉实际上是医生对现病史所作的简明的概括，亦是病人就诊或寻求帮助的主要原因，包括发作次数、起病形式、主要症状与病期。主诉是一条很重要的诊断线索，如首次缓慢起病怀疑有人背后议论、被人迫害已近1年，往往提示精神分裂症。

（三）现病史

现病史为病史的最重要部分。按发病时间先后描述疾病的起因、起病形式和病期、病程变化和发病次数、症状演变经过与治疗经过等内容。

发病条件及原因要特别注意询问病人发病的环境背景及与病人有关的生物、心理、社会因素，以了解病人在什么情况下发病。对这些病人或家属认为的原因要仔细分析其内容与精神症状的关系，是发病原因还是诱因。例如，一般来说，许多患者都可以回顾到发病前有社会心理因素，但如果不分析这些社会心理因素与发病是否有关，而据此认为发病就是这些社会心理因素所致，就有可能忽略了潜在的感染、中毒、躯体疾病等生物学因素。

起病形式分急性起病、亚急性起病和缓慢起病三种类型。通常认为，从前驱期或轻微症状的最初出现到疾病症状的充分显现或极盛时期，在1个月之内显症者为急性起病，历时3个月以上者为缓慢起病，介于两者之间的为亚急性起病。起病急缓通常是估计预后的指标之一。

疾病发展及演变过程对疾病的诊断是非常有用的。可按时间先后逐年、逐月甚或逐日地分段作纵向描述。内容包括明显发病前的正常精神活动状况；疾病的首发症状、症状的具体表现及持续的时间、症状的相互关系、症状的演变，及其与生活事件、应激源、心理冲突、所用药物之间的关系；与既往社会功能比较发生的功能变化；病程特点，为进行性、发作性、迁延性等。如病程长者，可重点对近一年的情况进行详细了解。

发病时的一般情况如工作、学习、睡眠、饮食情况，生活自理如何，与周围环境接触的情况，对疾病识程度等，都对疾病诊断有重要意义。病时有无消极厌世、自伤、伤人、冲动行为等，是必须了解的内容，以便护理防范。

既往的诊断、治疗用药及疗效应详细了解。一般来说，既往有效的治疗方法和药物往往是继续治疗的主要依据。

（四）既往史

询问有无发热、抽搐、昏迷、药物过敏史。有无感染、中毒及躯体疾病，特别是有无中枢神经系统疾病如脑炎、脑外伤等。应注意这些疾病与精神障碍之间在时间上有无关系，是否存在因果关系。有无其他精神病史。

（五）个人史

个人史一般指从母亲妊娠期到发病前的整个生活经历。但应根据病人发病年龄或病种进行重点询问。如对儿童及青少年应该详细询问母亲怀孕时的健康状况及分娩史，病人身体、精神发育史，有无神经系统疾病史，学习及家庭教育情况以及与双亲的关系等。成人及老人可不必详细询问幼年史，一般应询问工作学习能力有无改变，生活中有无特殊遭遇，是否受过重大精神刺激。还应了解婚姻情况，夫妻生活情况，特别是女性患者的月经、生育史、绝经时间、周期规律性和量。患者的性格特点、兴趣爱好可具体描述，以与患病后的情况比较，判断是否有精神异常。总之，个人史中应反映病人的生活经历、健康状况及人格特点和目前社会地位等。

（六）家族史

家族史包括家庭史和精神病家族史。家庭史，包括双亲的年龄、职业、人格特点，如双亲中有亡故者应了解其死因和死亡年龄；家庭结构、经济状况、社会地位、家庭成员之间的关系，特别是双亲相互关系、亲子关系；以及家庭中发生过的特殊事件等，对病人的人格形成及疾病发生、发展均有重要影响。精神病家族史，包含家族中有无精神病性障碍者、人格障碍者、癫痫病患者、酒精和药物依赖者、精神发育迟滞者、自杀者以及近亲婚配者。精神病家族史阳性，提示病人疾病的原因可能具有遗传性质。

第三节　精神状况检查的基本方法

精神检查与病史收集对精神障碍的诊断具有同等重要的意义。正如前所述，主要是通过与病人交谈和观察来检查发现病人的精神活动是否异常，存在哪些精神症状，为症状学和疾病诊断提供依据。

精神检查的基本方法包括观察法、面谈法和标准化精神检查工具以及心理量表的评估法。

一、精神检查中应注意的问题

对于神志清楚、比较合作的病人，主要通过交谈了解其内心体验和感受。在作精神检查记录时应避免采用症状学术语概述，应以病人的语言系统地加以描述。一份写得好的精神检查会令人读后有一种如见其人的感觉，若干年后仍具有价值。

对兴奋、木僵、不合作病人的精神检查是困难的，只能耐心、细致地观察病人的言行表情，可注意以下方面：

（1）一般外貌：可观察病人意识状态、仪表、衣着如何、接触情况、合作程度以及睡眠饮食、生活自理情况等。

（2）自发言语：内容如何，有无模仿言语，对问话是否回答、应答速度与声调如何，缄默不语的病人是否能用文字表现出来，有无失语症。

（3）面部表情感：有无呆板、欣快、愉快、忧愁、焦虑等。有无凝视、倾听、闭目、恐惧表情。对医护人员及家属亲友的态度反应如何。

（4）动作行为：有无特殊姿势，动作增多或减少，有无刻板动作、模仿动作，动作有无目的性，有无违拗、被动服从、冲动、伤人、自伤的行为。

对有脑器质性精神病及症状性精神病病人的精神检查，除做一般的精神检查，还应重点做以下检查：

（1）意识状态：根据病人与环境的接触，通过判断其感觉阈值是否增高，定向力有无障碍及有无注意记忆力降低、思维迟钝或不连贯，事后有遗忘等，来判断有无意识障碍。

（2）记忆力：记忆力检查常以顺背数字、倒背数字、回忆近期生活事件及往事，如重要的个人经历，了解病人的识记、近记忆力及远记忆力有无减退、有无遗忘，以及有无虚构、错构。

（3）智能：智能检查可根据病人的文化水平、生活经历、社会地位的不同情况选择合适的内容进行。一般可根据记忆、计算、常识、理解、抽象概括能力，综合判断病人有无智能减退或痴呆。计算最常用心算100－7连续递减至2为止，看病人能否完成或发生错误能否及时纠正（正常在1~2分钟内可完成）。常识及理解抽象概括能力可比较两种东西的相同点、不同点，解释成语如"过河拆桥、虎头蛇尾、坐井观天"，解释寓言如"愚公移山故事，乌鸦与狐狸的故事"等来判断智能有无障碍。

（4）人格变化：可将病人发病前后的人格加以比较。

对有幻觉、妄想病人的精神检查，因有此类症状的病人一般自知力欠缺，不认为是病，多不主动向医生谈及，需要加以询问和追问。

为充分掌握病人的精神症状，一次诊断性精神检查是不够的。

二、观察法

观察法指对病人的行为表现，如外表、动作姿势、言语、表情、自主行为等进行观察并加以客观描述。观察是精神检查的主要部分，对不合作或有意识障碍的患者，主要通过观察检查病人。以下是观察时值得注重的一些问题。

（1）病人如何来到诊室？是自己主动前来？还是自己不情愿，由别人带来？

（2）个人卫生如何？头发、衣着是否整洁？有无特别装饰？

（3）姿势、步态如何？有无特殊步态、特殊姿势？

（4）表情如何？是否自然？有无特殊或离奇表情，如紧张、警觉不安、敌意、淡漠、哭笑等。

（5）注意力是否集中？还是漫不经心，容易分散？

（6）交往如何？是否愿意与人接触和交流？

（7）言谈如何？言语是否连贯？主题是否明确？表达是否清楚？主动交谈还是被动交谈？回答是否切题？言语增多还是减少？

（8）活动和行为反应如何？活动是多还是少？对各种要求的反应如何？是顺从还是违拗？有无冲动、伤人毁物行为？有无不可理解的行为或动作？如有的病人以棉花或纸塞耳，或有掩面、捂鼻等表现时，可能有相应的幻觉存在。

另外，病人的日常活动，如饮食、睡眠、生活自理情况，一天如何度过等也是观察的重要内容。

三、面谈法

面谈指与病人和知情人当面交谈，了解有关病情和收集病史。

（一）面谈基本技巧

（1）倾听。听和谈在面谈中都很重要。善于听有时比说还重要。专心地听、耐心地听、诚恳地听，会使病人感到被关注、被接受和理解，会使他消除顾虑，愿意讲出所发生的事和其内心感受。可以采取目光注视、点头表示赞同、口头附和等方式。

（2）不批评。对病人的谈话内容不作价值判断，不说"你这种想法是错的"或"这样说是不对的"等，而是表示"我能理解"等。让病人感到轻松开放，可以畅所欲言。

（3）引导。如询问病人有无幻听，可问病人："独自一人时，是否听到有人与你说话"，如病人说有，即可问："声音从哪里来，男的还是女的，熟悉的还是不熟悉的，讲些什么，是赞扬声还是辱骂声，是经常出现还是偶尔出现等。"如考虑病人有妄想，可问病人："你们单位的同事或家人对你态度怎样？有没有人对你不友好的，暗中使坏的，故意为难的？""有没有人当着面在指桑骂槐地议论你？""外界有什么东西能影响或控制你的思维、情感或行动吗？"。

（4）针对性。听的过程中，既要让病人自由陈述，又要有中心内容，可以提示病人讲主要问题或针对性问题。

（5）中断。有时病人漫无边际和毫无意义地说话时，应抓住空档及时打断或转移话题，或插问有关病情、病史或症状方面的重要问题。

（二）收集资料性面谈

根据面谈的主要目的可以有收集资料性面谈和诊断性面谈。收集资料性面谈的目的在于获得病人的病史资料和相关资料。在与病人或知情人建立良好和信任关系的基础上，通常询问以下几方面问题。

（1）病人基本情况，包括姓名、年龄、职业、文化、经济状况等。

（2）现在和近期的情况，包括日常活动情况，饮食、睡眠、精神状况等。

（3）婚恋或家庭情况，如婚姻状况、家庭关系等。

（4）出生、成长情况，如是否顺产，发育如何。

（5）健康情况，既往和现在的健康状况，有无疾病、外伤等。

（6）个人嗜好，有无特殊嗜好，如烟酒。

（7）工作情况和生活事件，如所从事职业、经济状况、社会压力等。

（8）人际关系和社会支持，如与家人、同事、朋友之间的关系如何。

（三）诊断性面谈

诊断性面谈的目的在于了解病人的精神状况，发现病人存在的精神症状及其发生、发展过程和变化，获得诊断所需的资料，是精神状况检查的主要方法。

1. 诊断性面谈的主要方式和策略

（1）开放性交谈。对于神志清醒、合作者可以提一些开放性问题，如"你感到有什么不舒服？""你觉得有什么心理问题吗？""你有什么痛苦和烦恼？""你能不能比较详细和系统地谈谈你的病情？"以启发病人自己谈出其内心体验。通过与病人交谈，了解其主要的病态体验及其发生、发展过程，并可通过观察来掌握病人的表情、情绪和情感变化、行为意向等。

（2）询问性交谈或封闭式交谈。根据诊断需要或检查中发现的问题，或病史中的疑问，由医生一一提出问题，让病人予以回答。应用于检查的补充阶段，以防遗漏病史或精神现状中存在的重要问题，使病史和现状检查趋于完整、全面。

（3）开门见山方式。直截了当地询问病人的问题、症状和感受，了解病人的内心活动。此种面谈检查法，适用于合作的病人及知情人。双方需要解决的问题是一致的。此时医生欲尽快掌握病情，而病人及家属亦愿尽早倾吐其内心痛苦，寻求帮助。

（4）由远及近方式。当医生直截了当地询问病人的病理体验时，病人多难以或不愿意回答。可先询问病人的幼年生活、家庭成员情况，以及周围发生的事情等。逐渐于不知不觉中谈及有关此次的发病情况和体验，恰如其分地询问会引导病人谈出其病态体验，迂回进入病人的内心世界。此种面谈检查方式，适用于比较合作的情况，双方需要解决的问题基本一致，但病人对检查本身或对医生又有所顾虑的情况，如对性问题的询问。

（5）引证举例方式。以间接的方式了解病人的内心体验。此种检查方式主要用于缺乏自知力的不太合作的精神病人，如精神分裂症患者。检查中医生欲了解病人的内心体验，而病人则竭力不想让医生探知其内心秘密，以防医生给他诊断有病。此时检查者可以向病人谈及其他人曾经有过的体验，借以表明具有此种体验并非就是病态。在此种情况下，病人往往表示有同感，进而谈出其病态感受。

（6）激将方式。从相反的方面了解病人的内心世界。此种方法多用于病人对检查抱警惕、怀疑态度的情况。医生根据想要了解的问题，以否定的口气询问病人。此种方法类似激将法。如需知道病人是否具有被害妄想，可以如是说："我想×××对你一定很好，是吗？"或"你生活在周围环境中一定很安全，是吗？"等。在这种询问下，常常会激起病人的反感、气愤，而将其被害妄想的内容、所怀疑的对象和盘托出。

医生应用以上检查询问策略时，要在掌握病人客观病史的基础上，做到有的放矢，才能在较短的时间内获得所需的信息。

2. 诊断性面谈的主要内容

诊断性面谈的内容主要围绕病史中的重要线索和精神状况检查的主要内容来进行，以获得诊断必需的资料。对于初学者，可以根据常见精神症状的类别系统询问。

（四）面谈注意事项

（1）场地问题。一般诊断性面谈检查，不论是询问病史或精神现状检查，均须花费较长时间，以致交谈双方易疲劳和注意力分散。因此，为面谈准备一个安静、舒适、不受干扰的环境是非常必要的。

（2）医生的态度。医生本人应注意外观整洁、态度庄重、和蔼可亲，并且尊重病人，建立良好的医患关系，对病人或知情人所谈内容不作价值观方面的判断、评论或批判。

（3）语言应用。面谈检查中应使用与病人或知情人文化水平相应的通俗语言进行交谈，能用方言时用方言更佳。

（4）注意倾听。检查中细心倾听病人所述，认真分析、思考，保持交谈的连续性，不要随意打断病人的谈话。必要时可作重点记录。

（5）注意观察。面谈检查中注意观察病人的非言语性表现，如表情、情绪、动作姿势、行为、个人的独特风格以及生理外貌，并作描述性记录。

（6）把握面谈检查的时间和交谈内容的中心。

在与知情人面谈时亦如上述，要求知情人尽可能客观地、全面地描述病人的临床表现。

四、精神检查的内容

（一）一般表现

（1）意识状态：意识是否清楚，有何种意识障碍，意识障碍的程度及内容。

（2）定向力：包括自我定向，如姓名、年龄、职业，以及对时间、地点、人物和周围环境的定向能力。有无双重定向。

（3）与周围的接触：对周围事物是否关心，主动接触及被动接触能力，合作情况及程度。

（4）日常生活：包括仪表如特殊的服饰，衣着是否整洁，饮食、大小便能否自理，睡眠情况，女病人月经情况，平时病人在病房与病友接触及参加病房集体活动的表现。

（二）认识活动

1. 知觉障碍

（1）错觉：种类、内容、出现时间及频度，与其他精神症状的关系及影响。

（2）幻觉：种类、内容、真性还是假性幻觉，出现时间及频度，与其他精神症状的关系及影响。

（3）其他知觉障碍：种类、出现时间及性质。

2. 思维活动障碍

（1）思维联想障碍：语量、语速、语言结构是否异常，有无思维迟缓、思维中断、思维奔逸及思维贫乏等。

（2）思维逻辑障碍：思维逻辑结构如何，有无思维松弛、破裂，象征性思维，逻辑倒错，语词新作等。

（3）思维内容障碍：如有妄想，其种类、内容、性质、出现时间、原发或继发，发展动态，涉及范围是否固定、是否成系统，内容荒谬或是接近现实，与其他精神症状的关系。

（4）记忆力：记忆力是否减退，包括即刻记忆、近记忆力及远记忆力。有无记忆增强。有无遗忘，包括逆行性或顺行性遗忘。有无错构、虚构。如有明显记忆减退，进一步详细检查。

（5）智能：可按病人文化水平适当地提问。包括一般常识、专业知识、计算力、理解力、分析综合及抽象概括能力等，如有智能减退可进一步详细检查。

（6）自知力：有无自知力。如有部分自知力，或自知力基本完整。

（三）情感活动

情感活动可由客观表现和主观体验两方面检查。客观表现可根据病人的面部表情、姿势、动作以及面色、呼吸、脉搏、出汗等自主神经反应来判定。主观体验可通过交谈，启发了解病人的内心体验。可根据情感反应的强度、持续性和性质，观察出病态的优势情感反应是什么，如情感高涨、情感低落、焦虑、恐惧、情感淡漠。情感的诱发是否正常，如易激惹、烦躁、发愁，有无病理性激情等。情感是否易于起伏变动，有无情感脆弱。有无与环境不适应的情感、情感倒错等。

（四）意志行为活动

意志是否减退或增强，本能活动（食欲、性欲）是否减退或增强，有无兴奋、冲动、木僵以及怪异的动作行为，与其他精神活动配合程度如何。

五、标准化精神检查工具评估

为提高疾病诊断水平和可靠性，国内外精神病学专家制定了诊断标准，同时编制了配套用精神检查工具和计算机诊断系统，用于临床诊断和研究。这种工具是由有丰富临床经验的精神病科专家根据疾病诊断要点和诊断标准的要求所设计的。工具包含一系列条目，每一条目代表一个症状或临床表现。工具有规定的检查程序、提问方式和评分标准，并附条目解释。这是一种定式或半定式的面谈检查工具。医生或研究者严格按照规定进行询问和检查，遵循词条定义对所获结果进行评分编码，确定症状是否存在并判断其严重程度。不同医生使用此种诊断性标准化检查工具检查病人时可以获得比较一致的诊断结果，大大提高诊断的一致性。

目前国际常用的诊断性标准化检查工具有复合性国际诊断交谈检查表（Composite international diagnostic interview，CIDI）和神经精神病学临床评定表（Schedules for clinical assessment in neuropsychiatry，SCAN），与新的分类诊断标准 ICD‐l0 和 DSM‐Ⅴ 相匹配。

六、精神检查常用评定量表

评定量表是一种简便的、能把病人的心理体验加以数量化的方法。精神检查常用评定量表选取一系列有关疾病表现或症状的项目，采用规范的等级和数字评分来表示疾病的严重程度和症状的变化，便于在精神科临床测查和评定病人的精神活动。目前临床常用的评定量表包括以下四种：

（1）简明精神病评定量表（brief psychiatric rating scale，BPRS）。BPRS是精神科应用最广泛的评定量表之一。适用于症状活跃的重性精神病的评定，也常用于抗精神病药物的研究。该量表第一版为16项，以后增加为18项，但一般用的都是18项版本，所有项目采用1分（无症状）~7分（极重度）的7级评分法。

（2）阳性与阴性症状量表（positive and negative syndrome scale，PANSS）。PANSS主要用于评定精神病性的症状有无及各项症状的严重程度，区分以阳性症状为主的Ⅰ型和以阴性症状为主的Ⅱ型精神分裂症。PANSS的组成为阳性量表7项、阴性量表7项和一般精神病理量表16项，共计30项。采用1分（无症状）~7（极重度）的7级评分法。

（3）汉密尔顿抑郁量表（Hamilton depression scale，HAMD）。HAMD是临床上评定抑郁状态时应用最为普遍的量表，目的是对已诊断为抑郁症的病人评价其病情轻重及治疗后的症状变化。版本有17项、21项和24项三种。评分标准采用从0分（无症状）~4分（极重度）的5级评分法。

（4）90项症状自评量表（Symptom checklist 90，SCL–90）。该量表共有90个项目，归为9个因子，包含有较广泛的精神症状学内容，从感知觉、情感、思维、意识、行为直至生活习惯、人际关系、饮食睡眠等均有涉及。每一个项目均采取1分（无症状）~5分（重度）的5级评分法。常用于较轻的精神疾病患者或一般心理障碍个体的精神状态评估。

七、躯体检查与特殊检查

精神症状可以由精神疾病所致，也可以是躯体疾病的伴发症状，精神病人也可以伴有躯体疾病，因此，进行体格检查、神经系统检查、实验室检查、脑影像学检查和神经电生理检查对精神障碍的诊断及鉴别诊断十分重要，也是拟定治疗方案的依据。对住院病人均应按体格检查的要求系统地进行。对门诊或急诊病人也应根据病史进行体格检查。只重视精神症状而忽略体格检查往往会导致误诊。精神病人入院时，胸部 X 光透视、血常规、肝功能检查、心电图检查已作为常规检查。根据病情还应进行脑电图、诱发电位、头颅平片、脑超声波、脑 CT、脑血管造影以及高级神经活动、心理测验、生物化学等检查。

神经科与精神科是两个关系密切的学科，不少神经科疾病可伴有精神症状，反之亦然。因此，对精神病人进行仔细的神经系统检查实属必要。

实验室检查在确定某些症状性精神病及脑器质性精神病时能提供可靠的依据。应根据病史结合临床所见，有针对性地进行某些辅助检查或特殊检验，如脑脊液及异常代谢产物的测定。对智能障碍、人格障碍等病人进行心理测验，如韦氏智力测验、人格测验和神经心理测验是必要的。

第四节　精神障碍的分类与诊断标准

精神障碍分类与诊断标准的制定是精神病学领域近 20 年所取得的重大进展，它一方面促进了学派间的相互沟通，使各种学术观点流派之间有了相互交流的共同语言，有利于临床实践；另一方面，它在探讨各种精神障碍的病理生理及病理心理机制、心理因素对各种躯体疾病的影响、新药研制临床评估和合理用药以及促进教学和科研等方面也发挥了重要作用。

所谓"分类"，是指将研究对象以相互关系为基础进行排序、编组或成套的过程。实施这一过程的一套规律原则就称为一个"分类系统"。而组成分类系统的诊断标准具有两个基本功能，一是定义精神障碍，二是对精神障碍进行诊断。一套好的诊断分类系统应具备一些要素，如良好的信度、内在稳定性、特异性、效度及实用性等。采用分类标准将精神疾病进行鉴别诊断有利于临床医生施行最有效的治疗，分类和诊断标准可以为医生和健康工作者之间的交流提供统一语言。

一、精神障碍的分类

（一）分类目的

疾病分类学的目的是把种类繁多的不同疾病按各自的特点和从属关系划分为类、种、型，以便归成系统，使每一个精神障碍都有一个位置，也只有一个位置，既无交叉重叠，又无遗漏。这可加深对疾病之间的认识，并可作为进一步探讨各个疾病的基础，为诊断和鉴别诊断、治疗及临床研究提供参考依据。疾病的分类是与疾病的命名、疾病的诊断和鉴别诊断密切相关的。先有疾病的命名与诊断，然后才有疾病的分类。在疾病的分类中，按病因及病理改变来诊断与分类，是医学各科所遵循的一个基本原则。精神障碍的分类是将复杂的精神现象，根据拟定的标准加以分门别类的过程。其意义在于：便于临床医生能相互交流具体病人的症状、病情变化、疾病预后和治疗方法；保证研究工作能在有可比性的一组病人中进行；保证流行病学资料能成为研究、制定精神卫生服务计划及政策的基础。

（二）分类原则

（1）病因学分类原则。疾病按病因分类是临床各科共同的理想原则。在精神疾病中，病毒性脑炎所致精神障碍、梅毒所致精神障碍、慢性酒精中毒所致精神障碍都是病因学的命名与分类。创伤后应激障碍、心理生理性障碍也是病因学原则的分类。病因比较明确的精神障碍在临床中所占比例较低，只占10%左右，而90%左右的病例都属于病因不明的精神障碍。因此精神障碍的诊断和分类，无法全部使用病因学分类原则。目前精神障碍分类主要依据症状表现。但这种诊断只能反映疾病当时的状态，若主要症状改变，诊断可能随之改变，而且病因不同但症状相似的不同疾病会得出相同的诊断，但症状学分类有利于目前的对症治疗。由于学派众多，观点不一，较难形成统一的分类和诊断标准。但精神疾病按病因学原则分类是将来的目标。

（2）症状学分类原则。大部分精神疾病虽然可能存在遗传学病因、多巴胺、5-羟色胺等神经递质的生化代谢障碍，但至今病因仍然不明，只能按临床的主要症状或症状群进行分类。例如，精神分裂症、偏执性精神病、躁狂症、抑郁症、恐怖症、焦虑症、人格障碍、冲动控制障碍，这些都是以主要症状或症状群进行命名和分类的。当临床表现同时符合两种或多种疾病的诊断标准时，可以同时给予两种或多种精神疾病的诊断。

（三）分类历史

古希腊和古罗马时期的医生描述了五种精神障碍，他们的鉴别建立在现象学的基础上：狂乱（妄想）、躁狂、忧郁、歇斯底里和惊厥。希波克拉底曾描述过四种气质：胆汁质、多血质、忧郁质、粘液质。罗马的医生盖伦曾将重点从现象学转移到病因学，但无论基于病因学还是现象学，分类始终是精神病学研究体系中使人苦恼的问题。

19世纪，欧洲各大学著名的精神病学教授们均建立了自己的分类框架。当时任何一种框架的权威性均取决于它的创始人，并通常局限于某个国家的某个城市或区域。不同的结构流行于不同的国家甚至同一个国家的不同区域，结果形成了精神疾病分类学的割据状态，缺乏一个能被多数学者接受的统一标准。现今许多诊断实践的民族性差异可追溯到19世纪那些著名教授的特殊观点。其中，克雷丕林第一次区分了躁狂抑郁症和精神分裂症，并同时建立了一个精细的分类学，该分类学成为现代精神病分类结构的基础。

20世纪以来，尽管人们利用现代化科技手段对精神疾病的病因进行了大量的探索，也取得了一定的成绩，但仍未达到阐明疾病病理机制的程度，目前也没有任何一种实验室检查能够确定功能性精神疾病的诊断。所以，目前大多数精神障碍的诊断仍停留于对临床现象的描述。许多国家的学者意识到，迫切需要统一的并能为多数人接受的诊断分类标准来帮助临床、科研以及国际学术交流的进行，于是在世界精神病协会（World Psychiatric Association，WPA）组织下，各国精神病学家一起商议出 DSM - Ⅳ和 ICD - 10 系统框架。

作为中国精神科医生，需要了解的重要诊断分类系统包括国际疾病分类（international classification of diseases，ICD）、中国精神疾病分类方案与诊断标准（Chinese classification of and diagnostic criteria of mental disease，CCMD）以及美国精神障碍诊断和统计手册（diagnostic and statistical manual of mental disorders，DSM）。

二、诊断标准

（一）诊断标准的概述

在精神疾病中，诊断标准的制定与分类学原则的制定对学科的发展具有重大意义，精神疾病的科学分类必须以精神疾病的科学诊断为前提。而精神疾病的科学诊断，制定国际通用的诊断标准，进行诊断指标的信度和效度检验，便成为研究的首要任务。由于大部分精神障碍缺乏客观体征及实验室检查的阳性诊断指标，不同的医师对同一疾病的理解和认识又有差异，导致临床医师对同一病人的诊断一致性较差；而诊断不一致使研究结果无法比较和难以解释，这一直是困扰精神疾病研究的重要因素之一。因此，制定统一的精神障碍诊断标准意义重大。

诊断标准是将疾病的症状按照不同的组合，以条理化形式列出的一种标准化条目。诊断标准包括内涵标准和排除标准两个主要部分。内涵标准又包括症状学、病情严重程度、功能损害、病期、特定亚型、病因学等指标，其中症状学指标是最基本的，又分必备症状和伴随症状。

对精神症状的定性分析的经验主要来自临床实践。对精神症状的界定应根据 WHO 编印的《精神病学与精神卫生词汇》或其他国际通用的症状学词汇，如精神状态检查（PSE）定式检查所附的《精神病学词汇》进行。各种精神症状的性质、严重程度、出现频率、在患者整个临床相中的地位决定了该症状的诊断价值。精神障碍不单纯是一个生物学的概念，仅仅用正常和异常来定义它是不够的。有些症状在一种文化中被视为病态却能在另一种文化中被认可。因此，判断某个现象是否异常需要借鉴心理学和社会学两种标准。社会学标准在一定程度上反映了症状的严重程度。社会功能的损害往往涉及生活自理能力、人际交往能力、工作能力和遵守社会规则能力等方面。某些症状的特点也是其严重程度的度量标准，例如思维的瓦解程度。判断症状是否具有临床意义，其出现频率在不同症状中有着不同的要求。偶尔出现的一些症状往往不具备诊断意义，而一些特异的症状，如 Schneider 一级症状中的原发性妄想，一旦确定即可作为临床诊断的症状学依据。

精神症状往往有一定的组合规律，将各种精神症状按照其性质进行综合征归类，再与相应的精神疾病诊断标准，如 CCMD－3、ICD－10 和 DSM－Ⅳ 中的相应诊断条目进行比较，即可作出临床诊断和鉴别诊断。在精神障碍的标准化诊断过程中，对精神症状进行正确评价十分重要，因为精神症状是精神障碍临床诊断的主要依据。对精神症状的错误认识往往引起误诊，或导致不恰当的处理。

（二）标准化诊断程序

精神疾病的诊断具有多种功能：它便于医务人员制定针对患者的治疗、管理和其他干预的计划；它是对某种精神疾病理解和研究的先决条件；是疾病的流行病学研究的前提工具；正确的诊断还可对预后进行近似的指导并能计算精神卫生服务的价值。

由于精神疾病没有躯体体征或诊断性的检验，诊断几乎完全依靠所表现出的症状，因而科学的诊断思维显得更为重要。详尽的病前资料、病史资料及精神检查所获取的资料是完成诊断的重要依据，现代诊断标准及其配套的定式检查的运用使精神疾病的诊断脱离了混乱的局面，变得更为准确和有效。

　　Spitzer 的诊断也许是目前可得到的最准确方法，虽然因其烦琐而没有被推广，但我们通常的临床诊断常常沿用了它的部分思路（见图 3 - 1）。

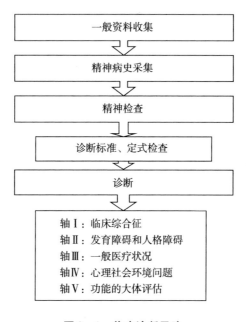

图 3 - 1　临床诊断思路

　　我们较常用的为 DSM - Ⅳ的五轴诊断，其中轴Ⅰ至轴Ⅲ可作为主要诊断，轴Ⅳ、轴Ⅴ为补充资料。

　　轴Ⅰ：临床综合征——是精神疾病的主要临床症状诊断，是需要注意或给予处理的焦点问题。若无特殊说明，则为主要诊断。

　　轴Ⅱ：发育障碍和人格障碍——侧重病前人格和其他（尤其是智力）方面发育和形成的障碍，若为主要诊断，则需注明。

　　轴Ⅲ：一般医疗状况——为躯体疾病的诊断，以便综合掌握病情，获取同时间内必要的处理。

　　轴Ⅳ：心理社会环境问题——根据平常人在类似处境下的创伤体验来

评估。分等级为①无；②轻微；③轻；④中；⑤重；⑥极重；⑦灾难性；⑧未特定。

轴Ⅴ：功能的大体评估——指一年中适应能力的最高水平，对预后有参考价值。分等级为①优秀；②良好；③尚好；④尚可；⑤不良；⑥十分不良；⑦全面缺损；⑧未特定。

CCMD-3测试首次对7轴诊断系统进行广泛检验和应用，结果认为7轴诊断方法简明、容易被接受并有利于全面分析精神障碍病人的总体临床症状。7轴诊断的内容为：轴1—精神障碍；轴2—人格特征、人格障碍或人格改变；轴3—躯体疾病；轴4—疾病或障碍的相关因素；轴5—最重功能损害、目前功能损害与病前两年最佳功能水平；轴6—现状总评；轴7—诊断轴间关系。

第五节　精神障碍的分类系统

一、ICD-10分类系统

(一) ICD-10分类系统的发展

1853年在巴黎国际统计年会上，两位统计学家展示了一个死亡原因列表，被称为Bertillon的死亡原因分类。国际统计学组织每五年对这个列表进行一次修改，1899年法国政府承担了这项任务，出版了国际死亡原因列表（International List of the Cause of Death），这便是ICD的前身。1948年世界卫生组织（WHO）在巴黎举行的第6届国际疾病和死亡原因分类会议，将其更名为《国际疾病分类》第六版，简称ICD-6（International Classification of Diseases－6)，成为第一个全面的疾病分类，首次将精神疾病列入第五章"精神，心理神经和人格障碍"。但当时 ICD－6 对精神疾病的分类比较简单，许多精神病种类未能包括在内，所以很少采用。之后大约每十年 ICD 就被修订一次，最近的版本 ICD－10 于 1992 年出版。

ICD－10 中涉及精神障碍的内容是第五章"精神和行为障碍"，编码为"F"。它汇聚了 52 个国家和地区 700 多名精神病学专家的智慧，并在世界范围内得到广泛应用。

ICD 的编制过程与美国精神疾病协会进行了合作，许多出现于 DSM 分类系统的概念均可在 ICD－10 中找到。ICD－10 第五章（F 章）中从 F00－F99 有 100 个字符的相应类别，其中有些字符目前尚未使用。小数点后的数字进一步提供亚型的细节。ICD－10 未再采用 ICD 以前的版本中对神经症和精神病的严格划分，而是根据主要的临床特征或相似的描述性特征将这些障碍安排成组，便于使用。例如，与使用精神活性物质所有的精神和行为障碍，无论轻重均归类于 F10－F19。在 F60－F69 中新纳入了一些成人行为障碍，例如，病理性赌博、纵火和盗窃，同时也包括了其他传统的人格障碍。性功能障碍被明确地与性身份障碍区分开来，而"同性恋"本身不再构成一个类别。在术语方面，"障碍"（disorder）一词贯穿 ICD－10 始终，而尽量避免使用"疾病"（disease）或"患病"（illness）等术语所带来的问题。在 ICD－10 中同时避免使用"心因性"和"心身性"这样的术语，因为使用了这类术语会表示生活事件或困难在这种障碍中起了重要作用，而未使用这类术语的情况会使人误以为心理因素不起任何作用。ICD－10 的另一大特点是，除给予每一种障碍临床描述外，还有独立的诊断要点。而这些临床描述和诊断要点是很多国家的专家顾问对某一组症状达成的共识。ICD－10 建议医生遵循一个总的原则进行诊断，可以下多个诊断，即概括临床表现时需要多少诊断就记录多少诊断，最好根据诊断目的区分主要、辅助或附加诊断。如果诊断与诊断要点完全符合，则认为诊断是"确信"（confident）的；如果现有资料不足，更多资料将来才能得到，则认为诊断是"局限性"（provincial）的，若不可能再有资料补充，则认为诊断是"尝试性"（tentative）的。

一个与 ICD - 10 相伴而生的版本，研究用诊断标准（Diagnostic Criteria for Research，DCR - 10）于 1993 年出版。由于与美国精神病学会密切的合作，其中许多定义与 DSM - Ⅲ - R 和 DSM - Ⅳ中的非常相似。

（二）ICD - 10 特点

1. ICD - 10 编码

（1）对各个疾病都进行了编码，采用拉丁字母、阿拉伯数字混合编码制。精神科疾病分配到字母 F，其编码从 F00 - F99 共 100 个编码。

（2）ICD - 10 主要按症状将精神障碍分为 10 类。10 类中除 F1 类按病因、F9 类按年龄分类，其他都是按症状分类，均按十进位编码。在临床诊断指南中使用以症状或综合征为主的单轴诊断。

（3）未采用神经症与精神病的二分法，而是根据主要的共同特征或相似的描述性特征进行分类，这样更便于使用。

（4）ICD - 10 对每种精神障碍都列出了诊断标准和鉴别诊断要点。

2. 诊断标准的不同版本

为适应不同发展水平国家与不同工作条件的需要，共有四种版本。

（1）临床诊断用版：即对各种疾病都进行了简明扼要的描述，并提出了诊断要点（诊断指南），适合精神科临床医生使用。

（2）研究用诊断标准：供精神科临床研究用，每种病都有较详细的诊断标准，类似于 DSM - Ⅳ。

（3）基层医师用版本：不按精神障碍的疾病分类，而是列出一些症状或综合征，供基层使用。共有 6 大类，24 项症状或综合征，每项症状或综合征都包括症状、诊断、治疗等内容。24 项症状或综合征为痴呆、谵妄、饮酒引起的障碍、药物滥用、吸烟、慢性精神病性障碍、急性精神病性痴呆、双相障碍、抑郁症、恐惧障碍、惊恐障碍、广泛焦虑、焦虑抑郁混合征、适应障碍、解离障碍、不明原因的体诉、神经衰弱、进食障碍、睡眠问题、性障碍、精神发育迟滞、多动障碍、品行障碍、遗尿症等。

（4）多轴系统以及供儿童精神科临床和研究工具。

（三）ICD－10精神与行为障碍分类　类别目录（仅包括小数点前数字的类别）

F00－F09	**器质性精神障碍**
F00	阿尔茨海默氏病性痴呆
F01	血管性痴呆
F02	见于在他处归类的其他疾病的痴呆
F03	未特定的痴呆
F04	器质性遗忘综合征，非酒和其他精神活性物质所致
F05	谵妄，非酒和其他精神活性物质所致
F06	脑损害和功能紊乱以及躯体疾病所致的其他精神障碍
F07	脑疾病、损害和功能紊乱所致的人格和行为障碍
F09	未特定的器质性或症状性精神障碍
F10－F19	**使用精神活性物质所致的精神和行为障碍**
F10	使用酒精所致的精神和行为障碍
F11	使用鸦片类物质所致的精神和行为障碍
F12	使用大麻类物质所致的精神和行为障碍
F13	使用镇静催眠剂所致的精神和行为障碍
F14	使用可卡因所致的精神和行为障碍
F15	使用其他兴奋剂包括可卡因所致的精神和行为障碍
F16	使用致幻剂所致的精神和行为障碍
F17	使用烟草所致的精神和行为障碍
F18	使用挥发性溶剂所致的精神和行为障碍
F19	使用多种药物及其他精神活性物质所致的精神和行为障碍

F20 – F29　　**精神分裂症、分裂型障碍和妄想性障碍**

F20　　　　精神分裂症

F21　　　　分裂型障碍

F22　　　　持久的妄想障碍

F23　　　　急性而短暂的精神病性障碍

F24　　　　感应性妄想障碍

F25　　　　分裂情感性障碍

F28　　　　其他非器质性精神病性障碍

F29　　　　未特定的非器质性精神障碍

F30 – F39　　**心境［情感］障碍**

F30　　　　躁狂发作

F31　　　　双相情感障碍

F32　　　　抑郁发作

F33　　　　发作性抑郁障碍

F34　　　　持续性心境［情感］障碍

F38　　　　其他心境［情感］障碍

F39　　　　未特定的心境［情感］障碍

F40 – F48　　**神经症性、应激相关的躯体形式障碍**

F40　　　　恐怖性焦虑障碍

F41　　　　其他焦虑障碍

F42　　　　强迫性障碍

F43　　　　严重应激反应，适应障碍

F44　　　　分离［转换］性障碍

F45　　　　躯体形式障碍

F48　　　　其他神经症性障碍

F50 – F59　　**伴有生理紊乱及躯体因素的行为综合征**

F50　　　　进食障碍

F51	非器质性睡眠障碍
F52	非器质性障碍或疾病引起的性功能障碍
F53	产褥期伴发的精神及行为障碍，无法在他处归类
F54	在他处归类的障碍及疾病伴有的心理及行为因素
F55	非依赖性物质滥用
F60 – F69	**成人人格与行为障碍**
F60	特异性人格障碍
F61	混合型及其他人格障碍
F62	持久的人格改变，不是由于脑损害及疾病所致
F63	习惯与冲动障碍
F64	性身份障碍
F65	性偏好障碍
F66	与性发育和性取向有关的心理及行为障碍
F68	成人人格与行为的其他障碍
F69	未特定的成人人格与行为障碍
F70 – F79	**精神发育迟滞**
F70	轻度精神发育迟滞
F71	中度精神发育迟滞
F72	重度精神发育迟滞
F73	极重度精神发育迟滞
F78	其他精神发育迟滞
F79	未特定的精神发育迟滞
F80 – F89	**心理发育障碍**
F80	特定性言语和语言发育障碍
F81	特定性学校技能发育障碍
F82	特定性运动功能发育障碍
F83	混合性特定发育障碍

F84	弥漫性发育障碍
F88	其他心理发育障碍
F89	未特定性心理发育障碍
F90 – F98	**通常起病于童年与少年期的行为与情绪障碍**
F90	多动性障碍
F91	品行障碍
F92	品行与情绪混合性障碍
F93	特发于童年的情绪障碍
F94	特发于童年与少年期的社会功能障碍
F95	抽动障碍
F98	通常起病于童年和少年期的其他行为与情绪障碍

二、CCMD – 3 分类系统

(一) CCMD – 3 分类系统的发展

CCMD – 3 （Chinese Classification and Diagnostic Criteria of Mental Disease，the 3rd version），即：中国精神疾病分类方案与诊断标准第三版，是我国自行编制的，现阶段广泛用于临床和科研的精神疾病的分类和诊断标准。

我国最早制定的精神疾病分类草案是于 1958 年南京会议提出的。这一草案将精神疾病分为 14 类，包括精神病学所研究的主要病种，基本符合我国当时精神科临床工作的需要。1978 年对 1958 年的方案进行了修订。1981 年苏州会议上对以前的方案进行了较大的修订，将精神疾病分为 13 类，并命名为"中华医学会精神疾病分类—1981"。1989 年西安会议将 1981—1985 年先后颁布的诊断标准确认为中国精神疾病诊断标准的第一版（CCMD – 1），同时正式颁布了中国精神疾病分类方案与诊断标准第二版（CCMD – 2）。这一方案将精神疾病分为 10 个大类。该方案公布之后曾在临床和科研工作中得到广泛使用。在使用过程中也发现了一些问题和不足。

CCMD - 2 修订版（CCMD - 2 - R）于 1994 年泉州会议通过并公布执行。它进一步向国际分类靠拢，对多数疾病的命名、分类、描述、诊断标准都尽量与 ICD - 10 保持一致，同时注意借鉴 DSM - Ⅳ 的优点。保留了器质性精神障碍的病因学分类，而不采取认知障碍、意识障碍等症状名称。为适应国内习惯，增加了某些器质性精神障碍、感染中毒性精神障碍、躯体疾患所致精神障碍的分类内容。在精神分裂症与偏执性精神病之后，增加了其他精神病性障碍的内容，以适应我国及发展中国家的临床需要。增加了一些司法精神病学的诊断内容。继续保留了与文化密切相关的精神障碍、恐缩症、气功与迷信巫术所致精神障碍的独立位置，未按国外标准将其列入分离性障碍。根据临床观察，增加了"反复发作躁狂症"的诊断。除人格障碍外，不增加"人格突出"的诊断。仍将同性恋列入性变态，对适应障碍不做进一步分型。继续保留神经衰弱在神经症中的位置。

为了解决在应用 CCMD - 2 - R 过程中出现的一些争议，1996 年，中华精神科学会成立中国精神障碍分类与诊断标准第三版工作组（CCMD - 3 工作组），在国家卫生部科学研究基金资助下，于 1996—1998 年，组织全国 41 个单位的 114 名医师，对 17 种成人精神障碍和 7 种儿童和青少年期精神障碍进行现场测试，共测试满足 CCMD - 2 - R 诊断的患者 2311 例，为编写 CCMD - 3 提供了数据基础。

CCMD - 3 于 2001 年出版，根据测试结果并结合国际上对精神障碍的研究进展对原诊断标准进行修订。如，对阿尔茨海默病制定 6 个月的病程标准，而精神分裂症的病程标准改为 1 个月（单纯型除外），CCMD - 3 保留复发性躁狂的诊断，将抑郁性神经症归于心境障碍，癔症从神经症中分离出来，单独分为一类，强迫症的病程标准规定为 3 个月，保留气功所致精神障碍的诊断，对同性恋的处理接近 ICD - 10。儿童精神障碍的分类也根据心理发展的本质重新进行调整。

（二）CCMD-3 的编制

CCMD-3 编写原则：遵循为病人服务的原则，满足病人和社会的需要；具有中国特色，符合中国国情；继承 CCMD 以前版本的优点；注意与国际接轨；简明，便于操作、分类主要向 ICD-10 靠拢，兼顾病因分类和症状学分类，分类排列次序服从等级诊断和 ICD-10 分类原则。

CCMD-3 认为不能接受 ICD-10 的部分，仍继续使用 CCMD 2-R 的分类或进行一些修改。强调分类诊断的传统性、科学性、可理解性、可接受性、可操作性和相对稳定性。大类和小类保持纳入的主从逻辑关系。保留或增加了一些我国学者认为有必要的类别，如神经症（但将癔症从神经症中分离）、复发躁狂症、同性恋等；继续保留了"与文化密切相关的精神障碍，即气功与迷信巫术所致精神障碍、恐缩症，其他或待分类的与文化相关的精神障碍"。在精神分裂症中保留了单纯型精神分裂症的分型，病程仍使用缓解期、残留期及衰退期概念。

（三）中国精神疾病分类方案与诊断标准第三版（CCMD-3）

目录与编码

0 器质性精神障碍

　00　阿尔茨海默病

　　00.1　阿尔茨海默病，老年前期型

　　00.2　阿尔茨海默病，老年型

　　00.3　阿尔茨海默病，非典型或混合型

　　00.9　其他待分类的阿尔茨海默病

　01　脑血管病所致精神障碍

　　01.1　急性脑血管病所致精神障碍

　　01.2　皮层性血管病所致精神障碍

　　01.3　皮层下血管病所致精神障碍

01.4 皮层和皮层下血管病所致精神障碍

01.9 其他或待分类血管病所致精神障碍

02 其他脑部疾病所致精神障碍

02.1 脑变性病所致精神障碍

02.11 匹克（Pick）病所致精神障碍

02.12 亨廷顿（Huntington）病所致精神障碍

02.13 帕金森（Parkinson）病所致精神障碍

02.14 肝豆状核变性（Wilson）病所致精神障碍

02.2 颅内感染所致精神障碍

02.21 急性病毒性脑炎所致精神障碍

02.22 克－雅（Creutzfeldt－Jacob）病所致精神障碍

02.23 脑炎后综合征

02.3 脱髓鞘脑病所致精神障碍

02.31 急性播散性脑脊髓炎和急性出血性白质脑炎所致精神障碍

02.32 多发性硬化所致精神障碍

02.4 脑外伤所致精神障碍

02.41 脑震荡后综合征

02.42 脑挫裂伤后综合征

02.5 脑瘤所致精神障碍

02.6 癫痫所致精神障碍

02.9 以上未分类的其他脑部疾病所致精神障碍

03 躯体疾病所致精神障碍

03.1 躯体感染所致精神障碍

03.11 人类免疫缺陷病毒（HIV）所致精神障碍

03.2 内脏器官疾病所致精神障碍

03.3 内分泌障碍所致精神障碍

03.4　营养代谢疾病所致精神障碍

03.5　结缔组织疾病所致精神障碍

03.51　系统性红斑狼疮所致精神障碍

03.6　染色体异常所致精神障碍

03.7　物理因素引起疾病所致精神障碍

03.9　以上未分类的其他躯体疾病所致精神障碍

03.91　围生期精神障碍

09　其他或待分类器质性精神障碍

1. 精神活性物质与其他物质所致精神障碍或非成瘾物质所致精神障碍

10　精神活性物质所致精神障碍

10.1　酒精所致精神障碍

10.2　阿片类物质所致精神障碍

10.3　大麻类物质所致精神障碍

10.4　镇静催眠药或抗焦虑药所致精神障碍

10.5　兴奋剂所致精神障碍

10.6　致幻剂所致精神障碍

10.7　烟草所致精神障碍

10.8　挥发性溶剂所致精神障碍

10.9　其他或待分类的精神活性物质所致精神障碍

11　非成瘾物质所致精神障碍

11.1　非成瘾药物所致精神障碍

11.2　一氧化碳所致精神障碍

11.3　有机化合物所致精神障碍

11.4　重金属所致精神障碍

11.5　食物所致精神障碍

11.9　其他或待分类的非成瘾物质所致精神障碍

2. 精神分裂症（分裂症）和其他精神病性障碍

20 精神分裂症（分裂症）

20.1 偏执型分裂症

20.2 青春型分裂症

20.3 紧张型分裂症

20.4 单纯型分裂症

20.5 未定型分裂症

20.9 其他或待分类的精神分裂症

21 偏执性精神障碍

22 急性短暂性精神病

22.1 分裂样精神病

22.2 旅途性精神病

22.3 妄想阵发（急性妄想发作）

22.9 其他或待分类的急性短暂性精神病

23 感应性精神病

24 分裂情感性精神病

24.1 分裂情感性精神病，躁狂型

24.2 分裂情感性精神病，抑郁型

24.3 分裂情感性精神病，混合型

29 其他或待分类的精神病性障碍

29.1 周期性精神病

3. 心境障碍

30 躁狂发作

30.1 轻性躁狂症（轻躁狂）

30.2 无精神病性症状的躁狂症

30.3 有精神病性症状的躁狂症

30.4 复发性躁狂

30.41 复发性躁狂症，目前为轻躁狂

30.42　复发性躁狂症，目前为无精神病性症状的躁狂

30.43　复发性躁狂症，目前为有精神病性症状的躁狂

30.9　其他或待分类的躁狂

31　双相障碍

31.1　双相障碍，目前为轻躁狂

31.2　双相障碍，目前为无精神病性症状的躁狂

31.3　双相障碍，目前为有精神病性症状的躁狂

31.4　双相障碍，目前为轻抑郁

31.5　双相障碍，目前为无精神病性症状的抑郁

31.6　双相障碍，目前为有精神病性症状的抑郁

31.7　双相障碍，目前为混合性发作

31.9　其他或待分类的双相障碍

31.91　双相障碍，目前为快速循环发作

32　抑郁发作

32.1　轻性抑郁症（轻抑郁）

32.2　无精神病性症状的抑郁症

32.3　有精神病性症状的抑郁症

32.4　复发性抑郁

32.41　复发性抑郁症，目前为轻抑郁

32.42　复发性抑郁症，目前为无精神病性症状的抑郁

32.43　复发性抑郁症，目前为有精神病性症状的抑郁

32.9　其他或待分类的抑郁症

33　持续性心境障碍

33.1　环性心境障碍

33.2　恶劣心境

33.9　其他或待分类的持续性心境障碍

39　其他或待分类的心境障碍

4. 癔症、应激相关障碍、神经症

40　癔症

40.1　癔症性精神障碍

40.11　癔症性遗忘

40.12　癔症性漫游

40.13　癔症性身份识别障碍

40.14　癔症性精神病

40.141　癔症性附体障碍

40.142　癔症性木僵

40.2　癔症性躯体障碍

40.21　癔症性运动障碍

40.22　癔症性抽搐发作

40.23　癔症性感觉障碍

40.3　混合性癔症躯体－精神障碍

40.9　其他或待分类的癔症

40.91　甘瑟综合征

40.92　见于童年和青少年的短暂的癔症性障碍

41　应激相关障碍

41.1　急性应激障碍

41.11　急性应激性精神病（急性反应性精神病）

41.2　创伤后应激障碍

41.3　适应障碍

41.9　其他或待分类的应激相关障碍

42　与文化相关的精神障碍

42.1　气功所致精神障碍

42.2　巫术所致精神障碍

42.3　恐缩症

42.9　其他或待分类的与文化相关的精神障碍

43　神经症

43.1　恐惧症（恐怖症）

43.11　场所恐惧症

43.12　社交恐惧症（社交焦虑症）

43.13　特定的恐惧症

43.2　焦虑症

43.21　惊恐障碍

43.22　广泛性焦虑

43.3　强迫症

43.4　躯体形式障碍

43.41　躯体化障碍

43.42　未分化躯体形式障碍

43.43　疑病症

43.44　躯体形式自主神经紊乱

43.45　持续性躯体形式疼痛障碍

43.49　其他或待分类的躯体形式障碍

43.5　神经衰弱

43.9　其他或待分类的神经症

5. 心理因素相关生理障碍

50　进食障碍

50.1　神经性厌食

50.2　神经性贪食

50.3　神经性呕吐

50.9　其他或待分类的非器质性进食障碍

51　非器质性睡眠障碍

51.1　失眠症

51.2 嗜睡症

51.3 睡眠—觉醒节律障碍

51.4 睡行症

51.5 夜惊

51.6 梦魇

51.9 其他或待分类的非器质性睡眠障碍

52 非器质性性功能障碍

52.1 性欲减退

52.2 阳痿

52.3 冷阴

52.4 性乐高潮障碍

52.5 早泄

52.6 阴道痉挛

52.7 性交疼痛

52.9 其他或待分类的性功能障碍

6. 人格障碍，习惯和冲动控制障碍、性心理障碍

60 人格障碍

60.1 偏执型人格障碍

60.2 分裂样人格障碍

60.3 反社会型人格障碍

60.4 冲动型人格障碍

60.5 表演型（癔症型）人格障碍

60.6 强迫型人格障碍

60.7 焦虑性人格障碍

60.8 依赖性人格障碍

60.9 其他或待分类的人格障碍

61 习惯与冲动控制障碍

61.1　病理性赌博

61.2　病理性纵火

61.3　病理性偷窃

61.4　拔毛症（病理性拔毛发）

61.9　其他和未特定的习惯和冲动障碍

62　性心理障碍（性变态）

62.1　性身份障碍

62.11　易性症

62.19　其他或待分类的性身份障碍

62.2　性偏好障碍

62.21　恋物症

62.211　异装症

62.22　露阴症

62.23　窥阴症

62.24　摩擦症

62.25　性施虐与性受虐症

62.26　混合型性偏好障碍

62.29　其他或待分类的性偏好障碍

62.3　性指向障碍

62.31　同性恋

62.32　双性恋

62.39　其他或待分类的性指向障碍

7. 精神发育迟滞与童年和青少年期心理发育障碍

70　精神发育迟滞

70.1　轻度精神发育迟滞

70.2　中度精神发育迟滞

70.3　重度精神发育迟滞

70.4 极重度精神发育迟滞

70.9 其他或待分类的精神发育迟滞

71 言语和语言发育障碍

71.1 特征言语构音障碍

71.2 表达性语言障碍

71.3 感受性语言障碍

71.4 伴发癫痫的获得性失语

71.9 其他或待分类的言语和语言发育障碍

72 特定学习技能发育障碍

72.1 特定阅读障碍

72.2 特定拼写障碍

72.3 特定技术技能障碍

72.4 混合性学习技能障碍

72.9 其他或待分类的特定学习技能发育障碍

73 特定运动技能发育障碍

74 混合性特定发育障碍

75 广泛性发育障碍

75.1 儿童孤独症

75.2 不典型孤独症

75.3 RETT 综合征

75.4 童年瓦解性精神障碍

75.5 阿斯伯格综合征

75.9 其他或待分类的广泛性发育障碍

8. 童年和少年期的多动障碍、品行障碍和情绪障碍

80 多动障碍

80.1 注意缺陷与多动障碍（儿童多动症）

80.2 多动症合并品行障碍

80.9　其他或待分类的多动障碍

81　品行障碍

81.1　反社会性品行障碍

81.2　对立违抗性障碍

81.9　其他或待分类的品行障碍

82　品行与情绪混合障碍

83　特发于童年的情绪障碍

83.1　儿童分离性焦虑症

83.2　儿童恐惧症（儿童恐怖症）

83.3　儿童社交恐惧症

83.9　其他或待分类的儿童情绪障碍

84　儿童社会功能障碍

84.1　选择性缄默症

84.2　儿童反应性依恋障碍

84.9　其他或待分类的儿童社会功能障碍

85　抽动障碍

85.1　短暂性抽动障碍（抽动症）

85.2　慢性运动或发声抽动障碍

85.3　妥瑞氏综合征（发声与多种运动联合抽动障碍）

85.9　其他或待分类的抽动障碍

86　其他童年和少年期行为障碍

86.1　非器质性遗尿症

86.2　非器质性遗粪症

86.3　婴幼儿和童年喂食障碍

86.4　婴幼儿和童年异食癖

86.5　刻板性运动障碍

86.6　口吃

89　其他或待分类的童年和少年期精神障碍

9. 其他精神障碍和心理卫生情况

90　待分类的精神病性障碍

91　待分类的非精神病性精神障碍

92　其他心理卫生情况

　92.1　无精神病

　92.2　诈病

　92.3　自杀

　　92.31　自杀死亡

　　92.32　自杀未遂

　　92.33　准自杀

　　92.34　自杀观念

　92.4　自伤

　92.5　病理性激情

　92.6　病理性半醒状态

　92.9　其他或待分类的心理卫生情况

99　待分类的其他精神障碍

三、DSM - Ⅳ分类系统

（一）DSM - Ⅳ分类系统的发展

DSM（Diagnostic and Statistical Manual of Mental Disorders），即：精神障碍诊断和统计手册，是世界上另一种颇具影响的精神障碍分类系统。

美国精神病学会最早于 1952 年颁布了 DSM - Ⅰ。之后对该分类系统不断修订，分别于 1968 年、1980 年和 1987 年颁布了 DSM - Ⅱ、DSM - Ⅲ和 DSM - Ⅲ - R。最近的版本 DSM - Ⅳ是 1994 年颁布的。DSM - Ⅳ分类系统对各类精神障碍的命名是美国官方以及医疗保健、保险赔偿等过程中规定使用的标准术语。

（二）DSM – Ⅳ特点

DSM – Ⅳ试图解释障碍是如何产生的，在许多定义中包括与该障碍有关的临床特征的描述，如特殊的年龄、文化、性别相关特点，患病率、发病率、诱发因素、病程、并发症、家族性和鉴别诊断，实验室所见及有关的躯体检查体征和症状如果存在也进行描述。

在诊断标准上列出所有表现，大多数诊断标准还明确符合其中的几条可以作出诊断，对诊断名词通常都有临床表现的描述，这样做是为了提高临床医师在诊断时的可靠性。

当所需条件不充分，不足以作出诊断时，DSM – Ⅳ提供明确规定可以作出的临时性诊断和延期诊断。如果患者的临床表现和病史尚不完全符合诊断条目所需的条件，也给予非典型、残留型和不能在他处指明这样的类别。

DSM – Ⅳ提供每个诊断条目的词汇和诊断分类的描述性的可操作性诊断标准，DSM – Ⅳ允许下多个诊断，但在诊断标准中列出的排除标准有助于形成等级诊断原则和鉴别诊断的思想。DSM – Ⅳ中尚包括严重程度的划分，即轻度、中度、重度、部分缓解和完全缓解。该分类系统还包含一个用于鉴别诊断的"判断树"（decision tree），即医生可根据各类症状和标准达到的是与否最终的诊断。多轴评估是DSM – Ⅳ的另一重要特点，即DSM – Ⅳ具有五个轴，每个病例均在几个轴上逐个评估，即对精神障碍、病前人格与智力发育水平、同时存在的躯体疾病、病前的心理社会应激因素和病前的社会适应能力水平进行全面评估。这不但有利于在精神卫生专业机构诊断和治疗，也有助于与其他医学专业的相互会诊、转诊和为社区通科医疗服务机构、社会保险系统提供个体的全面情况。

以上三个诊断标准各有其特点，在我国精神科医生的临床实践中也各占一席之地。以前，我们主要使用国内的分类系统及诊断标准，因为它除了涵盖一般的精神病理现象，还包括我国精神科领域所发现的一些特有的情况。然而，随着国际化进程的加快，精神障碍的发生发展特点也逐步与国际融合，另外对精神障碍的进一步研究也需要统一的国际化标准，所以我们目前及今后提倡更多使用 ICD – 10 及 DSM – Ⅳ 分类系统。

（三）DSM – Ⅳ 分类目录

通常在婴儿、儿童或少年期首次诊断的障碍
精神发育迟缓

317　　轻度精神发育迟缓

318.0　　　　中度精神发育迟缓

318.1　　　　重度精神发育迟缓

318.2　　　　极重度精神发育迟缓

319　严重度未注明

学习障碍

315.00　　　　阅读障碍

315.1　　　　算术障碍

315.2　　　　书面表达障碍

315.9　　　　学习障碍，未注明

动作技巧障碍

315.4　　　　发育性协调动作障碍

交流障碍

315.31　　　　表达性语言障碍

315.31　　　　感受表达混合性语言障碍

315.39　　　　语音障碍

307.0　　　　口吃

307.9　　　　交流障碍，未注明

广泛性发育障碍

299.00 　婴幼儿孤独症

299.80 　RETT 障碍

299.10 　儿童瓦解性障碍

299.80 　阿斯伯格障碍

299.80 　广泛性发育障碍，未注明

注意缺陷及破坏行为障碍

314.×× 　注意缺陷/多动障碍

　.01 　组合型

　.00 　主要注意缺陷

　.01 　主要多动冲动型

314.9 　注意缺陷/多动障碍，未注明

312.8 　品行障碍

313.81 　违抗性障碍

312.9 　破坏性行为障碍

婴幼儿期喂食和饮食障碍

307.52 　异嗜症

307.53 　反刍障碍

307.59 　婴幼儿喂养障碍

抽动障碍

307.23 　妥瑞氏障碍

307.22 　慢性运动或发生障碍

307.21 　一过性抽动障碍

307.20 　抽动障碍，未注明

排泄障碍

307.7 　遗粪症

307.6 　遗尿症

婴儿、儿童或少年期其他障碍

309.21　　　离别性焦虑障碍

313.23　　　选择性缄默症

313.89　　　婴幼儿反应性依恋障碍

307.3　　　　刻板性运动障碍

313.9　　　　婴儿、儿童或少年期障碍，未注明

谵妄、痴呆、遗忘及其他认知障碍

谵妄

293.0　　　　谵妄，由躯体情况（注明）引起

－.－　　　　谵妄，由中毒（注明）引起

－.－　　　　谵妄，由戒断某物（注明）引起

－.－　　　　谵妄，由多种因素（注明）引起

780.09　　　谵妄，未注明

痴呆

290.××　　　早发型阿尔茨海默痴呆

290.××　　　晚发型阿尔茨海默痴呆

290.××　　　血管性痴呆

294.9　　　　痴呆，由 HIV 引起

294.1　　　　痴呆，由颅脑外伤引起

294.1　　　　痴呆，由帕金森病引起

294.1　　　　痴呆，由 Huntington 病引起

294.10　　　痴呆，由 Pick 引起

294.10　　　痴呆，由克－雅病引起

294.1　　　　痴呆，由其他躯体情况（注明）引起

－.－　　　　物质（注明）导致的持久性痴呆

－.－　　　　痴呆，由多种原因（注明）引起

294.8　　　　痴呆，未注明

遗忘障碍

294.0	遗忘，由躯体情况（注明）引起
-.-	物质（注明）导致的持久性遗忘
294.8	遗忘，未注明

其他认知障碍

| 294.9 | 认知障碍，未注明 |

由躯体情况引起的、在他处未提及的精神障碍

293.89	由躯体情况（注明）引起的紧张症障碍
310.1	由躯体情况（注明）引起的人格改变
293.9	由躯体情况（注明）引起的未特定的精神障碍

物质有关的精神障碍

与酒精有关的精神障碍

酒精使用精神障碍

| 303.90 | 酒精依赖 |
| 305.00 | 酒精滥用 |

酒精引致精神障碍

303.00	酒精中毒
291.8	酒精戒断
291.0	酒精中毒谵妄
291.0	酒精戒断谵妄
291.2	酒精所致持久性痴呆
291.1	酒精所致持久性遗忘障碍
291.×	酒精所致精神病性障碍
.5	伴妄想
.3	伴幻觉
291.8	酒精所致情感障碍
291.8	酒精所致焦虑障碍

291.8 酒精所致性功能障碍

291.8 酒精所致嗜睡障碍

291.9 与酒精有关的精神障碍

与苯丙胺（或苯丙胺类）有关的障碍

与咖啡因有关的障碍

与大麻有关的障碍

与可卡因有关的障碍

与致幻剂有关的障碍

与吸入物有关的障碍

与尼古丁有关的障碍

与鸦片有关的障碍

与酚环啶（或酚环啶类）有关的障碍

与镇静、催眠或抗焦虑药物有关的障碍

与多种物质有关的障碍

与其他（或未明）物质有关的障碍

精神分裂症及其他精神病性障碍

295.×× 精神分裂症

.30 偏执型

.10 紊乱型

.20 紧张型

.90 未分型

.60 残留型

295.40 精神分裂样精神障碍

295.70 分裂情感性精神障碍

297.1 妄想性精神障碍

298.8 短暂精神病性障碍

297.3 感应性精神病性障碍

293.××	躯体情况（注明）所致精神病性障碍
- . -	物质（注明）所致精神病性障碍
298.9	精神病性障碍，未注明

心境障碍

抑郁障碍

296.××	重性抑郁障碍
.2×	重性抑郁障碍，单次发作
.3×	重性抑郁障碍，反复发作
300.4	心境恶劣障碍
311	抑郁障碍，未注明

双相障碍

296.××	双相Ⅰ型障碍
.0×	双相Ⅰ型障碍，单次躁狂发作
.40	双相Ⅰ型障碍，最近为轻躁狂发作
.4×	双相Ⅰ型障碍，最近为躁狂发作
.6×	双相Ⅰ型障碍，最近为混合发作
.5×	双相Ⅰ型障碍，最近为抑郁发作
.7	双相Ⅰ型障碍，最近发作未注明
296.89	双相Ⅱ型发作
301.13	环性情绪障碍
296.80	双相障碍，未注明
293.83	一般躯体情况（注明）所致心境障碍
- . -	物质（注明）所致精神障碍
296.90	心境障碍，未注明

焦虑障碍

| 300.01 | 不伴广场恐怖的惊恐障碍 |
| 300.21 | 伴广场恐怖的惊恐障碍 |

300.22	广场恐怖，无惊恐障碍史
300.29	特殊恐怖症
300.23	社交恐怖症
300.3	强迫症
309.81	创伤后应激障碍
308.3	急性应激障碍
300.02	广泛性焦虑症
293.89	躯体情况（注明）所致焦虑障碍
-.-	物质（注明）引起焦虑障碍
300.00	焦虑障碍，未注明

躯体形式障碍

300.81	躯体化障碍
300.81	未分化型躯体形式障碍
300.11	转换型障碍（再分型略）
307.××	疼痛障碍（再分型略）
300.7	疑病症
300.7	躯体变性障碍
300.81	躯体形式障碍，未注明

做作性障碍

300.××	做作性障碍（再分型略）
300.19	做作性障碍，未注明

分离性障碍

300.12	分离性遗忘
300.13	分离性漫游
300.14	分离性身份识别障碍
300.6	人格解体障碍
300.15	分离性障碍，未注明

性及性身份识别障碍

性功能障碍

302.7	性欲障碍
302.70	性兴奋障碍
302.7	性高潮障碍

性交疼痛障碍

302.76	性交疼痛，不是躯体疾病所致
306.51	阴道痉挛，不是躯体疾病所致

躯体情况（注明）所致性功能障碍

性变态

302.4	露阴癖
302.81	恋物癖
302.89	摩擦癖
302.2	恋童癖
302.83	性受虐癖
302.84	性施虐癖
302.3	异装恋物癖
302.82	窥阴癖
302.9	性变态，未注明

性身份识别障碍

302.××	性身份识别障碍
302.6	性身份识别障碍，未注明
302.9	性变态，未注明

进食障碍

307.1	神经性厌食
307.51	神经性贪食
307.50	进食障碍，未注明

睡眠障碍

原发睡眠障碍

睡眠异常

307.42	原发失眠
307.44	原发过度睡眠
347	发作性睡病
780.59	与呼吸有关的睡眠障碍
307.45	睡眠的昼夜节律障碍
307.47	睡眠障碍，未注明

睡眠有关问题的异常

307.47	恶梦障碍（梦魇）
307.46	睡惊障碍
307.46	睡行症
307.47	睡眠有关问题异常，未注明

与其他精神障碍有关的睡眠障碍

307.42	与某病（注明）有关的失眠
307.44	与某病（注明）有关的过度睡眠

其他睡眠障碍

780.××	躯体情况（注明）引致睡眠障碍
–.–	物质（注明）引致睡眠障碍

未在他处提及的冲动控制障碍

312.34	间歇性爆发障碍
312.32	偷窃狂
312.33	纵火狂
312.31	病理性赌博
312.39	拔毛癖
312.30	冲动控制障碍

适应障碍

399.×× 　　　适应障碍

人格障碍

注：编码于轴Ⅱ

301.0 　　　偏执型人格障碍

301.20 　　　分裂样人格障碍

301.22 　　　分裂型人格障碍

301.7 　　　反社会型人格障碍

301.83 　　　边缘型人格障碍

301.50 　　　表演型人格障碍

301.81 　　　自恋型人格障碍

301.82 　　　回避型人格障碍

301.6 　　　依赖型人格障碍

301.4 　　　强迫型人格障碍

301.9 　　　人格障碍，未注明

可能成为临床注意焦点的其他问题

316 　　　心理因素影响躯体疾病情况

332，333 　　　药物引起的运动障碍

955.2 　　　药物引起的其他障碍

　　　关系问题

　　　与虐待或疏忽有关的问题

　　　可能成为临床注意焦点的附加情况

附加编码

300.9 　　　非精神病性精神障碍，未注明

V71.09 　　　无轴Ⅰ诊断或情况

799.9 　　　轴Ⅰ诊断或情况待定

V71.09 　　　无轴Ⅱ诊断

799.9 　　　轴Ⅱ诊断待定

第六节　病历书写

　　病历书写是对病史采集和检查所得资料的书面组织。精神科病史资料可能是临床各科中最多的，病历的内容也是最丰富的，往往涉及一个人乃至一个家庭各方面的历史、辛酸和隐秘。我国精神病学的奠基人栗宗华先生说过："普通人的病例是笔墨写成的，而精神病人的病历是患者及其家属的血泪写成。"因此，对精神科病历书写的要求不亚于一篇报告文学，不仅要求客观全面准确，还应力求生动形象，医学和文学应在此有机结合。这是精神科最重要的基本功之一，应在督导下不断学习进步。

　　基本内容和顺序可按照第二节至第四节中基本内容项目所述。要求条理分明、逻辑清楚、内容完整、重点突出，描述客观生动准确，分析诊断依据确凿。主诉的内容在现病史中应有重点描述，主诉中不能反映的情况在现病史中应补充描述。现病史中对精神症状的描述最好避免用精神科术语。在精神检查中对精神症状可以有结论性的术语，但应详尽描述具体内容和实例。精神检查记录可采用两种方式，一是描述式记述，二是问答式记述。前者逻辑性强，后者直观性强。二者联合使用效果最好。对具体症状的记述也有两种方式，一是先概括后解释，二是先记录后总结。前者先用术语表示存在某种症状，如"评论性幻听"，再记述具体内容；后者先记述具体内容，最后说明是何种症状（请参考附录一病历）。

附录一　精神科病历

一般资料

姓名	×××	性别	女
年龄	25 岁	婚姻	未婚
民族	汉族	籍贯	广东省深圳市
职业	文秘	宗教	无
文化程度	硕士	工作单位	广州市××集团公司

入院日期 2020 年 12 月 8 日　　病历采取日　2020 年 12 月 8 日

病史提供者　×××（病人之母），所供病史可靠

　　　　　　　×××（病人工作单位科长），所供病史可靠尚详

家庭住址或永久通讯处　广东深圳市××集团公司　电话×××

主诉　一年来认为别人说她坏话，思想被人洞悉，情感被控制。

现病史　一年来病人无明显原因，工作时精神不能集中，左顾右盼，应做的工作不能完成。近半年来精神出现异常，说话变得无分寸，如突然说"你与谁有关系""你与谁乱搞"，指名道姓地侮辱别人。认为别人吐唾沫、讲话都是针对她的，是给她造谣，为此曾动手打某女领导。认为别人知道了她的心理活动，想的事不说出来别人都能知道。哭笑不由她自己。

近 1～2 个月病人坚信某已婚男青年爱上了她，要求单位给她开结婚介绍信，劝说不听。有时自言自语，内容听不清，有时独自微笑或哈哈大笑。平时不与周围人接触，工作不能胜任，也不知照料父母，不做任何家务。生活能自理，睡眠、饮食尚正常。曾来门诊就医，给予维思通等药物

治疗，病人认为自己无精神病而拒服药，借故来院探视病人而留住院。

个人史 母孕期健康，足月顺产。幼年发育正常。7岁上学，小学、中学学习成绩一般。大学毕业后来深圳打工，能胜任工作。无恋爱史。

11岁月经初潮，量少，尚规则，4～5天/22～28天。

病人为长女，另有一弟弟，父母对之疼爱，生活顺利。病人自幼性格孤僻、少语、少交往、任性，与父母及同事感情较冷淡，没有知己好友。喜好刺绣、绘画。

既往史 3岁时患腮腺炎，4岁患麻疹，未留任何后遗症。无高热、抽搐、感染、外伤史。无药物过敏史。

家族史 外婆40多岁时曾"疑神疑鬼"，约两年，之后自愈。在父母两系三代其他成员中没有精神病、精神发育迟滞、癫痫、自杀、酗酒、怪异性格者。无近亲婚配史。

体格检查及神经系统检查 未见阳性体征。

实验室检查 血、尿、便、肝功能等均在正常范围。

精神检查

一般表现：病人意识清楚，在勉强下被送入病房，衣着整齐，接触较被动，生活能自理，对医护尚合作，对周围环境不关心，不主动与病友交谈。

认知活动：病人语量少，问话少答。在反复询问下病人承认常听到有人议论自己，说自己"没主见，没胆量"，在半夜无人时也能听到，有时听到夸奖、赞扬声感到高兴而大笑。病人认为周围人含沙射影地攻击她，人们的咳嗽也是针对自己、不怀好意。认为某男同事对自己眉来眼去、动作态度都表示爱慕之意，故要求与之结婚。承认自己想的事不说出来别人就能知道，但如何知道的则说不出理由。并认为自己的哭笑不由自己控制，因为当时自己并不想哭笑。并感到她的上肢发麻发胀，也受外力控制。

一般智能、记忆力检查，未见明显异常。

情感活动：病人面部表情呆板，对周围事物无动于衷，父母探视时，无任何情感反应，也不主动交谈，问及别人攻击她时，也无气愤表情，情感反应较平淡。在交谈中病人忽然会笑一下，使人感到莫名其妙。情感反应与周围环境欠协调。不相配合。

意志行为活动：一般生活懒散，常卧床，不主动接触周围任何事物，无明显高级意向活动。无特殊行为表现。

自知力：否认有精神病及精神异常。并向医生要求出院，故无自知力。

小结及分析 根据：①病人女性，23 岁，家族史可疑，病前性格孤僻、内向；②病程一年，无明显原因，缓慢起病，病情持续加重无缓解；③主要临床表现为思维障碍关系妄想、被害妄想、钟情妄想、物理影响妄想、内心被揭露，并有评论性幻听，情感淡漠而与环境不协调；④工作学习不能完成，社会功能明显受损；⑤与周围事物不主动接触，无自知力。同时，结合精神分裂症临床诊断标准，病人病情完全符合其症状学标准，病程标准（1 个月以上），病情严重程度标准。因病人起病前无明显原因，情绪无高涨及低落，躯体及神经系统检查无异常发现，妄想泛化、不系统、荒谬，故可排除反应性、情感性、症状性、脑器质性精神障碍，也符合精神分裂症诊断标准中之排除标准。

诊断 症状学 幻觉妄想状态

疾病分类学 精神分裂症偏执型

治疗计划 急性期首先服用抗精神病药物如氯丙嗪片 200～400mg/日或氟哌啶醇片 10～20mg/日，可分 3 次服用。必要时可服用盐酸苯海索片 2～6mg/日，以免锥体外系反应。症状缓解后可以考虑换用非典型抗精神病药物如维思通片 4～6mg/日或奥氮平片 10～15mg/日。

预后估计 病程较短，精神病性症状活跃，未经系统的药物治疗。如治疗充分，预后可能较好。

医生签名：×××

第四章　精神科护理基本技能

精神科护理基本技能主要包括四个方面：与精神疾病患者接触和护患关系的建立；精神疾病的观察与记录；精神科基础护理；精神疾病患者的组织与管理。现分述如下。

第一节　与精神疾病患者接触和护患关系的建立

怎样与患者接触，然后建立和发展良好的护患关系，是各科护士的基本技能。但这一点在精神科的护理工作中尤其重要并有其特殊性，是做好精神科护理工作的前提和基础。

人与人相处，接触交往，彼此自然就产生一种人际关系。这种关系是多种多样的，护士与患者的关系是一种治疗性的关系。当患者来到医院接受治疗，护理人员与患者的关系就此开展。因此护理人员与患者的关系是发生在特定的治疗性环境中，是求助者与协助者的关系，是有目的、以患者为中心、一切围绕患者的健康为目标的互动关系。在此关系中，护士通过自身的言行、情感、专业知识和现代技术来满足患者需求，改善患者的病体，促进患者的健康。然而，与其他各科不同的是，由于疾病对自知力的损害，许多重性精神病人如精神分裂症患者不能认识到自己有病，因此拒绝甚至反抗治疗。此时护士面对的是一个没有求医需求甚至对医护的帮助觉得反感的患者。如何运用科学的知识和技巧来建立护患关系，让患者能接受医护人员的帮助，是改善患者病态的心身状况，使其恢复自尊，发展正向的情感、人格的重要的第一步，因此是每一个精神科护士的入门基本功。

一、接触患者与建立护患关系的要求

(一) 了解、熟悉患者的基本情况

与患者接触前，先要详细了解病史，对患者的情况心中有数，以便在护患交往中处于主动位置，采取适合此患者的接触方式，选择适当的交谈内容，为患者提供乐于接受的护理服务。

(1) 一般情况：患者的姓名、面貌、年龄、性别、民族、籍贯、宗教信仰、文化程度、职业、兴趣爱好、个性特征、生活习惯、婚姻家庭情况等。

(2) 疾病情况：患者的精神症状、发病经过、诊断、治疗、护理要点、特殊注意事项等。

(二) 具有同理心

同理心是指护士能进入患者的内心世界，从他的认知角度来看事物，也就是常说的"设身处地、将心比心"。护士的态度是同情、理解、关注、积极，护理服务须主动、周到、细致、适当，使患者感到护士的真诚，急患者所急，想患者所想，为患者所做。对患者的了解深入、正确，患者会觉得"这位护士这么了解我，确实知道我"，有种很"知己""贴心"的温暖感受。当患者处在这种感受中，就愿接近和信赖护士，向护士敞开心扉。良好的护患关系也就从中得到发展巩固。因此，在日常护理活动中，护理人员要培养自己的同理心，站在患者的立场上来面对患者、接受患者、帮助患者。

（三）接纳、容忍患者

接纳是指护理人员要以患者是具有正常人的基本人权与尊严的态度来接受患者。因此，护士要尝试了解患者行为所表达的意思，了解患者所表现的言行可能是内在积聚的焦虑、矛盾或敌意等各种复杂的情绪在自我控制力最薄弱情况下的宣泄，是为减除内在严重冲突、压力、紧张不安的表现方式。患者的种种言行是病态的表现，是疾病的一部分，如同躯体疾病患者所出现的躯体症状一样，无好坏之别，也无对错之分。不以道德的眼光来评价其行为，而以护士自身的言行举止来影响患者，向其传达一种协助的态度，鼓励患者表达自己的感觉，抒发紧张的情绪，帮助其学习新的调适方法以改变其行为。

一个接纳患者的护士，能容忍患者所表现的疾病言行。患者的言行有时是令人不快的，如兴奋躁动时，作出不堪入耳的谩骂、伤人毁物的行为。具有"接纳"态度的护士，则会调适自己"这是疾病的表现"，会让自己"以同理心对待患者"，她知道应该理解患者而不是去指责患者，也不会向患者报复，而仍然耐心护理患者。因此，接纳患者是护士接触患者、发展护患关系的基础。

（四）尊重患者

多数精神疾病患者一方面有自卑心理，另一方面对其受损的自尊心又特别敏感，比健康人更渴望被尊重、被重视、被关怀。因此在接触交往中，要特别注意尊重患者，平等待人，说话和气，以平常心对待他们。可根据不同年龄把患者当作自己的祖辈、父辈尊敬他们，当作兄弟姐妹关心他们，当作朋友帮助他们。了解他们的职业，向他们请教有关的知识，患者会感到被看重。经常通过个别交谈或座谈会征求患者的意见，并及时改进和采纳提出的方案，会使患者感到被重视，亦会使患者增强自信心。对患者的需要给予及时满足，若确实无条件解决，应耐心向患者讲清楚，以求患者谅解。对患者不可理喻的症状，勿歧视、讥笑，勿闲谈议论。对患者的病史、隐私要保密，勿作笑料。进行治疗护理时，视病情尽可能向患者介绍、说明，尊重患者的知情权，以求得患者合作。进行有关检查、治疗时，及时应用屏风以保护其隐私权。在日常护理活动中，当患者的病态行为有所进步时，及时予以肯定。当患者主动协助护士，要诚恳地说"谢谢你的帮助"，当需要患者配合协作时，要"请"字在先，以商量的口气向患者提出。当上班第一次见到患者时要问好。这些看来都是小事，但会使患者感到被尊重、被关注。总之，在与患者接触交往的护理活动中，要牢记"被尊重是人的基本需要"，让患者感受到护士对他的尊重，患者才会尊重护士、信赖护士，护患关系才能够得到发展。

（五）持续性和一致性的态度

持续性是指患者在住院期内有相对固定的护士与其经常性地接触沟通，使其得到关心、支持、安慰。随着接触交往频率增加，护患关系将逐步得到发展，因此护士必须有意识地每天安排时间与责任床位的患者接触交谈。一致性是指护士对同一患者应前后一致或对不同患者要始终以一样的真诚态度接纳、对待；一致性还指病区内护理人员都要以一致性方式处理患者的问题，都要以接纳、真诚的态度对待患者。这将有利于建立或发展良好的护患关系。反之，则会影响护患关系，甚至破坏护患关系。

（六）要提高自身素质

护理活动是在护患关系中实现的，其中护士起着主导作用。而护士的主导作用发挥程度是以护士对患者的影响力大小决定的。具有良好素质的护士对患者的影响力大，在患者心目中威信高，有利于护患关系的建立和发展。同样一种护理方法，有的护士运用时能获得较好的效果，而有的护士运用时却无效果或得不到同样的效果。如当患者之间有矛盾时，有些护士劝说无效，束手无策，病人之间仍剑拔弩张、互不相让，但当另一位护士出现在患者面前时，还未开口，患者就能克制自己，平静下来，一场风波就此结束。这种护士对患者的影响力，是在护患交往的过程中日积月累的结果。

护士对患者的影响力，来自护士自身的言行、素质、形象、知识、技能给患者的感受而形成的。因此护士必须意识到自己的作用，努力完善"自我"。如在日常护理工作中，护士能精神饱满，情绪愉快，仪表整洁、文雅，举止端庄大方，目光亲切善良，态度真诚和蔼，服务主动周到，行动敏捷利索，操作轻柔熟练，会使患者感到愉快、舒适、亲切、被关心、受尊重。同时，护士的医德、情操、业务知识、技术能力、责任心等都会直接影响患者对护士的信任感、安全感、尊敬感，影响护士的威信。

二、接触患者与建立护患关系的技巧

（一）接触交谈的基本态度

礼貌是接触、交谈的基本，有礼貌就会对患者表现出尊重，患者就愿意与护士接触，这就有了交谈的基础。如对患者要有恰当的称呼，如"老奶奶""周先生""张阿姨"，亦可称呼其职务，如"林教授""杨师傅"，使患者感到亲切，受尊重。有礼貌还表现在与患者接触时，护士要仪态端庄，举止文雅，语气友善，热情和蔼等。这些良好的态度与举止，会使患者产生愉悦感、亲近感、信赖感、敬重感，良好的护患关系就容易建立。

（二）接触交谈的起始语

与患者初始接触，如何交谈呢？首先做到未开口先微笑，视不同年龄、不同对象称呼患者，切忌呼床号、绰号。然后可以关心患者的生活起居作起始话题，如"昨晚睡得好吗""今天的饭菜合胃口吗"等。亦可以从询问病情感受、服药治疗的效果与反应开始交谈，如"这两天感觉如何""手抖的情况好些吗"等。亦可从患者最关心、最感兴趣的事物谈起，如"好消息，你家里来电话，女儿考上大学了""昨夜'神六'飞船成功上天了，全国沸腾，通宵欢庆"等。亦可视情境找话题说些令患者感到宽慰的话，如"这两天脸色好多了，脸上有笑容了""你穿的毛衣花式真漂亮""这本书很有品位，文学水平高"等。亦可借为患者传递信件、报纸、刊物等作为交谈的话题。总之，开头说话要灵活、自然，气氛要轻松、随和。然后，在不知不觉中转入欲了解的情况或渗透需指导的内容。这样护患之间的交谈就比较自然、放松，效果较好。

（三）接触交谈过程中的技巧

眼神要正视对方。护士要用期待、关切的目光注视患者的头面部，以示真诚地倾听患者讲话，这也是尊重患者的表现，切勿面无悦色，或只顾手中工作，或表现出心不在焉的神态，那样会使患者感到不被尊重、受鄙视而不愿谈话。

表情要自然。护士的外表情感不宜过于丰富，面部表情要自然，如赞同与附和患者叙述的内容时，可微微点头表示同意。患者谈到高兴时可随其一起微笑，谈至伤感时，可表示同情。交谈中注意勿随意发出笑声，更忌眉飞色舞地大笑，也不可低头哈腰，这会得不到患者的尊重而被讨厌。亦不能伴同流泪、叹气，这只会加重患者低落的情绪。

姿态要稳重。护士除了面部表情温和外，举止要文雅，距离要恰当，站坐姿势要自然、稳重、有精神，切勿垂头弯腰、萎靡不振，或手势过多、动作过大、情感过于外露，如手叉腰、腿抖动、站立不宁。这会使患者感到护士轻浮、不可靠、不稳重、不值得信赖。

语态要有修养。护士要善于多运用尊敬语、安慰语、鼓励语。说话时语气要轻柔、和善。语速不宜过快。吐字要清晰，避免用教育者或命令式的口气，也忌娇声娇气、有气无力或强词夺理、生硬、粗野，这都会令患者产生反感。

善于倾听患者诉说。患者说话时，不要随意插话，否则，显得不礼貌，易伤患者的自尊心，也易打断患者的思路，有时甚至会激怒患者而影响护患关系。因此，护士要耐心让患者把想说的话说完，把意思表达完整。这样既可使患者感到舒畅、轻松，也利于全面了解患者的情况。针对诉说的内容，对患者进行疏导、鼓励、给予帮助，使患者感到心理上有依靠、有知己感。

善于引导患者话题。除了要善于倾听，护士还要适时地对话题作必要的引导。如抓住患者说话间歇，针对患者谈的内容简短提问，患者会觉得护士喜欢听他讲，也可把话题引向预定的方向。对未听清楚的内容，不要随意点头以示了解，使患者感到护理人员在敷衍他，而应明确告诉患者，请他重述一遍。有时患者说话口干，可适时地送上一杯茶水，以鼓励患者继续诉述。应注意，对患者不愿意交谈的问题切忌追问，否则会使谈话陷入僵局。对思维散漫患者漫无边际的话题，要抓住机会引向预定目标。

适当运用沉默的沟通技巧。适当的沉默，给患者以思考、调整思路的时间。适当的沉默也暗示患者护士希望他讲话。有时沉默比语言更能安定患者的情绪，如患者谈及伤心痛苦体验而流泪时，有时劝慰的话反而可使患者因感到同情而更加悲痛，此时，短暂的沉默也许会让患者逐渐停止哭泣。

适时运用皮肤触摸法。人体的皮肤接触能表达强烈的情感交流，如关心、同情、安慰、亲近等。接触时，必须根据患者的年龄、性别、宗教、文化、病情等具体情况而采用不同的触摸方式，使交谈更融洽、深入。如对老年患者，可边交谈边抚摸其手，患者会感到亲切、温暖。对患儿边交谈边搂抱或抚摸头部，会潜意识地让其感到母爱，会更亲近你。当患者抑郁或悲伤时，触摸可以使其感到护士的同情和关切。对垂危抢救患者，即使不言语，在旁握住其手，患者会感到安全有依靠。但年轻护士对异性的同龄患者应慎用皮肤触摸，以免引起误解或反感，造成麻烦。

对交谈困难的患者方法要灵活。与老年患者或听力差者，说话时适度靠近患者耳朵，声音稍大些，语速要放慢。对语言表达困难的患者，要耐心倾听，高度专注领会，切勿表示不耐烦或敷衍，更不可讥笑。要以期待、热忱的目光鼓励患者慢慢说。对患儿可仿童腔"牙牙语"，交谈效果会更好。与聋哑患者可用手势、加强表情，或用文字书写与其交谈，同样可取得良好效果。

善于察言观色。观察患者情绪变化，注意患者神态表情、语速、语气、声调、姿态、举动等，以探索患者的心理活动，揣摩其"弦外之音"，以便适时地转换话题，但又不能被患者察觉，以免患者紧张或有意掩饰，还要提防患者的突然冲动。

善用重述、归纳、澄清的交谈技巧。当交谈告一段落或一个主题结束时，将患者所述内容进行归纳，重述给患者听，使患者感到护士确实在认真地听他讲述，并已理解他所表达的意思。若有误解也可及时得到澄清和纠正。这会为继续交谈打下良好的基础。

接触不同精神症状患者时的要点。对缄默状态的患者，尽管他不言语，护士关切地静坐其身旁，患者亦会感到安慰和被重视；对妄想患者，启发其讲述，以便了解其病情，以听为主，对患者所述之事不作否定或肯定回应，更不与其争辩，以避免患者的猜疑，甚至被牵入，待患者病情好转时再帮助其认识；对消极抑郁患者，护士要诱导患者倾诉并发泄内心的痛苦，多安慰鼓励，启发患者回顾以往成功或快乐的事，并表示赞誉和敬重；对有攻击行为的患者，护士不能单独与患者共处一室，态度要平和，避免激惹性语言，不与患者争论，不要站在患者正面，以防患者突然冲动；若遇患者有冲动行为时，要同时由多位工作人员出现在患者跟前，以暗示可控制局面，同时以冷静的态度握住患者打人的手臂，并轻拍其肩，以温和而坚定的语言劝说患者；对木僵患者，虽然患者看来对外界毫无反应，但意识是清楚的，因此，护士切忌在患者面前随意谈论病情，做任何治疗护理仍应事先向患者介绍清楚，获得患者的同意；对异性患者，护士态度要自然、谨慎、稳重，避免患者把正常的关心误认为恋情，产生麻烦。

（四）接触交谈结束时的技巧

当交谈结束时，一般先说些安慰鼓励的话，然后向患者表示："今天谈得很好，就到这里，下次再谈""休息一下，以后找时间再谈"，或者把话题引向较短的内容，作简单交谈后再结束。若有急事必须中断交谈时，应向患者表示歉意，并诚恳约定再次交谈时间，譬如说："对不起，我有急事要处理，刚才讲的我都记住了，还有问题，明天我们可继续谈。"不可突然停止交谈，说走就走。更不可在交谈冷场之际，无缘无故离开患者，那样会使患者感到不安，产生疑虑，会影响下次交谈。

三、影响护患交流的相关因素

护士在护患关系中起着主导作用，现从护士角度叙述影响护患交流的因素。

（一）护士自身个性不成熟

生活中护士也会遇到各种矛盾和烦恼。如果心理调适能力不佳，使自己常处在内心冲突之中，就易于把焦虑、不安、愤怒等情绪不自主地传递给患者。对患者某些病态言行，常表现出不应有的反应，使护患交流受阻。这样，在护理活动中护士就不能发挥治疗性的主导作用，护患关系就失去了其功能。

（二）使用不良的交流方式

如过度或过频地提问；使用指责性语言如"这是你的不对""你不可以这样""这不行"等；与患者争辩不休；给患者不实的保证；不恰当的

忠告，如"你应该……""你不应该……"等，易使患者感到不被尊重，容易反感或增加自卑心理；或选择护士自己喜欢的话题，等等，都可能使护患关系无法正常发展。

（三）交流缺少事前计划

交谈前如果没有对该次交流的主题、目的、内容以及要达到的目标做出计划，对会谈中可能出现的问题没办法处理，往往导致交谈失败，甚至损害已经建立的护患关系。

（四）其　　他

不了解患者的情况；没能采取一致性态度对待患者；将患者的隐私外泄、作为谈笑话题等都会影响护患交流、护患关系。

第二节　精神疾病的观察与记录

护士严密观察病情，及时书写护理记录，目的是及时掌握动态的病情变化，了解患者的需要，使护理活动有目标、有针对性和及时提供有效的护理服务，这是精神科护理的一个重要环节。

一、精神疾病的观察

精神疾病患者的症状表现往往不是在很短时间内可以完全显露出来的，因此除了依靠病史和其他检查外，有时还必须通过各方面的观察，才能做出明确的诊断。特别是重性精神病患者，在发病期多数无自知力，同时对躯体不适亦往往缺乏相应的主诉，因此患者的精神、躯体等方面的症状主要靠临床观察。护士接触患者的机会最多，从患者的言语、表情、行为和生命体征的观察中，可及时发现患者的症状变化，掌握病情的演变（好转、波动、恶化），以利及时调整治疗方案，及时修订护理计划。可见，病情观察在精神科临床中有着特别重要的意义，是精神科临床中的重要护理手段。

（一）观察的内容

（1）一般情况。患者的仪容、修饰、衣着与个人卫生情况；生活自理的程度；睡眠、进食、排泄、月经情况等；与周围人接触交往的态度，主动或被动，热情或冷淡，合群或孤僻等；参加工、娱、体与学习等活动时的情况，如有无兴趣、主动性、持久性，注意力是否集中，完成的效果等；对住院及治疗护理的态度。

（2）精神症状。患者有无意识障碍，如对时间、地点、人物是否正确认知；有无幻觉、妄想、病理性情感、病态行为，如自杀、自伤、伤人毁物、强迫、刻板、模仿行为等精神症状；症状有无周期性变化；自知力如何，等等。

（3）躯体情况。患者的一般健康状况，如体温、脉搏、呼吸、血压等是否正常；有无躯体各系统疾病或症状；有无脱水、浮肿、呕吐、外伤等情况。

（4）治疗情况。患者对治疗的合作程度；治疗效果及药物的不良反应，有无药物过敏及其他不适感。

（5）心理需求的状况。包括患者目前的心理负担、心理需求、急需解决的问题，以及心理护理的效果。

（二）观察的方法

（1）直接观察。是指护士与患者直接接触进行面对面交谈或护理体检以了解患者的情况。或护士从旁注视患者独处时、与人交往时、参加集体活动时的动态表现。护士通过直接观察患者的言语、表情、行为及护理查体，获悉患者的心理需要、精神症状与躯体状况。

（2）间接观察。是指护士通过患者的亲朋好友、同事及病友了解患者的情况。或从患者的书信、日记、绘画、手工作品中了解患者的思维活动及有关的情况。

（三）观察的要求

（1）客观性。护士在观察病情时，要将客观观察到的事实进行交班与记录，而不要随意加入自己的猜测，以免误导其他医务人员对患者病情的了解和掌握。

（2）整体性。要对患者住院期间各个方面的表现都了解观察（包括病态的、正常的），以便对患者情况有一个全面、整体、动态的掌握，及时制订或修订适合患者需要的护理措施。对患者的特殊表现，如妄想、幻觉、自杀言行、冲动伤人等要特别观察、详细记录。因为这些症状的存在、发展、消失是评估病情好转或恶化的重要标志，且这些症状（如自杀）常常导致严重后果。所以对患者的病情观察是全面情况与特殊症状结合的整体观察。要对病区内所有患者进行全面观察，掌握每个患者的主要特点。对重症患者做到心中有数。如新入院患者，或有自杀自伤、冲动伤人、出走行为的患者，或伴严重躯体疾病的患者，必须严密观察，随时掌握其动向以免发生意外。对其他患者也不能疏忽，因为精神疾患的特殊性，有些缺乏自知力的患者常隐瞒症状，而突发自杀、伤人、出走等意外事件。所以护理观察在病区范围内，既要重视重症患者，亦要顾及一般患者，进行整体性观察。

（3）目的性、计划性。护士工作很繁忙，必须有目的、有计划地进行观察。病区护士长在工作日程中，应选择最佳时间段（如患者进餐结束后）作为病房护士接触患者的时间，或每位护士依据自己工作的忙闲，有意识地安排时间去接触观察患者。执行治疗护理时也是很好的观察时机。观察时要有目的，如对新入院患者要观察一般情况、精神症状、躯体状况等，还要观察患者是否适应、安心留下住院；对接受抗精神病药物治疗的患者，重点要观察有无药物不良反应；对有自杀、冲动、出走行为的患者，观察有无意外行为发生的迹象；对康复待出院患者，了解其对出院后的家庭、社会生活有无心理负担；等等。

（4）要在患者不知不觉中进行。护士通过与患者交谈来观察患者时，要使患者感到是在轻松地谈心、聊天，此时患者所表达或表现的情况较为真实。交谈时不要当着患者面做书面记录，这样易使患者感到紧张或反感而拒绝交流。观察患者行为时也要有技巧，如有自杀意念的患者上厕所时，为防意外，护士要入内察看。此时，护士要关切地问："需要棉条或帮忙吗？""是否拉肚子呀？""要手纸吗？"等，让患者感到护士的关心，可避免让患者感到被监视、不被信任的感觉。

二、护理记录

护理记录是护士将观察的结果及进行的护理过程用文字描述或表格的形式记载，以供其他医务人员了解患者病情，确定或修改医疗护理的措施。同时，积累起来的记录，可以看出患者病情演变的过程。护理记录是医疗文件的一部分，常作为科研的资料，医患有法律纠纷时，还要作为法庭的证据。

（一）记录的方式和内容

1. 入院护理评估单（又称护理病例或护理病史）

全面收集患者的资料，并初步提出护理诊断及护理措施。记录方式可用叙述性书写，或表格式填写，一般在入院 48～72 小时内完成（由各医疗机构护理主管部门决定）。

记录内容包括一般资料、简要病史、精神症状、心理社会情况、日常生活与自理程度、护理体检、主要护理问题、护理要点等。

2. 入院护理记录

简要反映患者的主要病情及护理注意点，以叙述式书写。由当班者及时完成，向下一班交班。

记录内容：入室时间、陪同者、住院次数、入室方式、本次入院原因、主要病情、入室后体温、入院后的表现、护理注意点。

3. 住院期的动态护理记录

在疾病过程中，患者的情况不断发生变化，护士将根据病情，对不同的患者分别进行每班、每日、每周或阶段性护理评估，并按日期、时间的程序记录。记录方式很多，目前常用有如下几种。

（1）叙述式"A、B、C"记录法。A 为患者的外观（appearance）、B 为行为（behavior）、C 为言谈（conversation）。此外，还需记录护理措施与护理效果。这是精神科临床最常用、最能全面反映患者病情的记录方法。

（2）以问题为导向的三项式"P、I、O"记录法。P 为问题（problem），指护理问题及有关病情；I 为措施（intervention），指以护理计划为指导执行了哪些措施；O 为效果（outcome），是指执行措施后患者的反应，问题解决与否的评价。

（3）护理计划单，其记录格式为护理评估（病情）、护理诊断（问题）、护理目标、护理计划（措施）、护理评价（效果），临床上以表格式居多。

（4）护理观察量表，是以量表方式作为观察病情、评定病情的一种护理记录方法。即把精神科临床患者在日常中的情绪、言行或精神症状的表现列项制成表格，并对各项目症状订出轻重程度的标准，分别给予 0、1、2、3、4 等级分，一般情况下，级别越高表示病情越严重。应用时，护士把观察到的情况按量表内项目要求与轻重的标准填写分数，从中可观察病情的演变和发展过程。这是精神科护理记录方法的发展和补充。目前临床常用的有"护士用住院患者观察量表"（NOSIE）（含有 30 项内容）"精神患者护理观察量表"（NOSIE）（含 40 项内容）等。

4. 出院护理记录

内容为入院次数、本次入院时主要精神症状、诊断、治疗、护理、目前精神症状缓解程度、自知力恢复情况、何人来院陪同、带药情况、向家属交代。"家庭护理须知"如服药方法、作息安排、门诊随访、病情观察及注意事项、防复发措施等。

5. 出院护理评估单

一般采用表格填写与叙述法相结合的记录法。内容为：

（1）健康教育评估，指患者接受入院、住院、出院的健康教育后，对良好生活习惯、精神卫生知识、疾病知识以及对自身疾病的认识等效果如何？

（2）出院指导评估，对患者进行服药、饮食、作息、社会适应能力锻炼、定期复查等具体指导的情况。

（3）护理小结与效果评价，主要对患者住院期间护理程序实施的效果与存在问题作总结记录。最后经护士长全面了解后作出评价记录。

6. 其他

如新入院护理病例讨论记录，阶段护理记录，请假出院记录，返院护理记录，转院、出院护理记录，死亡护理记录，等等。

总之，护理记录的种类、方式多种，临床上采用何种记录方式与所在医疗机构的政策、护理角色功能及患者的情况有关。

（二）记录的要求

保持客观性，尽可能把患者原话记录下来，尽量少用医疗术语（必要时恰当应用）。

及时、准确、具体、简明地记录所见所闻的事实状况，使阅读者犹如亲自观察患者、接触患者的感受。

书写项目齐全，字体端正、字迹清晰，使阅读者一目了然。

使用不可涂改的笔作记录，如有错误，避免用修正液、橡皮擦或剪贴。可用笔划掉，签上全名。

记录完成后签全名及时间。

新入院患者，日夜三班连续三天书写护理记录。重症患者日夜三班书写护理记录。

一般患者每周 1~2 次书写护理记录。特殊情况随时记录。

第三节　精神科基础护理

精神科基础护理是一项繁重而细致的工作，主要包括患者的安全护理、个人卫生日常生活护理、饮食护理、睡眠护理等。患者由于精神症状的影响，常有生活自理能力下降或丧失，缺乏保护自己的能力，甚至发生自伤、自杀、伤人毁物等意外事件。因此，做好精神科基础护理是保护患者安全与健康的一项重要工作。

一、安全护理

患者由于精神症状的支配，可能出现自杀、自伤、伤人、毁物等破坏行为；因无自知力常否认有病，常拒绝住院与接受诊疗护理，也会以激怒、冲动来反抗或出走；在精神科各项治疗进行过程中，可能出现各种危急意外情况。这些都将危及患者与他人的生命安全和周围环境的安全。因此，护士的安全意识要贯穿护理活动的全过程，随时警惕潜在的不安全因素，谨防意外。

（一）掌握病情

护士要了解病史，重视患者的主诉，熟知患者的面容，掌握病区内每位患者的病情特点，密切观察，对有自伤、自杀、冲动伤人、出走企图或行为的患者随时注视其动态，严重者必须安置于重病室内由护士24小时重点监护，一旦有意外征兆应及时采取有效措施。

（二）与患者建立信赖关系

要尊重、关心、同情、理解患者，及时满足患者的合理需求，使患者感到护士温和、亲切可信赖。在良好的护患关系基础上患者会主动倾诉内心活动，亦易于接受护士的劝慰。如患者流露出想自杀或有冲动伤人的征兆时，可及时制止，避免意外发生。反之可能促使意外事件的发生。

（三）严格执行护理常规与工作制度

护士要严格执行各项护理常规和工作制度，如给药治疗护理、测体温护理、约束带应用护理、外出活动护理、患者洗澡时护理等常规以及交接班制度、岗位责任制度等。因为稍有疏忽将会给患者带来不良后果，甚至危及患者生命。

（四）加强巡查严防意外

凡有患者活动的场所，都应安排护士看护、巡视、密切观察，以便及时发现病情变化，预防意外。尤其在夜间、凌晨、午睡、开饭前、交接班时等病房工作人员较少的情况下，护士要特别加强巡视。在厕所、走廊尽头、暗角、僻静处都应仔细察看，临床实践提示，此时此地极易发生意外。

（五）加强安全护理

病房设施要安全、门窗有损坏及时修理。病区、办公室、治疗室、备餐室等场所应随时关锁。病区内危险物品严加管理。如药品、器械、玻璃制品、锐利物品、绳带、易燃物等要定点放置，并加锁保管。交接班时，均要清点实物。一旦缺少及时追查。若患者借用指甲钳、缝衣针，需在护理人员看护下使用，并及时归还。

加强安全检查。凡患者入院、会客、请假出院返回、外出活动返回均需做好安全检查，防止危险物品带入病室。每日整理床铺时，查看患者有无暗藏药物、绳带、锐利物品等。经常对整个病区环境、床，有些患者的鞋、袜、衣袋等一切可能存放危险物品的地方进行安全检查。

（六）宣传和教育

应重视对患者及其家属进行有关安全常识的宣传和教育。

二、日常生活护理

精神病患者往往个人生活自理能力下降甚至丧失，因此，日常生活护理是精神科基础护理的一项重要内容。

（一）重视卫生宣教

经常向患者宣传个人卫生和防病知识，制订有关卫生制度，开展个人卫生的评比活动、促进患者养成卫生习惯，鼓励患者自行料理，搞好个人卫生。

（二）口腔卫生护理

督促、协助患者养成早、晚刷牙与漱口的卫生习惯。对危重、木僵、生活不能自理者，予以口腔护理。

（三）皮肤（毛发）护理

新患者入院，做好卫生处置并检查有无外伤、皮肤病、头虱、体虱等，并及时作处理。

关心督促患者饭前便后洗手，每日梳头、洗脸、洗脚，女性患者清洗会阴。定期给患者洗澡、理发、洗发、剃须、修剪指甲。生活自理困难者，由护士协助或代为料理，包括女性患者经期的卫生护理，使患者整洁舒适。

卧床患者予以床上沐浴，定时翻身、按摩骨突部位皮肤，帮助肢体功能活动，保持床褥干燥、平整，做好防褥疮护理。

（四）排泄护理

由于患者服用精神科药物容易出现便秘、排尿困难甚至尿潴留的情况，因此须每天观察患者的排泄情况，对三天无大便者，可给予适宜的缓泻剂或清洁灌肠，以及时解决便秘的痛苦，并预防肠梗阻、肠麻痹的发生。平时督促鼓励患者多饮水，多食素菜、水果，多活动，以预防便秘。对排尿困难或尿潴留者，先诱导排尿（如听流水声、按摩膀胱、温水敷下腹、穴位针灸等），无效时可按医嘱导尿。

对大小便不能自理者，如痴呆、慢性衰退等患者，要摸索其大小便规律，定时督促，陪伴如厕或给坐便器，并进行耐心训练，便尿衣裤时，要及时更换，保持床褥的干燥、清洁。

（五）衣着卫生冷暖护理

关心患者衣着，随季节变化及时督促和帮助患者增减衣服，以免中暑、感冒、冻疮等。

帮助患者整理服饰，包括衣裤、鞋袜的完整和穿着的合身、舒适与整洁，定期更衣，随脏随换，衣扣脱落及时缝钉等。

关心和帮助患者修饰仪表仪容，鼓励患者适当打扮自己，尤其是病情缓解、康复待出院患者、神经症患者。有条件专为患者设美容室、理发室，以满足患者爱美的需要，有利患者增强自尊、自信，提高生活情绪。

三、饮食护理

精神病患者由于精神症状各异，在进餐方面亦会出现各种情况。有的不知饥饱，暴饮暴食、拒食、抢食，甚至吞食异物等；有的因妄想而怀疑食品有毒不敢进食。因此，要使病情各异的患者能正常有序进餐，保证进食量、水分、营养，护理人员应认真做好患者的饮食护理。

（一）进餐前的准备

餐厅环境要整洁、明亮、宽敞，备有轻音乐，能增进患者食欲。

清洁、消毒的餐具每人一套（忌用玻璃、瓷器制品，这些易成为冲动患者的武器）。

餐前督促与帮助患者洗手。

准备足量的、保温的、具有色香味的饭菜。

（二）进餐时护理

1. 进餐形式

一般采用集体用餐（分食制）方式，有利调动患者进食情绪，有利于患者消除对饭菜的疑虑，有利于护理人员全面观察患者进餐情况。

2. 进餐安排

安排患者于固定餐桌，定位入坐，使患者进餐厅后，目标清楚，各就各位，有秩序，亦便于工作人员及时发觉缺席者，及时寻找，做到不遗漏。进餐时分别设普通桌、特别饮食桌、重点照顾桌。

（1）普通桌居多，供大多数合作或被动合作的患者就餐，给予普通饮食。

（2）特别饮食桌是供少数有躯体疾患或宗教信仰等对饮食有特别要求的患者就餐，如：少盐、低脂、高蛋白、忌猪肉、素食、糖尿病、半流质饮食等。由专人看护，按医嘱、按病情、按特殊要求，准确无误地提供适宜的饮食。

（3）重点照顾桌安排老年、吞咽困难（药物不良反应）、拒食、藏食、生活自理困难需喂食者等，由专人照顾。

（4）重症患者于重症室内床边进餐。

3. 进餐时护理

（1）在进餐过程中，护士分组负责观察，关心患者进餐情况及进餐时的秩序、进食量、进食速度。防止患者倒食、藏食，防范患者用餐具伤人或自伤。巡查有无遗漏或逃避进餐的患者，并时时提醒患者，细嚼慢咽，谨防呛食、窒息。

（2）对年老或药物反应严重、吞咽动作迟缓的患者给予软食或无牙饮食，酌情为患者剔去骨头。进餐时切勿催促，给予充分时间，必要时予以每口小量喂食。并由专人照顾，严防意外。

（3）对抢食、暴食患者，安排单独进餐，劝其放慢进食速度，以免狼吞虎咽发生喉头梗塞。并适当限制进食量，以防过饱发生急性胃扩张等意外。

（4）对不愿进食、拒食患者，针对不同原因，想法使之进食。必要时给予鼻饲或静脉补液，并作进食记录，重点交班。

（5）对被害妄想、疑心饭菜有毒者，可让其任意挑选饭菜，或由他人先试尝，或与他人交换食物。适当满足要求，以解除疑虑，促使进食。

（6）对罪恶妄想，自认罪大恶极、低人一等，不配吃好的而拒绝进食的患者，可将饭菜拌杂，使患者误认为是他人的残汤剩饭而促使进食。

（7）对疑病妄想、牵连观念、忧郁不欢、消极自杀、否认有病而不肯进食的患者，应耐心劝导、解释、鼓励，亦可邀请其他患者协同劝说。这往往可能促使进食。

（8）对由于被幻听吸引其注意力而不肯进食的患者，可在其耳旁以较大声音劝导提醒，以干扰幻听而促使进食。

（9）对阵发性行为紊乱、躁动不安而不肯进食的患者，应视具体情况，不受作息进餐时间的限制，待其病情发作过后较合作时，劝说或喂食。

（10）木僵、紧张症状群的拒食患者，宜在夜深人静或幽暗宁静的环境中（有时会自行进食），试予喂食，以补鼻饲之不足。

（11）对伴有发热、内外科疾患的患者，因食欲不佳而不愿进食的，应耐心劝说，并尽力设法烹饪患者喜爱的饮食，使之进食。亦可允许家属送饭菜。

（12）对欲吞食异物的患者要重点观察，必要时予以隔离。外出活动需专人看护，以防食脏物、什物危险物品等。

（三）会客时的食品管理

在患者会客时，要关心家属所带的食品是否卫生、适宜。向家属宣传饮食卫生常识，劝导病人会客时进食要适量。

亲友所送食品，由护士协助保管，有利于食品的清洁卫生。尤其是病情尚未缓解者，由护士为患者做好食品食用前的准备工作，按时适量发给患者。

四、睡眠护理

（一）创造良好的睡眠环境

病室内清洁整齐、无异味，空气流通，温度适宜，光线柔和（以暗蓝光为宜）、环境安静、无噪声，有利于患者安定情绪、容易入睡。

床褥要干燥、清洁、平整，被褥的长宽、软硬、冷暖适度使患者感觉舒适。

病室内有兴奋躁动患者应安置于隔离室，并及时做安眠处理，以免影响其他患者的睡眠。工作人员做到说话轻、走路轻、操作轻、保持病室内安静。

就寝时，可让患者听轻柔的催眠乐曲，有利于其安定情绪。

（二）安排合理的作息制度

指导患者养成按时作息的生活习惯，白天除了安排 1~2 小时午睡外，还要组织患者参加适宜的工、娱、体活动，有利于其夜间正常睡眠。

（三）促进患者养成有利睡眠的习惯

睡前忌服引起兴奋的药物或饮料。睡前避免参加引起激动、兴奋的娱乐活动和谈心活动。不看情节紧张的小说和影视片。晚餐后不过量饮茶水，临睡前要解尿，避免中途醒后，难以入睡。睡前用暖水浸泡双脚或沐浴，以减缓脑部血流量，促进睡眠。要取健康的睡眠姿势仰卧和侧卧，不蒙头盖面，不俯卧睡眠。

（四）做好睡眠时的生活护理

对生活自理能力差者，协助做好就寝时的一切生活料理，如暖水洗足、协助如厕、脱衣、盖被、放蚊帐等，使患者舒适、安心入眠。

（五）加强巡视严防意外

护士要深入病床边、勤巡视，采取循序巡查与返回重复巡查相结合的方式进行，仔细观察患者睡眠情况，包括睡眠姿势、呼吸音、是否入睡等，要善于发现佯装入睡者，尤其对有自杀意念的患者做到心中有数，及时做好安眠处理，防止意外。

（六）未入眠患者的护理

体谅患者的痛苦与烦恼心情。对未入睡患者，护士要体谅其因失眠而痛苦与焦躁不安的心情，容忍由此引起的情绪波动和激惹，耐心听取其所述，予以精神安慰，帮助安定情绪，无效时按医嘱给药处理，帮助入眠。

指导患者运用放松方法转移注意力等帮助入眠。放松法有用手操、放松功、放松训练等，可使肌肉放松、精神放松、促进睡眠。转移方法，如有意识地翻阅无故事情节的理论书籍，引发疲倦。失眠时也可将头脑中思考的问题写在纸上，这会有一种心理放松感，可缓解烦恼情绪而有利于入眠等。

分析失眠原因，对症处理。未入眠患者失眠的原因有多种，如新入院者对医院环境感到陌生、不适应、害怕，也有患者对治疗反感或恐惧致失眠，要耐心劝慰、作保护性解释，使其有安全感；也有患者因病痛及身体各种不适而引起失眠，如疼痛、皮肤瘙痒，若患者便秘、饥饿等应及时帮助缓解疼痛，排除不适；也有因过多思考生活事件，如婚姻、恋爱、工作、经济、住房等导致焦虑、紧张而失眠，可让其倾诉烦恼，患者会感到轻松，同时进行心理辅导，鼓励其理智地搁一边，不再乱想，好好入眠；对主观性失眠者可在其入睡后用红笔在手臂上做记号，待醒后善意告知患者以证明确实睡着过，这对有些患者有帮助，可缓解睡眠的焦虑担忧情绪。若睡前过分焦虑，也可用安慰剂暗示治疗；对抑郁症及幻觉、妄想症状严重的未入眠者，要及时按医嘱予以药物处理，加速帮助入睡，以免夜深人静，患者的抑郁情绪或幻觉、妄想症状加重而引发意外。

第四节 精神疾病患者的组织与管理

精神疾病患者的组织与管理，是精神科临床护理工作中的重要环节，是现代精神科病房科学管理的重要组成部分。由于精神疾病尤其是重性精神疾病主要影响患者的心理与行为而不是躯体功能，因此病房的管理不同于内外科病房。目前多数精神科病房是封闭式的管理，即使在一些开放性的精神科病房中，许多患者也因病而自控能力受损。若无良好的组织管理，则容易发生混乱的局面或导致严重后果。因此，在住院期间，将患者组织起来，建立患者的管理组织，调动患者的主观能动性，在护理人员的具体指导下，有计划地组织学习、座谈，宣传遵守住院生活的各项规则，开展娱乐、体育、劳动等活动，有针对性地进行正向行为训练等，不仅能使患者友好相处，病房井然有序，也有利于创造良好的治疗环境，使各项医疗护理工作得以顺利进行，促进患者在生活自理、学习、工作、人际交往能力等诸方面的进步和康复。

一、患者的组织

患者的管理组织是在病区中心组领导下，有专职人员（康复护理）具体负责，指导和参与患者的各项活动，病区全体工作人员予以支持、协助、参与。患者的组织有病区休养员委员会、休养小组、康复互助组等。休养委员会的主任、委员、组长的人选是从康复期、恢复期患者中挑选有一定工作能力、在患者中有一定影响力且热心为病友服务的人员担任。主任负责全面工作，委员分别负责学习、生活、宣传、文体、工疗等方面的工作；小组长配合委员，关心组内病友，带领和督促小组成员积极参加病区的各项活动。由专职人员负责与委员会的干部定期开会、研究、讨论、制订学习计划与开展各项活动的安排。负责定期召开小组长会、全体休养员会，听取患者对医疗护理服务的意见，向患者提出需要配合的事项，表扬好人好事，等等。任职的患者若出现病情复发或康复出院可及时推荐补充，以使休养委员会工作持续进行。通过患者的各级组织，在患者中开展各种评优活动，调动患者的积极性，培养患者的自我管理能力，配合医务人员共同搞好病房的管理。

二、患者的管理

(一) 制订有关制度

如患者作息制度、住院休养规则（包括进餐时、睡眠时、服药时、测体温时、工娱疗时、外出活动时，等等）、会客制度、休养员会议制度等，并经常宣传制度和规则的内容，让患者明了遵守制度和规则的意义，使他们能自觉遵守。对慢性退缩或记忆力差者，予以重点关心、耐心帮助，进行强化训练，督促他们遵守。

(二) 树立良好风气

首先护士要以身作则，注意自己的言语、态度、作风、行为，以良好的素养和积极形象来影响患者。同时采取各种方法，培养患者良好的生活习惯和行为作风，有计划地开展树立良好风尚的教育活动；开展各种评优活动，如"五好休养员"评选、"文明卫生"红旗竞赛等；注重及时表扬和宣传患者中的好人好事；提倡病友相互帮助，友好相处。使患者不仅能管好自己，还能关心集体及其他患者，使病区内充满良好的风尚。

（三）丰富住院生活

有计划地为患者安排丰富多彩的文娱、体育、作业与学习等活动，使患者在集体活动中转移病态思维，安定情绪，获得愉快、信心和希望。这些将有利于病房的安定和安全。

三、分级护理管理

为了使患者得到针对性的护理管理，使病区内大多数患者能处在安宁、有序的治疗休养环境中，临床上按患者的病情轻重及其对自身、他人、病室安全的影响程度，进行分级护理管理，制订不同的护理措施和管理方法，称为一、二、三级护理管理。

（一）一级护理管理

1. 护理对象

（1）严重自伤、自杀行为、擅自出走者。

（2）冲动、伤人、毁物行为者。

（3）兴奋躁动、行为紊乱者。

（4）木僵、拒食者。

（5）伴有严重躯体疾病者。

（6）生活不能自理者。

2. 护理要求

（1）安置于重症护理室内。

（2）24小时专人监护，密切观察，以及时发现危急征兆，进行应急处理。

（3）根据病情制订与实施护理计划。

（4）对随时会发生自伤、自杀、冲动行为者，可予以约束保护，必要时请家属陪护。

（5）日夜三班作病情记录及交班。

3. 管理与活动范围

（1）实施封闭式管理为主。

（2）患者一切用物由工作人员负责管理。

（3）患者在重病室内活动为主，若外出必须由工作人员陪护。

（二）二级护理管理

1. 护理对象

（1）精神症状不影响病区秩序，生活能自理者或被动自理者。

（2）伴有一般躯体疾病，生活能自理或需协助者。

（3）有情绪低落、自杀意念、出走企图，但能接受劝导者。

2. 护理要求

（1）安置在一般病室内。

（2）密切观察病情及治疗后的反应，做好安全护理。

（3）视病情督促和协助生活料理。

（4）安排患者参加适宜的文娱、体育及学习活动。

（5）针对性地开展心理护理，进行健康教育。

（6）每日护理查房，每周护理记录 1~2 次。有情况随时记录及交班，必要时报告医生。

3. 管理与活动范围

（1）实施半开放管理为主。

（2）患者的个人生活用品自行管理。

（3）患者在病区内可自由活动，在工作人员陪护下可参加各种户外活动。

（4）经医生同意，在家属陪护下，在规定时间内可返家或参加社会活动。

（三）三级护理管理

1. 护理对象

（1）症状缓解，病情稳定者。

（2）康复待出院者。

（3）神经症患者。

2. 护理要求

（1）安置在一般病室内。

（2）观察病情，了解患者对行将出院所面临的各种心理负担，开展心理护理。

（3）结合患者情况进行疾病知识、治疗、防复发和社会适应等方面的健康教育。

（4）制订与实施综合性康复护理，帮助患者健康重建。安排患者进行体力、智力、生活料理、工作、社交能力诸多方面的功能训练，为出院走向社会作适应性准备。如允许其承担休养员委员会工作；加强其与家庭、社会的联系，有计划地安排其参加社交活动、体育活动等。

（5）针对性地做好出院指导。

（6）每日护理查房，每周护理记录1次，特殊情况随时记录。

3. 管理和活动范围

（1）实施开放管理，提供接近正常人的生活自由度。

（2）患者的物品均可自行管理。可允许其穿自己喜爱的衣服，戴手表、自备半导体收音机、携带自己喜爱的图书、乐器，也可自备零用金等。

（3）允许其在规定时间内独自外出散步、看电影、逛街、购物、通电话等。

（4）经办理手续后，允许其每周自行回家探亲访友，参加社交活动。

第五章　精神分裂症

第一节　精神分裂症概述

一、概　　述

精神分裂症（schizophrenia）是一组病因未明的精神疾病，具有思维、情感、行为（知、情、意）等多方面的障碍，以精神活动和环境不协调为特征。病人通常意识清晰，智能尚好，部分病人可出现认知功能损害。多起病于青壮年，常缓慢起病，病程迁延，有慢性化倾向和衰退的可能，但部分病人可保持痊愈或基本痊愈状态。

精神分裂症在我国过去是、现在也仍然是精神科主要的精神障碍。虽然目前在精神科门诊与住院患者中，精神分裂症所占的比例有所下降，但诊断、处置精神分裂症患者依旧是精神科医生的重要工作。近年来，随着生物学技术的进步，脑科学研究方兴未艾，精神分裂症已成为分子遗传学、神经病理学、神经生化、神经免疫学的研究焦点。

19世纪，现代精神病学的奠基人埃米尔·克雷丕林收集了数千例病人的临床资料，对名称各异的症状群进行了分析，认为精神分裂症是同一疾病过程的不同临床表现。尽管有的表现出幻觉妄想、兴奋躁动，有的情感淡漠、行为退缩，但最后结局均趋向于痴呆（事实上不完全是这样），因而提出了"早发性痴呆"（dementia paecox）这一疾病名称，并第一次对精神疾病进行了分类。此后，深受弗洛伊德学说影响的瑞士苏黎世大学的欧根·布鲁勒在1911年从心理学角度分析了精神分裂症的病理现象，他认为这一疾患的本质是由于病态思维过程所导致的人格分裂，首次将"精神分裂症"这一术语引入精神病学。

二、流行病学

精神分裂症可见于各种社会文化和各个社会阶层中。在成年人口中的终生患病率为1%左右。但在世界不同地区患病率的差异可以很大，如在爱尔兰可达17.4‰，太平洋上的岛国汤加只有0.9‰。总体来看，发展中国家的平均患病率要低于发达国家。这种差异除了地域、种族、文化等因素之外，诊断标准的采用与掌握上的不一致也是相当重要的原因。精神分裂的发病高峰集中在成年早期这一年龄段：男性为15~25岁，女性平均晚10年。精神分裂症的慢性病程导致患者逐步脱离正常生活的轨道，个人生活陷入痛苦和混乱。有50%的病人曾试图自杀，10%的病人最终死于自杀。此外精神分裂症患者遭受意外伤害的概率也高于常人，平均寿命缩短。

1993年全国流调资料显示我国精神分裂症的终生患病率为6.55‰，与1982年的流行病学调查5.69‰相比差别不大。我国的大部分流调资料都提示女性患病率高于男性，性别在35岁以上年龄组较明显；城市患病率高于农村。同时发现，无论城乡，精神分裂症患病率均与家庭经济水平呈负相关。我国目前有780万人患精神分裂症，即每167人中有一个精神分裂症患者。精神分裂症严重危害患者的身心健康，遗传学研究表明，其具有明显的遗传倾向，严重危害子代的精神健康。究其病因尚不明了，近百年来的研究结果也仅发现一些可能的致病因素。精神分裂症的经济代价是巨大的，占全球疾病所致总费用的1%，占卫生经费总支出的1.6%~2.6%。由此每年所造成的医疗费用支出、患者本人及家属的劳动生产力损失是十分惊人的，据美国精神卫生研究所估计，仅在美国，精神分裂症每年的治疗支出约为325亿美元。精神分裂症现在列我国各种疾病负担之首，已经超过心脑血管疾病、肿瘤、呼吸系统疾病和传染病。

精神分裂症在传统上被划归为"功能性精神病"。所谓功能性精神病，指患者虽然存在疾病的外在客观表现，却缺乏病理学上的证据。并且由于精神分裂症临床特征的异质性，人们宁愿将精神分裂症视为一种"障碍"，而回避使用"疾病"这一术语。如今，已有越来越多的证据表明精神分裂症是大脑的一种疾病，它的致病因素是多样的，病理过程是独特的。

三、病因及发病机制

（一）遗传因素

国内外有关精神分裂症的家系调查发现，该病患者近亲中的患病率要比一般人群高数倍，且血缘关系越近，发病率越高。双生子研究发现同卵双生的同病率是异卵双生的4~6倍。寄养子研究发现即使精神分裂症母亲所生子女从小寄养出去，生活于正常家庭环境中，成年后仍有较高的患病率，提示遗传因素在该病发病中有主要作用。近年来由于分子遗传学技术的进步，使易感基因的定位有了可能，但目前并未有一致公认的结果。

（二）神经病理学及大脑结构的异常

选取典型病例进行尸解研究，发现恒定在中前颞叶（海马、嗅外皮质、海马旁回）存在脑组织萎缩，类似的表现也存在于额叶。CT发现精神分裂症患者出现脑室的扩大和沟回的增宽，这些变化在精神疾病的早期甚至治疗开始之前就已经存在。PET（正电子发射成像）更提供了在活体身上研究大脑功能活动的手段。精神分裂症患者在测试状态如进行威斯康星卡片归类试验（应当由额叶完成的活动）时，并不出现额叶活动的增强，提示患者存在额叶功能低下。

（三）神经生化方面的异常

精神分裂症神经生化基础方面的研究，主要有三个方面的假说：

多巴胺（DA）假说：20 世纪 60 年代提出的精神分裂症多巴胺假说，即认为精神分裂症患者中枢多巴胺功能亢进。该假说有不少支持的证据。长期使用可卡因或苯丙胺，会使一个无任何精神病遗传背景的人产生幻觉和妄想。苯丙胺和可卡因的主要神经药理学作用是可以升高大脑神经突触间多巴胺的水平。而阻断多巴胺 D_2 受体的药物可用来治疗精神分裂症的阳性症状。多宗研究提示精神分裂症患者血清高香草酸（HVA，DA 的主要代谢产物）增高，尸体脑组织中 DA 或 HVA 高于对照组；PET 研究发现未经抗精神病药物治疗的患者纹状体 D_2 受体数量增加，因此推测脑内多巴胺功能亢进与精神病症状有关。经典抗精神病药物均是通过阻断多巴胺受体发挥治疗作用的。研究还进一步证实传统抗精神病药物的效价与 D_2 受体的亲和力有关。

氨基酸类神经递质假说：中枢谷氨酸功能不足可能是精神分裂症的病因之一。谷氨酸是皮层神经元重要的兴奋性递质。使用放射配基结合法及磁共振波谱技术，发现与正常人群相比，精神分裂症患者大脑某些区域谷氨酸受体亚型的结合力有显著变化，谷氨酸受体拮抗剂如苯环己哌啶（PCP）可在受试者身上引起幻觉及妄想，但同时也会导致情感淡漠、退缩等阴性症状。抗精神病药物的作用机制之一就是增加中枢谷氨酸功能。

5 - 羟色胺（5 - HT）假说：早在 1954 年 Wolley 等就提出精神分裂症可能与 5 - HT 代谢障碍有关的假说。最近 10 年来，非典型（新型）抗精神病药在临床上的广泛应用，再次使 5 - HT 在精神分裂症病理生理机制中的作用受到重视。

非典型抗精神病药物氯氮平、利培酮、奥氮平等除了对中枢多巴胺受体有拮抗作用外，还对 $5-HT_{2A}$ 受体有很强的拮抗作用。$5-HT_{2A}$ 受体可能与情感、行为控制及多巴胺调节释放有关。$5-HT_{2A}$ 受体激动剂可促进多巴胺的合成和释放，而 $5-HT_{2A}$ 受体拮抗剂可使 $A_{10}DA$ 神经元放电减少，并能减少中脑皮层及中脑边缘系统多巴胺的释放，这与抗精神病作用及锥体外系反应的减少均有关系。

精神分裂症是个非常复杂的疾病，涉及的范围非常广，上述学说仍在假说阶段。这些神经递质的变化是因、是果，还是相关因素，仍无最后定论。

(四) 子宫内感染与产伤

研究发现，母孕期曾患病毒感染者及产科并发症多的新生儿，成年后发生精神分裂症的比例高于对照组。

(五) 神经发育病因学假说

英国的一项研究对出生于某一年份的一组儿童进行追踪观察直至成年，对确认发生了精神分裂症的患者的既往成长记录进行回顾。发现患者在童年期学会行走、说话的时间均晚于正常儿童；同时有更多的言语问题和较差的运动协调能力。与同伴相比，智商较低，在游戏活动中更愿独处，回避与其他儿童的交往。据此，D. Weinberger 和 R. Murray 提出了精神分裂症的神经发育假说：由于遗传的因素和母孕期或围产期损伤，在胚胎期大脑发育过程就出现了某种神经病理改变，主要是亲皮质形成期神经细胞从大脑深部向皮层迁移过程中出现了紊乱，导致心理整合功能异常。其即刻效应并不显著，但随着进入青春期或成年早期，在外界环境因素的不良刺激下，会不可避免地出现精神分裂症的症状。

(六) 社会心理因素

尽管有越来越多的证据表明生物学因素、特别是遗传因素在精神分裂症的发病中占有重要地位，但心理社会因素在其病因学中仍可能具有一定的作用。除了前述的精神分裂症与社会阶层、经济状况有关，临床上发现，大多数精神分裂症患者的病前性格多表现为内向、孤僻、敏感多疑，很多患者病前 6 个月可追溯到相应生活事件。国内调查发现，精神分裂症发病有精神因素者占 40% ~ 80%。当然目前没有证据表明精神因素就是病因，但精神因素对精神分裂症的发生可能起到了诱发。

从现有资料上看，精神分裂症是一种具有遗传基础的疾病，环境中的生物、心理和社会环境因素对发病具有一定的影响。

四、临床表现

如果我们见过两个抑郁症患者，就会十分容易地对第三个抑郁症患者做出正确诊断。但即使我们已经见过九个精神分裂症患者，我们仍然可能会对第十个精神分裂症患者的诊断颇费踌躇。这说明没有两个精神分裂症患者的症状是完全相同的，由于精神分裂症不具备一致的、导致其精神改变的心理学特征，我们无法对其本质加以识别。一个独处一隅、喃喃自语的人，与一个间或裸身狂奔、间或嬉笑不休的人，看起来截然不同，却都会被精神科医生诊断为精神分裂症，这常常使初学者十分困惑。掌握一些精神分裂症常见的临床特征，可能对我们理解这一疾病有所帮助。

（一）阳性症状群（positive symptoms）

阳性症状指在正常精神活动中不该出现而出现的症状。最常见的阳性症状有以下几类：

1. 幻觉

精神分裂症最突出的感知觉障碍是幻觉，以幻听最为常见。精神分裂症的幻听内容多半是争论性的，如两个声音议论患者的好坏；或评论性的，声音不断对患者的所作所为评头论足。如一位 50 多岁的女患者出门买菜，听到声音讲"大'破鞋'又出门了"，患者听后十分气愤，掉头回家，那个声音马上又说"装洋蒜"；幻听也可以是命令性的，如医生检查病人时询问患者的姓名，声音告诉患者"别说你的真名"，患者就随口编了一个假名；幻听还可以以思维鸣响的方式表现出来，即患者所进行的思考，都被自己的声音读了出来。

其他类型的幻觉虽然少见，但也可在精神分裂症患者身上见到。如一位患者拒绝进食，因为她看见家里盘子里装有碎玻璃（幻视）；一位患者感到有人拿手术刀切割自己的身体，并有电流烧灼伤口的感觉（幻触）等。

精神分裂症的幻觉体验可以非常具体、生动，也可以朦胧模糊，但多会给患者的思维、行动带来显著的影响，患者会在幻觉的支配下做出违背本性、不合常理的举动。如有的患者在幻听的影响下辱骂甚至殴打亲人，有的患者为了躲避幻听的"骚扰"而频繁上访，要求有关部门拆除安装在自己脑子里的"播音器"。曾有一位老年妇女，因为总是听到声音讲水里有毒，为了喝上"干净"的水，提着暖瓶走了 20 多公里，路上花了 6 个小时。

2. 妄想

妄想的荒谬性往往显而易见。也许在疾病的初期，患者对自己的某些明显不合常理的想法还持将信将疑的态度，但随着疾病的进展，患者逐渐与病态的信念融为一体。

最多见的妄想是被害妄想与关系妄想，可见于各个年龄层。涉及的对象从最初与患者有过矛盾的某个人渐渐扩展到同事、朋友、亲人，直至陌生人。患者感到他人的一颦一笑、一举一动都暗有所指，寒暄问候、家常聊天都别有深意。严重者甚至连报纸杂志、广播电视的内容都认为与己有关。

妄想的内容与患者的生活经历、教育背景有一定程度的联系。如一位在化工行业工作的工程师认为自己喝水的杯子被人做了手脚，每天都会释放出定量的毒药，造成自己慢性中毒；一位医生认为自己在上次住院时被人注射了艾滋病病毒；一位没有文化且收入一般的家庭妇女称自己丢了块价值 8 万元的劳力士手表，是让邻居偷走送给了国家领导人。

3. 被动体验

正常人对自己的精神和躯体活动有着充分的自主性，即能够自由支配自己的思维和运动，并在整个过程中时刻体验到这种主观上的支配感。但在精神分裂症患者中，常常会出现精神与躯体活动自主性方面的问题。患者丧失了支配感。相反，他们感到自己的躯体运动、思维活动、情感活动、冲动都是受人控制的，有一种被强加的被动体验，常常描述其思考和行动身不由己。

被动体验常常会与被害妄想联系起来。患者对这种完全陌生的被动体验赋予种种妄想性的解释（影响妄想）如"受到某种射线影响"（物理影响妄想）"被骗服了某种药物""身上被安装了先进仪器"等。

一位患者这样表述自己的被动体验："我觉得自己变成了一个木偶，一举一动都受人操纵。想什么事，说什么话，做什么表情，都是被安排好的。最让人难受的是，我说的话，我做的事，跟我平常没什么两样，外人根本看不出来我有什么变化。只有我自己知道我已经不是我，是完全受人摆布的。"

4. 交流障碍

有经验的精神科医生通过与患者的一般性交谈，仅凭直觉就可以做出倾向精神分裂症的判断。这种直觉具体说来就是同精神分裂症患者交谈"费劲"。确实，同精神分裂症患者交谈，即使为了搜集一般资料，也需要较多的耐心和较高的技巧；而要想同患者做深入的交谈，往往会十分困难。读患者书写的文字材料，往往不知所云。由于原发的精神活动损害，精神分裂症患者在交谈中忽视常规的修辞、逻辑法则，在言语的流畅性和叙事的完整性方面往往出现问题。具体可有以下表现：

（1）离题与出轨：患者在交谈时经常游移于主题之外，尤其是在回答医生的问题时，句句说不到点子上，但句句似乎又都沾点儿边，令听者抓不住要点（思维散漫）。病情严重者言语支离破碎，根本无法交谈（思维破裂）。

（2）过度具体化：有的患者说话绕圈子，不正面回答问题，或者对事物作一些不必要的、过度具体化的描述，令人费解，明明可以用一个大家都懂的通俗的名称，却偏偏不必要地使用具体概念加以解释，如患者在被问到"做什么工作"时，答"我在单位做数数的工作"，实际上患者在单位做会计工作。

（3）过度抽象化：与上述情况相反，有的患者不恰当地使用符号、公式、自造的字（词语新作）、示意图表达十分简单的含义。如一位患者画了一大张图，有不相交的曲线、带泪珠的英文"love"等，只为了表示"男友与我分手了"；有的患者在口语中不恰当地使用书面语言，如一患者称赞大夫："某大夫跟人说话总是那么不卑不亢的"。

（4）逻辑倒错：患者言谈令人难以理解的另一个原因是逻辑关系混乱。如一位患者说："我脑子里乱哄哄的，都是因为我太聪明了。我的血液里全是聪明，又浓又稠。我必须生个孩子，把我的聪明分给他一半，我才能好。要不然我就得喝可口可乐，把我的聪明冲淡一点。我想喝可口可乐。"这里也有概念含义上的混乱，如患者把抽象的"聪明"视为可被"可口可乐稀释"的具体物质。

（二）阴性症状群（negative symptoms）

阴性症状指正常的心理功能有所减退所带来的表现。如丧失精神动力，目标导向能力受损，兴趣与行为的独特性减少，对他人的关怀、感情表达消失。常见的阴性症状有以下几种：

1. 情感迟钝或平淡

情感平淡并不仅仅以表情呆板、缺乏变化为表现，患者同时还有自发动作减少、缺乏体态语言，在谈话中很少或几乎根本不使用任何辅助表达思想的手势和肢体姿势，讲话语调很单调、缺乏抑扬顿挫，同人交谈时很少与对方有眼神接触，多茫然凝视前方；患者丧失了幽默感及对幽默的反应，检查者的诙谐很难引起患者会心的微笑；患者对亲人感情冷淡，亲人的伤病痛苦对患者来说无关痛痒。一位住院的精神分裂症患者，每到探视日，只关心七旬老母给自己带来什么零食。一次老母在来院途中跌了一跤，待老母到后，患者接过零食便大吃起来，对母亲脸上、身上的伤痕不闻不问。少数病人有情感倒错。但抑郁与焦虑情绪在精神分裂症患者中也并不少见。

2. 思维贫乏

根据患者言语的量和言语内容加以判断。语量贫乏，缺乏主动言语，在回答问题时异常简短，多为"是""否"，很少加以发挥。同时患者在每次应答问题时总要延迟很长时间。即使患者在回答问题时语量足够，内容却含糊、过于概括，传达的信息量十分有限。

3. 意志减退

患者在坚持工作、完成学业、料理家务方面有很大困难，往往对自己的前途毫不关心、没有任何打算，或者虽有计划，却从不施行。活动减少，可以连坐几个小时而没有任何自发活动。有的患者自称"我就喜欢在床上躺着"。患者忽视自己的仪表，不料理个人卫生。一位青年患者连续3年从来没有换过衣服，入院后给患者洗澡，头几盆水都是黑的。

4. 兴趣减退与社交缺乏

除了自己的病态体验，患者很少再有感兴趣的事。对娱乐活动甚至性活动的兴趣都有下降，即使有这些活动，乐趣也明显减少。患者愿意独处，倾向于与世隔绝，没有朋友，也没有交朋友的愿望。不仅难以与他人建立亲密的关系，与家庭成员联系也日渐疏远。

5. 紧张综合征

以患者全身肌张力增高而得名，包括紧张性木僵和紧张性兴奋两种状态，两者可交替出现，是精神分裂症紧张型的典型表现。木僵时以缄默、随意运动减少或缺失以及精神运动无反应为特征。严重时患者保持一个固定姿势，不语不动、不进饮食、不自动排便，对任何刺激均不起反应。在木僵患者中，可出现蜡样屈曲（waxy flexibility），特征是患者的肢体可任人摆布，即使被摆成不舒服的姿势，也较长时间似蜡塑一样维持不变。如将患者的头部抬高，好像枕着枕头，患者也能保持这样的姿势一段时间，称为"空气枕头"。木僵患者有时可以突然出现冲动行为，即紧张性兴奋。

（三）认知症状（congitive symptoms）

克雷佩林（Kraepelin）在使用"早发性痴呆"这一术语时，认为这类患者不仅最终的结局是痴呆，而且疾病的早期也会表现出"精神活动的效能有一定程度的降低，患者显得心不在焉和分心"。随后精神分裂症患者所表现出的认知功能损害，被认为是精神症状如幻觉或动机缺乏以及传统（或经典）抗精神病药物或长期住院的结果。

近年来随着研究的不断深入，人们越来越认识到精神分裂症患者的认知损害是疾病本身的特质性改变，它不随时间的变化而改变，也与患者是否处于精神病发作阶段无关。

认知功能包括注意、记忆、学习、信息加工与整合、抽象思维与判断、目标行为的制定与行动方面的能力水平，主要反映了大脑额叶和颞叶的功能。精神分裂症的主要认知症状有以下几种：

1. 注意障碍

注意障碍包括听觉和视觉注意两个方面，是引起患者信息加工困难的主要原因。可进一步细分为：

（1）注意分散：患者容易受到许多无关刺激的吸引而造成对主要任务的注意力难以集中。这使患者很容易将注意力从正在做的事情上转移到另外的无关事情上，其主动注意减弱，但被动注意尚保存。

（2）注意转移困难：有些患者又表现为过度关注原有信息，而难以将注意力转移到新的信息上去。

（3）选择性注意障碍：对相关信息有意识加强注意的能力及对干扰工作过程无关信息的排除能力降低。

2. 记忆障碍

精神分裂症的记忆障碍主要是工作记忆障碍。所谓工作记忆主要是指暂时储存信息可供立即使用的能力，如从电话簿上记住号码并立即拨该号码。患者的言语及视觉记忆都存在缺陷，让患者回忆有配对联系的事物、数字、故事以及图形，会出现很高的错误率，反应速度也有推迟。

3. 执行功能障碍

精神分裂症患者在制订和执行计划以及纠正错误方面也有困难。患者往往不能将若干信息组合起来使之成为一个有意义的整体，也不能及时对反馈做出恰当的回应。因此，患者不能很好地处理和解决问题。

认知功能的损害使得患者在独立生活、从事一项工作以及适应社会环境方面都面临着困难，最终会因社会功能水平太低而导致患者长期住院。

（四）精神分裂症中的情感症状

精神分裂症患者的主要情感症状是情感平淡、迟钝，严重者出现情感淡漠。少数患者有情感倒错。抑郁与焦虑情绪在精神分裂症患者中并非少见。

五、临床分型

可根据精神分裂症的临床特征将其划分为几个亚型。这种划分的依据偏重于精神病理学。

1. 偏执型（paranoid type）

是精神分裂症最常见的一个类型。其临床表现突出一个病态的"疑"字，以相对稳定的妄想为主，往往伴有幻觉（特别是幻听）。情感、意志、言语、行为障碍不突出。起病多在 30 岁以后。这类患者较少出现显著的人格改变和衰退，但幻觉妄想症状长期保留。

病例：王某，男，34 岁，已婚，工程师

因怀疑被毒害半年入院。病前个性：孤僻、多疑、沉默、敏感。平素健康，无重病史。其母患精神病已 20 年。半年前患者在工作中与人发生过学术争论，以后出现失眠、少食，怀疑单位领导存心与他作对，每次在单位进餐后均有头昏、手胀、喉塞。怀疑是领导布置在食物中放毒加害于他。为寻找"解毒剂"，翻阅很多医学书籍，买了"深海鱼油"，食后自觉很有效，近一月来，怀疑领导串通医务室医生用"中子射线"控制其思想和行为，有时听到"中子射线"与他对话，评论他"老实，知识丰富"，命令他"不许反抗"。走在街上发觉"处处有人跟踪"。怀疑毒剂失效，买了两只馒头送防疫站化验。在家一提起单位事即很激动，指责家人"你们都不知道，当心上他们的当！"吸烟加多，满面愁容，同事劝慰则更反感。到处求医，查肝功、心电图、拍胸片，认为身体已被搞垮。近日连续写控告信，并去公安局要求保护。

入院诊断：精神分裂症，偏执型。

2. 紧张型（catatonic type）

其临床表现突出一个病态的"呆"字，以明显的精神运动紊乱为主要表现。可交替出现紧张性木僵与紧张性兴奋，或自动性顺从与违拗。典型表现是患者出现紧张综合征。紧张型目前在临床上有减少趋势。

病例：周某，女，30 岁，已婚，工人

病前性格：温和、胆怯、寡言。体健，无重病史。无精神病家族史。家庭和睦。

入院前 3 个月，无明显精神刺激因素，突然失眠，变得特别沉默，一天讲不到三句话，整日呆坐，保持一个姿势，饮食被动，生活需人照料。晚上夜深人静时则起身把橱中饭菜吞吃一空，自语，痴笑。近一周来变得不言不动，不哭不笑，推她不动，喂她不食，口腔内积聚着大量唾液不肯吐出，膀胱胀满不肯排泄。

精神检查：表情刻板，缄默不语，僵卧不动，对被动运动有抗拒，有蜡样屈曲及空气枕头，间或出现模仿言语及模仿动作。

诊断：精神分裂症，紧张型木僵。

3. 青春型（hebephrenic type）

其临床表现突出一个病态的"乱"字，多于青春期发病，起病较急，病情进展快，多在2周之内达到高峰。以情感改变为突出主要表现，情感肤浅、不协调，有时面带微笑，却给人傻气的感觉；有时又态度高傲，显得不可一世；喜怒无常、扮鬼脸、恶作剧，不分场合与对象，开一些幼稚的玩笑。思维破裂，言语内容松散、不连贯，令人费解，有时会伴有片段的幻觉、妄想。行为不可预测，缺乏目的。病情进展迅速，预后欠佳。

病例：赵某，女，17岁，高中学生

平素身体健康。病前性格：喜沉思，寡交友，胆怯腼腆，不苟言笑。无恋爱史。其母曾因"精神分裂症"住院，父患"神经衰弱"常就诊于精神科门诊。

患者学习成绩良好，系班中优秀生。3个月前无明显原因出现失眠、上课时注意力不集中，主动要家长给介绍男朋友，2个月前发展到不去读书，在街上闲逛，住院前1月常半夜高歌、自言自语、扮丑脸、做怪动作、照镜子、痴笑，有时头插鲜花，甚至赤身裸体、将家中玻璃窗打碎、喝痰盂中小便、自打耳光、哭笑无常、讲话前言不对后语，无故咒骂母亲，言语粗鲁。

精神检查：意识清，定向好，蓬头垢面，不断傻笑，有时又歌又舞，然歌曲内容支离破碎，舞步杂乱无章。言语散乱如"今天的甜蜜，我要传给下一代，也就是喜欢熊猫的人，吃巧克力就是猪肝，黄岩蜜橘就是炎黄子孙，末代皇帝走的时候，把我当熊猫一样抬到日本。"

入院诊断：精神分裂症，青春型。

4. 单纯型（simplex type）

其临床表现突出一个病态的"懒"字，起病缓慢，持续发展。早期多表现类似"神经衰弱"的症状，如主观的疲劳感、失眠、工作效率下降等，逐渐出现日益加重的孤僻退缩、情感淡漠、懒散、丧失兴趣、社交活动贫乏、生活毫无目的。疾病初期，常不引起重视，其身边人甚至会误认为患者"不求上进""性格不够开朗"或"受到打击后意志消沉"等，往往在病程多年后才就诊。治疗效果较差。

病例：佟某，男，29 岁

患者 19 岁进父亲所在的工厂当工人，生性内向腼腆，胆小。25 岁后因无女友，屡次要求父母介绍对象。前后见过 17 位姑娘。最初约会时，患者很注重自己的仪表，并事先买好不少小吃。后患者只穿工作服会客，见面时低头看地，不发一言。同时工作能力逐渐下降，从较有技术的钳工调至车工、保洁员、门卫，最后病休在家。入院检查时患者多低头呆坐，对大多数问话无反应，偶尔以点头、摇头表达意见。在病房内多独处一隅，基本不与他人交往。

入院诊断：精神分裂症，单纯型。

5. 未分化型

有相当数量的患者无法被归入上述分型中的任一类别，临床上有时会将其放到未分化型（undifferentiated type）中，表明患者的临床表现同时具备一种以上亚型的特点，但没有明显的分组特征。

有部分患者符合精神分裂症诊断标准，病期多在 3 年以上，但最近 1 年以阴性症状为主，社会功能严重受损，成为精神残疾，称之为衰退型。

还有部分患者的临床表现过去符合精神分裂症诊断标准，至少 2 年一直未完全缓解。目前病情虽有好转，但残留个别阳性症状或个别阴性症状，称为残留型。

部分患者症状部分控制或病情基本稳定后，出现抑郁状态，称为精神分裂症后抑郁。抑郁既可以是疾病本身的组成部分，也可以是患者在症状控制后出现的心理反应，也可能是抗精神病药物治疗所引起。因存在自杀的危险性，应予以重视。

上述分型是以临床现象学为基础进行的。事实上划分精神分裂症亚型的方法很多。20 世纪 80 年代初，克劳（Crow）根据前人与自己的研究，提出精神分裂症生物异质性的观点，且以生物学和现象学相统一的观点，进行了多维度的比较和分析，将精神分裂症按阳性、阴性症状群进行分型。阳性症状指精神功能的异常或亢进，包括幻觉、妄想、明显的思维形式障碍、反复的行为紊乱和失控。阴性症状指精神功能的减退或缺失，包括情感平淡、言语贫乏、意志缺乏、无快感体验、注意障碍。Ⅰ 型精神分裂症（阳性精神分裂症）以阳性症状为特征，对抗精神病药物反应良好，无认知功能改变，预后良好，生物学基础是多巴胺功能亢进；Ⅱ型精神分裂症（阴性精神分裂症）以阴性症状为主，对抗精神病药物反应差，伴有认知功能改变，预后差，脑细胞丧失退化（额叶萎缩），多巴胺功能没有特别变化；混合型精神分裂症包括不符合 Ⅰ 型和 Ⅱ 型精神分裂症标准或同时符合的患者。

1982 年，安德雷森（Andreasen）在克劳工作的基础上制定了阴性症状评定量表和阳性症状评定量表。1992 年，斯坦利（Stanley）等制定了阴性和阳性症状评定量表（PANSS），对阴性、阳性症状的定量化评定和研究提供了较好的工具。按照阴、阳性症状分型，优点在于将生物学、现象学结合在一起，且对临床治疗药物的选择有一定的指导意义。

六、诊断与鉴别诊断

做出精神分裂症的诊断绝非易事。有时，一个资深的精神科医生也会对能否确定一个患者的"精神分裂症"诊断踌躇再三。复杂多变的临床相，跌宕起伏的病程，混杂其中的社会心理因素，加上有时缺乏知情者提供可靠的病史，都造成诊断上的困难。

（一）精神分裂症诊断中必须考虑的因素

1. 起病

大多数精神分裂症患者初次发病的年龄在青春期至 30 岁之间。起病多较隐匿，急性起病者较少。

2. 前驱期症状

在出现典型的精神分裂症症状前，患者常常伴有不寻常的行为方式和态度的变化。由于这种变化较缓慢，可能持续几个月甚至数年，或者这些变化不太引人注目，一般并没有马上被看作病态的变化，有时是在追溯病史时才能发现。前驱期症状包括神经衰弱症状，如失眠、紧张性疼痛、敏感、孤僻、回避社交、胆怯、莫名其妙地心情压抑；执拗、难于接近、对抗性增强、与亲人好友关系冷淡疏远等，有些出现不可理解的行为特点和生活习惯的改变。如一位年轻的大学生，在本次住院前半年，每天 6 点起床，背贴墙站立两个半小时，自称这样可以纠正自己的驼背。另一位女护士，在发病后同事回忆说，患者在 1 年前就有些古怪的行为。如将所有的体温计编上号，测体温时必须将体温计的编号与病床号相匹配，否则就要重测。

3. 症状学

有关精神分裂症的临床表现，上文已有描述，但需要指出的是，有些症状的临床诊断依据的一致性不高。施耐德（Schneider）在 1959 年提出了所谓精神分裂症的"一级症状"，临床应用表明，临床医生可以就此达成相当高的一致性，因此，无论是美国的精神障碍诊断标准、国际疾病分类诊断标准，还是我国的精神障碍诊断标准，都以此作为精神分裂症症状学标准的基本框架。

施耐德一级症状有：争论性幻听；评论性幻听；思维鸣响或思维回

响；思维被扩散；思维被撤走；思维阻塞；思维插入；躯体被动体验；情感被动体验；冲动被动体验及妄想知觉。这里需要指出的是，"一级症状"并非精神分裂症的特异性症状，其他一些精神障碍如双相情感障碍、脑器质性精神障碍中均可见到。

（二）CCMD-3 中精神分裂症诊断标准

1. 症状标准

至少有下列两项，并非继发于意识障碍、智能障碍、情感高涨或低落，单纯型精神分裂症另有规定；

（1）反复出现的言语性幻听；

（2）明显的思维松弛、思维破裂、言语不连贯，或思维内容贫乏；

（3）思想被插入、被撤走、被播散、思维中断，或强制性思维；

（4）被动、被控制，或被洞悉体验；

（5）原发性妄想（包括妄想知觉，妄想心境）或其他荒谬的妄想；

（6）思维逻辑倒错、病理性象征性思维，或语词新作；

（7）情感倒错，或明显的情感淡漠；

（8）紧张综合征、怪异行为，或愚蠢行为；

（9）明显的意志减退或缺乏。

2. 严重标准

自知力障碍，并有社会功能严重受损或无法进行有效交谈。

3. 病程标准

（1）符合症状标准和严重标准至少已持续 1 个月，单纯型另有规定。

（2）若同时符合精神分裂症和心境障碍的症状标准，当情感症状减轻到不能满足心境障碍症状标准时，分裂症状需继续满足精神分裂症的症状标准至少两周以上，方可诊断为精神分裂症。

4. 排除标准

排除器质性精神障碍及精神活性物质和非成瘾物质所致精神障碍。尚未缓解的精神分裂症病人，若又罹患本项中前述两类疾病，应并列诊断。

（三）鉴别诊断

在精神科临床上，如果没有智能的下降就不能诊断痴呆，没有意识的改变就不能诊断谵妄，无情感活动的改变就不能诊断情感性精神障碍。但在精神分裂症，却没有这样的中心的心理学特征。任何有关精神分裂症的诊断，都必须确认不存在可导致类似变化的大脑疾病与情感障碍，因此实际上精神分裂症是依靠排除法做出的诊断。

1. 脑器质性及躯体疾病所致精神障碍

首先应该除外的是脑器质性及躯体疾病所致精神障碍。不少脑器质性病变如癫痫、颅内感染、脑肿瘤和某些躯体疾病如系统性红斑狼疮以及药物中毒，都可引起类似精神分裂症的表现，如生动鲜明的幻觉和被害妄想。但仔细观察就会发现，这类患者往往同时伴有意识障碍，症状有昼轻夜重的波动性，幻觉多为恐怖性幻视。更为关键的是，有确凿的临床及实验室证据，证明患者的精神状态与脑器质性或躯体疾病有密切的联系，一般是，精神症状在脑或躯体疾病的基础上发生，随着脑或躯体疾病的恶化而加重，躯体疾病的改善会带来精神症状的好转。

2. 心境障碍

其次应该与心境障碍相鉴别。无论是躁狂状态还是抑郁状态，都可能伴有精神分裂症状。多数情况下，精神病性症状是在情感高涨或抑制的背景下产生的，与患者的心境相协调。如躁狂患者出现夸大妄想，抑郁患者出现贫穷或自罪妄想。但有时也会出现与当前心境不协调的短暂幻觉、妄想症状，这就需要结合既往病史、病程、症状持续时间及疾病转归等因素做出判断。

3. 神经症

最后还应与神经症相鉴别。一些精神分裂症患者在早期可表现出类似"神经衰弱"的临床相。如有部分患者会在疾病初期或疾病进展中出现强迫症的症状。与神经症患者不同，精神分裂症患者对待自己的种种不适缺乏痛苦感，也缺乏求治的强烈愿望。有些貌似"神经衰弱"的精神分裂症患者存在显著的动机不足、意志减退，有些精神分裂症患者的"强迫症状"内容荒谬离奇，且"反强迫"意愿并不强烈。这些都有助于我们区分这两类精神障碍。

七、病程与预后

精神分裂症在初次发病缓解后可有不同的病程变化。大约 1/3 的患者可获临床痊愈，即不再存有精神病理症状。但即使在这些"康复者"中，由于精神分裂症深刻地影响了患者的正常生活和体验，患者在病愈后也会发现自我感受与过去有所改变。

另一些患者可呈发作性病程，其发作期与间歇期长短不一，复发的次数也不尽相同，复发与社会心理因素或停药减药有关。每次发作多持续 3 个月之久。与抑郁和躁狂发作可完全缓解不同，精神分裂症的发作与中止无突然的转变与明显的界限。在发作间歇期，患者的表现可以完全正常。

一些患者在反复发作后可出现人格改变、社会功能下降，临床上呈现为不同程度的残疾状态。残疾状态较轻时，患者尚保留一定的社会适应能力和工作能力。

另有大约 1/4 的患者病程为渐进性发展，或每次发作都造成人格的进一步衰退和瓦解。病情的不断加重最终导致患者长期住院或反复入院治疗。

总体上讲，在第一次发作的精神分裂症患者中，有 75% 可以治愈，其中约 20% 可保持终生健康。因此，精神分裂症的预后并不像人们所想象的那样悲观。由于现代治疗学的不断进步，大约 60% 的患者可以达到社会性缓解，即具备一定的社会功能（工作能力）。

对于某一具体的患者，在患病初期确定预后比较困难。有利于预后的一些因素是：起病年龄较晚，急性起病，明显的情感症状，人格正常，病前社交与适应能力良好，病情发作与心因关系密切。通常女性的预后要好于男性。家族史阴性预后较好。

八、治疗与康复

（一）药物治疗

精神分裂症患者长期受到监禁、束缚，20世纪30年代起采用电休克、胰岛素昏迷治疗，40年代采用脑白质切除术，直到50年代以后，精神分裂症患者才接触到科学、人道的治疗。1952年法国医生戴尼克（Deniker）等人发现氯丙嗪能治疗精神病，1958年比利时人杨森（Paul Janssen）发明了氟哌啶醇治疗精神病，揭开了药物治疗精神分裂症的新纪元。此后数十年又有多种抗精神病药被用来治疗精神分裂症，使精神分裂症的预后大为改观。

抗精神病药物按作用机制可分为经典药物与非经典药物两类。经典药物又称神经阻滞剂，主要通过阻断 D_2 受体起到抗幻觉妄想的作用，按临床特点分为低效价和高效价，前者以氯丙嗪为代表，镇静作用强，抗胆碱作用明显，对心血管和肝功能影响较大，锥体外系副作用较小，治疗剂量比较大；后者以氟哌啶醇为代表，抗幻觉妄想作用突出，镇静作用很弱，心血管及肝脏毒性小，但锥体外系副作用较大。

近年来问世的非经典抗精神病药物通过平衡阻滞 5 - HT 与 D_2 受体，起到治疗作用，不但对幻觉妄想等阳性症状有效，对情感平淡、意志减退等阴性症状也有一定疗效。代表药物有利培酮、奥氮平、氯氮平等。

精神分裂症药物治疗应系统而规范，强调早期、足量、足疗程。一旦明确诊断应及早开始用药。药物应达到治疗剂量，一般急性期治疗应维持 2~6 个月。有些患者、家属甚至医生过分担心药物不良反应，往往采取低剂量用药，症状长期得不到控制，达不到应有的治疗效果。

治疗应从低剂量开始，逐渐加量，高剂量时密切注意不良反应，门诊患者用药剂量通常低于住院病人，一般情况下不能突然停药。

维持治疗对于减少复发或再住院具有肯定的作用。第一次发作维持治疗1~2年，第二次或多次复发者维持治疗时间应更长一些，甚至终生服药。

不管是急性期还是维持治疗，原则上单一用药，作用机制相似的药物原则上不宜合用。对于出现抑郁情绪、躁狂状态、睡眠障碍的患者可酌情选用抗抑郁药、心境稳定剂、镇静催眠药，有锥体外系反应可合用盐酸苯海索（安坦）。

（二）心理治疗

心理治疗必须成为精神分裂症治疗的一部分。心理治疗不但可以改善患者的精神症状、促进自知力的恢复、增强治疗的依从性，也可改善家庭成员间的关系，促进患者与社会的接触。

行为治疗有助于纠正患者的某些功能缺陷，提高人际交往技巧。家庭治疗可使家庭成员发现存在已久的沟通方面的问题，有助于宣泄不良情绪，简化交流方式。

（三）心理与社会康复

仅让患者消除精神症状是不够的。临床症状消失，自知力恢复，仅达到临床痊愈的标准。理想状态是，患者恢复了由于疾病所致的精力与体力下降，达到并保持良好的健康状态，恢复原有的工作或学习能力，重建恰当稳定的人际关系。这样才算达到全面的社会康复。

对临床痊愈的患者，应当鼓励其参加社会活动和从事力所能及的工作。对慢性精神分裂症有退缩表现的患者，可进行日常生活能力、人际交往技能的训练和职业劳动训练，使患者尽可能保留一部分社会生活功能，减轻残疾程度。

应对患者的亲属进行健康教育，让其了解有关精神分裂症的基本知识，以期增加其对患者的理解、支持，减少给患者带来的压力，如过多的指责、过高的期望。

应当向社会公众普及精神卫生知识，使社会对精神病患者多一些宽容和关怀，少一些歧视和孤立。

第二节　精神分裂症护理

一、护理评估

精神分裂症患者的护理评估重点包括躯体功能、心理功能和社会功能三个方面。躯体功能包括生命体征、水电解质平衡、睡眠、排泄、进食、身体的卫生与安全等；心理功能方面主要是上述各类症状的评估，准确的评估来源于对症状学的熟练掌握；社会功能主要包括患者的生活自理能力、角色功能、人际交往能力、现实检验能力的评估等。除此之外，患者的一般情况、社会文化背景、个性特征、可利用的社会支持系统等都需要全面评估，以利于制定符合个体特点的护理程序，有的放矢。

精神分裂症患者在评估时要注意三点：一是要关心和了解患者的需求，而不必过分着重于何种类型的精神分裂症有哪些特殊的症状，因为精神分裂症的分型对于护理计划的制定关系不大；二是要相当重视患者家属、朋友、同事提供的资料，因为许多患者没有疾病自知力，很难准确反映病史，患者的健康史、与发病可能有关的心理社会因素都是评估的重点内容；三是对患者心理、社会功能的评估，除通过与患者交谈、病情观察以及与家属朋友交谈外，临床上常借助一些心理、社会功能评估量表来测定。这些量表的应用可参阅有关心理测量的著作。

二、护理诊断

（一）躯体功能方面

营养失调：低于机体需要量。与受幻觉、妄想影响而拒食，极度躁动导致机体消耗增加，紧张性木僵导致摄入量不足等因素有关。

睡眠型态紊乱：入睡困难、早醒、多梦等。与环境生疏不适应；各种精神症状导致睡眠障碍，如兴奋、幻觉、妄想等因素有关。

（二）心理功能方面

（特定的）感知改变，与幻觉、急性发病有时伴有的定向力障碍、感知综合障碍等因素有关。

思维过程改变，与联想障碍、逻辑障碍、内容障碍等思维障碍有关。

自我形象紊乱，与感知综合障碍、妄想、抑郁等有关。

焦虑。

功能障碍性悲哀。

（三）社会功能方面

有暴力行为的危险，包括对自己或对他人。与幻觉、妄想、精神运动性兴奋、因自知力缺乏而对住院采取反抗行为等因素有关。

生活自理能力缺陷（下降），与言行紊乱时不知自理、木僵状态时丧失自理能力、精神衰退不能主动自理等因素有关。

自我防护能力改变，与木僵、急性发病期精神活动严重紊乱等有关。

语言沟通障碍，与幻觉、思维障碍、情感淡漠、违拗不合作等因素有关。

角色紊乱。

个人应对无效，急性期现实检验能力受损，应对能力下降；慢性期精神衰退应对能力与应对动力均缺乏；恢复期因外界压力（如社会歧视）而感到无能为力难以应对等。

三、护理措施

（一）常规护理

患者受妄想幻觉内容的支配，拒绝进食；木僵、精神衰退的患者自理缺陷，导致生活不能自理，营养失调；睡眠障碍是各型精神分裂症各阶段的常见症状；抗精神病药物的不良反应也可导致患生活料理困难，等等，因此做好分裂症患者的生活护理是非常必要的。

1. 保证营养供给

护士应了解患者不进食的原因，如害怕食物中毒而拒食的患者，可让患者自己到配餐间参与备餐或集体进餐；如兴奋、行为紊乱不知进食，宜单独进食；木僵患者应喂食；服用抗精神病药出现锥体外系反应者，应进半流或易消化饮食，护理人员可协助患者进食，并密切观察，防止因吞咽困难导致噎食。注意评估患者进餐后的情况，有无腹胀等，记录进食量，每周称体重。

2. 保证充足的睡眠

评估患者睡眠情况，如入睡时间、睡眠质量、觉醒时间、醒后能否继续入睡等，了解患者睡眠紊乱的原因。提供良好的睡眠条件，保持环境安静，温度适宜，避免强光刺激。对于新入院患者因环境陌生而入睡困难，护理人员应在病房多陪伴患者，直至入睡。防止睡眠规律倒置，鼓励患者白天尽量多参加集体活动，保证夜间睡眠质量。指导患者使用一些促进睡眠的方法，如深呼吸、放松术等。对严重的睡眠障碍的患者，经诱导无效，可遵医嘱运用镇静催眠药物辅助睡眠，用药后注意患者睡眠的改善情况，作好记录与交班。

3. 卫生护理

对生活懒散、木僵等生活不能或不完全自理的患者，应做好卫生护理、生活料理或督促其自理。对木僵患者应做好口腔护理，皮肤护理，女性患者经期的护理，二便护理；保持呼吸道通畅，头偏向一侧。对生活懒散者应教会其日常生活的技巧，训练其生活自理能力，如穿衣、叠被、洗脸、刷牙等，训练应循序渐进，不能操之过急，对患者的点滴进步应及时表扬鼓励。

（二）心理护理

1. 与患者建立良好的护患关系

精神分裂症患者意识清晰，智能良好，无自知力，不安心住院，对医护人员有抵触情绪。护理人员只有与患者建立良好的护患关系，取得患者信任，才能深入了解病情，顺利完成观察和护理工作。护士应主动接触、关心、尊重、接纳患者，温和、冷静、坦诚对待患者。

2. 正确运用沟通技巧

护理人员应耐心倾听患者的述说，鼓励其用语言表达内心感受而非冲动行为，并做出行为约定，承诺今后用其他方式表达愤怒和激动情绪；与患者交谈时，态度亲切温和，语言具体、简单、明确，给患者足够的时间回答问题，不训斥、责备、讽刺患者；不与患者争论有关妄想的内容，而是适当提出自己的不同感受，避免一再追问妄想内容的细节；对思维贫乏患者，护士则不要提出过多要求。

（三）社会功能方面的护理

鼓励患者参加集体活动，淡化不良刺激因素对患者的影响。安排合理工娱活动，转移其注意力，缓解其恶劣情绪。

（四）特殊护理

1. 合理安置患者

将妄想明显、症状活跃、情绪不稳的患者与木僵、痴呆等行为迟缓的患者分开安置；将易激惹与兴奋躁动的患者分开安置；有自杀、自伤、外逃等行为者，应安置在重症病房，有专人看护，24 小时不离开护理人员的视线。一旦有意外发生，应及时处理。

（1）掌握病情。做到重点病人心中有数，了解病情变化特点，严密观察病人幻觉妄想的内容及相应的情感反应，对异常行为要劝说阻止，防止发生意外。

（2）安全管理。加强病区环境检查：发现设施损坏应及时维修，病区办公室、治疗室、配膳室、浴室、杂用间等处必须随手锁门。加强病人物品管理：入院、返院、探视后，护理人员认真做好安全检查，严防危险物品带进病房。病人使用危险物品时，必须有医护人员协助以防发生意外。加强病人床单位检查：防止病人在精神症状支配下存放危险物品，导致危险行为发生。

2. 冲动行为的处理

预防患者冲动行为的发生是非常重要的。做好病房的安全管理，提供安静、舒适的环境，患者应在护士的视线下活动。患者一旦出现冲动行为，护士应保持冷静、沉着、敏捷，必要时让患者信任的护士予以口头限制，并配合药物控制；如有暴力行为，给予保护性约束，约束时要向患者说明，并注意约束部位的血液循环，保证患者基本的生理需要，病情后及时解除约束；冲动结束后和患者共同评价冲动前后的感觉，让患者说出自己的感受，给予理解和帮助支持。加强巡视，每 10 分钟巡视 1 次，定时清点病人数目确保病人安全。

3. 妄想的护理

妄想是精神分裂症患者最常见的思维障碍。在妄想内容的影响下易出现自杀、伤人、毁物、拒食、拒药等情况，应根据妄想的内容，有针对性地护理。如有被害妄想者，护士应耐心劝导，保证其外出有人陪伴；如患者拒食可采用集体进餐；如患者对同病房患者有被害嫌疑时，及时将患者安置在不同病房；如护士也被牵连进其妄想内容，护士不要过多解释，注意安全，必要时进行调整。有关系妄想者，护士在接触时，语言应谨慎，避免在患者看不到却听得到的地方低耳轻语、发出笑声或谈论其病情症状，以免加重病情。对有自杀倾向的患者，要禁止其在危险场所逗留，禁止单独活动，外出严格陪伴制度。

4. 不合作患者的护理

护士主动关心、体贴、照顾患者，使患者感到自己是被重视、接纳的。护士选择适当的时机向患者宣传有关知识，帮助患者了解自己的疾病，向患者说明不配合治疗会带来的严重后果。护士严格执行操作规程，发药到手，看服到口，服后检查口腔、水杯，确保药物到胃，但要注意采取适当的方式，要尊重患者的人格。对拒绝服药的患者，应耐心劝导，必要时采取注射或使用长效制剂。鼓励患者表达接受治疗时的感受和想法。对不合作的病人要适当限制其活动范围，防止病人出现逃离医院的行为。

5. 密切观察患者用药后的治疗效果和不良反应

一旦出现异常情况与医生联系并果断处理。治疗精神分裂症最常用的药物有氯丙嗪、氟哌啶醇、氯氮平等。治疗方法有口服用药、肌肉注射长短效针剂、人工常温冬眠治疗、氟哌啶醇快速注射治疗、电休克治疗等方法。精神分裂症病人大部分自知力不完整，不接受治疗、不能主动服药，护士要掌握给药方法和注射技巧，确保病人的治疗。

（1）氯丙嗪：属于低效价药物。临床主要不良反应为心血管反应。用药后病人可能出现头晕、直立性低血压、心动过速、心律不齐、心电图改变、过度镇静、癫痫发作、便秘、尿潴留等症状。针对以上问题，护士要认真观察病人用药后的情况，指导病人用后注意体位的改变，不宜做过度运动避免摔倒（如从卧位起立时应稍坐片刻后再活动，蹲站立时动作要缓慢）；多进食粗纤维和易消化的食物，多饮水、认真记录大小便情况，防出现尿潴留或肠梗阻；严密观察病人用药后是否出现药疹或严重的药物过敏反应如剥脱性皮炎、哮喘等。

（2）氟哌啶醇：属于高效价药物。临床上主要药物不良反应为急性肌张力障碍、药源性帕金森综合征、静坐不能、迟发性运动障碍。护士要针对主要问题指导病人正确用药，如病人表现出坐立不安、双手震颤、动作缓慢、扭转痉挛、吞咽困难时，护士要劝慰病人深呼吸，不急不躁、不紧张，尽量减少活动，必要时请示医生给予药物帮助缓解不良反应。进餐时要缓慢进食半流质食物，不吃煎炸或过硬带刺的食品。服药时可以将药片研碎后服用，如出现角弓反张、喉部肌肉痉挛呼吸困难者，护士要暂时停止给药，报告医生，给予东莨菪碱针 0.3mg 肌内注射；有的病人因长期大量用药出现不自主、有节律的刻板式运动，躯干或肢体舞蹈样动作等，护士要告诉病人避免到人多的地方活动，讲话、行动要缓慢进行，服药可以研碎，进餐一般为半流质食物等。

（3）氯氮平：临床上主要药物不良反应为粒细胞缺乏症。病人用药后一般出现流涎、多汗、嗜睡、食欲缺乏、便秘等。护士要观察病人睡眠情况，限制病人白天过多的睡眠，保证晚间的休息；并每日为其更换枕套、内衣，防止多汗流涎影响病人的个人卫生；鼓励病人多饮水，给病人易消化或粗纤维食品保证入量促进排便。不良反应严重时病人会出现粒细胞缺乏。护士要多观察病人，定期了解病人白细胞变化，每日监测体温、脉搏、血压，一旦发现问题，立即停药，实施保护性隔离，并报告医生积极处理抗感染，给予升白细胞药物或输血。

（4）口服用药：为防止病人藏药，病人服药后应检查病人口腔；观察用药后不良反应，如病人出现锥体外系症状、心血管症状、皮肤过敏、精神方面的症状等，应与医生及时取得联系并给予对症处理。

（5）注射用药：长效注射针剂应按医嘱准确执行，遇有不合作的病人需耐心解释劝说，尽量争取病人的配合。人工常温冬眠治疗过程中病人应卧床睡眠，减少活动、不探视，防止环境因素的干扰。护理人员定时为治疗中的病人测量生命体征，观察用药后的情况，记录睡眠时间、记录出入量。

（五）康复期护理

由于精神分裂症是一种慢性的、缓慢进展、预后不良的精神疾病，且具有反复发作的倾向，复发次数越多，精神缺损也越严重。因此，精神分裂症患者仅依靠治疗消除急性症状是不够的，而需要进行较长时间的维持治疗，使患者保持良好的健康状态，恢复原有的工作能力，重建良好的人际关系，预防疾病的复发。大多数患者由于缺乏有关精神分裂症的治疗、预防和保健知识，常常不能坚持长期治疗，致使病情加重或复发。因此，对康复期患者，也要加强护理，其中疾病知识的健康宣传教育工作非常重要。

应该使患者认识到精神分裂症是一类容易复发的精神疾病，使患者了解到防止复发的重要性。长期维持药物治疗是精神分裂症康复的重要策略之一。抗精神病药物的长期治疗目的为：巩固已达到的疗效；使残余症状继续得到治疗；使病情复发和再次住院的机会明显减少；使心理治疗和康复变得容易。按时到门诊复查，在医生的监护、指导下用药，不可擅自加药、减药或停药。即使患者病情稳定，仍应定期进行精神检查，使医生动态地、连续地了解病情，使患者处于精神科医生的治疗监护之下，以便早期发现病情复发的征象，及时调整治疗方案，改善患者的预后。通过复查，也可使患者得到咨询和心理治疗，帮助患者解决在生活、工作及药物治疗中的困惑，对预防复发具有重要的意义。

使患者及其家属了解病情波动、复发的早期症状，以便及早得到处理。例如无故自行停药或拒绝服药，出现睡眠障碍、情绪不稳，病中的症状又复出现，不能工作和社交、懒散等。如果患者出现上述症状，应该及时到医院就医。使患者能够识别常见的药物不良反应，并指导患者一旦发生严重的不良反应时，应立即就医，如过敏反应、白细胞下降、体位性低血压、急性肌张力障碍等。进一步锻炼和恢复患者的生活与社会功能。对于患者因病产生的自卑心理应予以疏导，帮助其主动扩大与周围环境的接触面，较好地完成社会和家庭中的角色功能。

避免精神刺激，生活要有规律。在家庭关系紧张的情况下，疾病复发的机会比家庭气氛融洽时高4倍，因此，应向患者及家属进行治疗性引导，使患者能够生活在一个温暖的环境中，并有一定的与亲属交往的空间，避免应激事件的刺激，保持良好的心境、充足的睡眠、适当的劳动、适度的娱乐，有规律地生活。协助患者亲属对精神分裂症的病程发展与预后增加了解，明确患者实际可达到的程度，以降低家属对患者的过高期待，解释患者出院后，家属可能面对的问题及困难，如经济问题、就业问题、照顾问题等，共同讨论以谋求对策，引导患者为尽快回归社会做好准备。

四、护理评价

护理评价即评价护理活动的结果，评价措施实施过程中患者的反应与变化，以明确目标是否得以实现或实现的程度。同时又可发现新的护理问题。对于精神分裂症患者可以从以下方面加以评价：症状消长情况；自知力恢复的情况；一般情况，包括基本生活自理情况、睡眠情况、营养状况、大小便情况等；对疾病的了解程度；对待未来的心态；家属是否掌握了正确的应对方法。

第二篇

生态系统
视角下精神
分裂症的康复

第六章　精神障碍的康复和社区治疗

第一节　概　述

精神疾病是一系列脑功能障碍和行为异常的不同疾病单元的总称，精神疾病症状的严重程度和持续时间都有很大不同。急性的和轻症的精神疾病，其症状和患者个人的痛苦通过躯体的治疗和心理治疗往往可以得到控制和缓解，更为重要的是，患者的社会功能不会受到明显的损害；而慢性重性精神疾病（chronic severe mental illness）则往往在成年的早期起病，在年富力强的时期反复发作，逐步失去独立生活能力和工作能力，给家庭和社会带来巨大的负担和压力。因此，这些患者除了需要在医院接受系统的治疗外，出院后更需要在社区或家庭中接受长期的、系统的康复治疗和照顾。一般来讲，需要接受生物心理社会康复的慢性重性精神疾病应符合以下几点：

（1）患有某一类型的精神疾病（如精神分裂症、心境障碍、药物滥用等）；

（2）有明显的因患该病所致的精神残疾（如失去独立生活能力、人际关系能力和工作能力）；

（3）存在精神疾病的明显症状；

（4）持续患病，反复发作，频繁住院治疗；

（5）对自己或他人的安全构成威胁。

为这些精神病患者提供临床医疗服务的专业人员主要是综合医院和精神病专科医院的精神科医师、心理医生、心理咨询人员和护士，家庭和社会是重要的辅助力量。但是这些医疗服务往往是阶段性的和零散的，很少从医院到社区给每一个慢性重性精神疾病患者的治疗和康复建立一个总体的系统规划和目标，更难组织和协调各方面的服务来完成这一个漫长的过程。在我国和西方发达国家都存在同样的问题。

精神康复（psychiatric rehabilitation），又称社会心理康复（psychosocial rehabilitation，PSR），是帮助那些因精神障碍而出现各种功能缺陷者达到在社区独立生活的最佳水平的过程，它是康复医学的一门分支学科，因此，其内容同样包括医学康复（治愈疾病和防止复发）；教育康复（又称心理康复，即正确认识疾病、面对歧视、提高心理承受力、纠正性格缺陷等）；社会康复（提高生活自理能力、人际交往能力、学习能力等）和职业康复（通过职业治疗提高病人对工作的兴趣，积累劳动经验，训练工作技能，胜任过去的工作岗位）（如图6-1）。

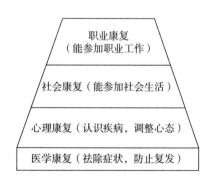

图6-1 四种精神康复内容之间的关系

医学康复是基础，心理康复是对这一基础的进一步巩固，社会康复是患者社会化的前提条件，而职业康复才是最高层次。四项内容综合在一起，构成整体康复（total rehabilitation）。总之，精神康复的最终目的是让患者摆脱精神疾病的困扰，自如地与人交往，并且能够胜任自己的生活、工作和学习。因而，它具有多学科、广泛性和社会性，充分体现生物、心理、社会医学模式（见图6－2）。

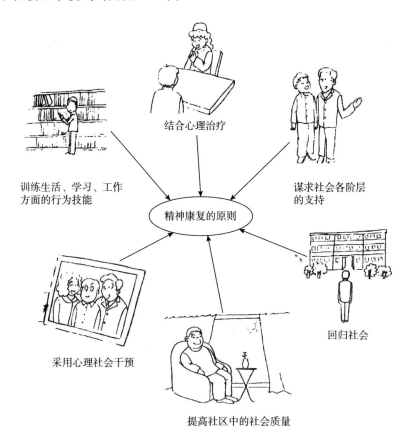

训练生活、学习、工作
方面的行为技能

结合心理治疗

谋求社会各阶层
的支持

精神康复的原则

采用心理社会干预

回归社会

提高社区中的社会质量

图6－2　精神康复的原则

在一般人的印象中，似乎只有等到病情痊愈之后，才能进行心理社会康复。其实不然，药物治疗和功能康复应该是同时开始的，即使精神病人的病情还没好，也要督促他自己照顾生活，适当地与人交往，住院病人还要参加工娱治疗、音乐治疗等。所以，精神疾病的康复过程就是药物治疗为主体、多种康复措施综合运用的结果。

长期以来，精神康复的对象主要定位于精神分裂症和精神发育迟滞患者，理由是精神残疾主要是由这两种疾病所导致。事实上，精神康复的对象应是由各种精神疾病造成的所有功能缺陷者。两者的区别在于如何认识功能缺陷。

根据 WHO 对功能缺陷的描述，造成严重功能缺陷的精神疾病已经不只局限于我们长期关注的精神分裂症和精神发育迟滞。WHO 在 1996 年的调查结果显示：全世界前十种致残疾病中，有五种是精神疾病（抑郁症、精神分裂症、双相情感障碍、酗酒和强迫症）。所以，精神康复的对象至少应包括这五种疾病患者。尽管我国还没有对各种致残疾病进行大规模流行病学调查和排序，但临床经验告诉我们，抑郁症和各类神经症对患者功能的影响是显而易见的，也是我们以往重视不够的。

根据 WHO 和世界银行对疾病总体负担（GBD）的统计，中国精神疾病的总体负担高居所有疾病之首，已经超过心血管病和恶性肿瘤。

第二节　慢性精神疾病的主要发展阶段

慢性重性精神疾病从中枢神经系统的病理学变化开始，逐步损害到对自身和周围环境信息的认知过程以及心理生理状态，思维、情感等方面的症状就开始表现出来。如果这种心理生理学的损害广泛、持久而且进行性加重，患者的社会和职业功能就会受到影响而成为精神残疾（mental disability），如不能集中注意完成任务、行为诡秘怪异、情绪变化反复无常等。精神残疾往往导致失去工作环境中的支持，患者将会进一步丧失其社会功能而成为残废（handicap）。上述 4 个阶段，即病理生理学状态、认知功能的损害、精神残疾和社会功能残废是慢性精神疾病的一般过程（表 6-1）。

表 6 - 1　慢性精神疾病的主要发展阶段

阶段	定　义	示　例	干预手段
病理变化	引起疾病的生物学过程或缺陷	前额叶皮质病灶	早期诊断如 PET 等
认知损害	认知功能的异常或丧失	思维混乱，情感失调	确立诊断，药物治疗
精神残疾	精神功能的受限或丧失	社会功能、工作能力下降或缺乏	功能评定，技能训练
社会功能残废	社会角色功能的缺陷或丧失	失业，无家可归	社区康复服务

　　尽管临床工作者无法改变患者对疾病的生物学易患性，无法消除患者生活中不可避免的应激因素，但是通过努力，我们可以缓和慢性重性精神疾病对健康的损害。采用综合性的生物心理社会学的方法和手段使患者的药物治疗有较好的效果，使其个人的心理社会功能达到较高的水平，这个过程就是精神疾病的生物心理社会康复。

　　生物心理社会康复的主要内容包括：

　　（1）社会技巧和独立生活能力的培训。

　　（2）家庭的心理教育。

　　（3）药物和症状的自我管理。

　　（4）支持性的病例管理系统。

　　（5）受照顾的居住条件和简单轻微的工作。

　　西方发达国家和我国许多城市精神康复的工作经验表明，这种综合的、协调的而且持续不断的康复治疗方式，促进了精神分裂症和其他致残精神疾病从精神症状到社会功能的全面康复。

第三节　精神康复的设施与方法

　　调整环境设施是精神康复的先决条件，如能在适宜的环境下训练患者的行为技能，将会取得较好的康复效果。而环境设施的改善又将弥补患者的功能缺陷，这对于长期住院的慢性患者尤为重要。

一、医院内设施

按我国目前状况，精神病院和精神病疗养院所采用的管理方法大多属于封闭性质，病房内的各种设施都围绕防止病人潜逃而设置。病人一律不得随意外出，活动范围仅局限于病区，一切生活行为及工具使用都受到严格的监护。精神病患者的住院时间少则两三个月，多则长达数年。在这种长期拘禁式的住院生活中，患者生活单调、信息匮乏，大部分时间沉默不语，逐渐形成所谓"住院综合征"（institutional syndrome）。表现为对周围的事物漠不关心，对医护人员的指令言听计从，对自己的未来毫无打算。由此可见，精神病院这种闭锁式的管理不仅不利于患者康复，反而加重了他们的社会性退缩。因此，改善院内环境设施的前提是在适当的监护下逐步实行开放管理，扩大患者的活动空间。实行开放管理既是调整环境设施的重要方针，又是改善患者心理处境、尊重人格及发扬独立自主性的有力措施。

目前，精神病院的环境设施和管理模式较前已经有了很大改观，具体表现在花园绿地的修建、工娱疗室的配备等。一些大型的精神病院为了适应患者康复的需要，改造了铁窗、装修了居室和楼道、增加了照明，墙壁上装点着书画作品、色彩绚丽的插花和制作精美的手工艺品，病区内配有电视并播放音乐，护士办公室以宽敞明亮的玻璃窗替代了以往古板的围墙，使医护人员更加贴近病人。总之，患者的住院环境更加家居化、人性化，住院生活更加丰富多彩（见图 6-3）。

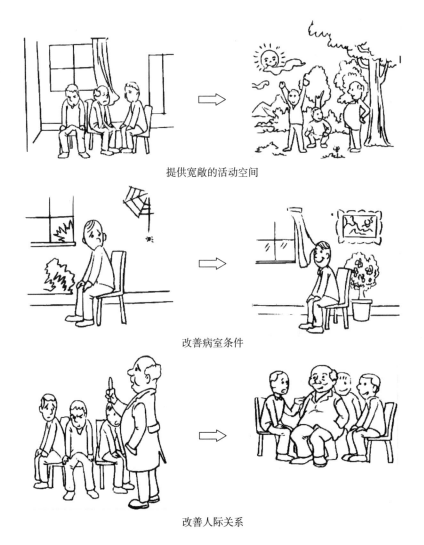

提供宽敞的活动空间

改善病室条件

改善人际关系

图6－3　改善患者的住院环境

二、过渡性康复机构

精神病患者在病愈出院、回到家庭之后，往往难以重返社会生活，只能闲散在家，无所事事，导致生活不规律、情绪不稳定、社会交往减少、职业技能退缩。有的人努力尝试着交友、求职，却终因无力适应激烈的社会竞争，碰壁而归，甚至诱使病情复发，反复住院，形成精神病院特有的"旋转门"（revolving door）现象。这就需要在封闭的精神病院以外建立一些过渡性康复机构，以帮助患者提高适应社会的能力，摆脱在医院和家庭之间循环往复的怪圈，早日回归社会。

过渡性康复机构的优势在于：

（1）促使病人建立正常的生活规律；

（2）通过集体劳动，增加病人的社会交往机会，培养相互协作的精神；

（3）使病人学习和恢复一定的劳动技能并通过自己的劳动成果，体验到自身价值；

（4）在工疗的过程中，病人随时可以得到医生的咨询，及时排解心理困扰；

（5）医生能够随时观察病人的服药情况，以及可能出现的药物副作用；

（6）能够早期发现病情波动的迹象，及时采取措施；

（7）在有可能的情况下，将病人的劳动产品转化为经济效益返还给病人，减轻病人及其家庭的一部分经济负担。

世界各国在过渡性康复机构的建设中进行了许多有益的尝试，这些设施按其职能分为以下几类。

（一）过渡性医院设施

过渡性医院设施，即在精神病院或精神卫生中心内设立日间医院（day hospital，也称为日间中心，day center，或日间照料站，day care）或晚间医院（night hospital），也有在医院外独立设置者。这种设施是帮助慢性精神病患者回归社会的一种形式。如果患者的家庭居住条件较好，即可白天在日间医院参加活动；对于那些缺乏居住条件者，如病情允许，则白天回归社区就业，晚上居住于晚间医院接受必要的医疗和康复措施。

（二）过渡性居住设施

这是主要解决居住条件的设施，称为中途宿舍（half－way house），或护理之家（nursing home）。这类寄宿处通常由经过专业训练的护士或社会工作者负责管理，一般接受缺乏独立生活能力或无家可归的慢性患者，此类设施会配备一些基本的医疗条件并开展行为康复训练。白天，尽可能将患者送往就业场所或日间医院。

（三）过渡性就业设施

这是比较接近现实的工作就业场所，主要培养患者的工作习惯和训练职业技能，为就业做准备。这类设施有庇护工厂、工疗站和农疗基地等。庇护工厂和工疗站吸收附近地区的患者，参加适宜的工业和手工劳动。农场除提供农业劳动技能训练外，多同时接受寄宿。这些设施均穿插安排某些行为康复训练和社交娱乐活动，也配以基本的医疗设备和条件。

（四）过渡性娱乐设施

为了增强患者的社交活动能力和文娱生活，部分国家和地区门为精神病患者设立"社交俱乐部"或"康乐中心"等，配备一定的文化娱乐设施，并有专人负责组织管理，还鼓励恢复期患者作为志愿者共同协助工作。

三、家庭干预

精神病人的病情越重，就越不承认自己有病，越坚决地拒绝接受治疗，这是由精神病的特殊性决定的，也给病人的康复带来了巨大困难。患者不来就诊，医生的医术再高也毫无用武之地。因此，患者家属的作用就显得至关重要，他们不得不承担起医生与患者之间的桥梁作用。

家属的桥梁作用不仅体现在精神病的早期发现和早期治疗上，还贯穿患者的整个康复过程。即使病情已经痊愈，家属仍然必须与医生保持密切的联系，共同商讨患者的维持治疗，及时解决患者在生活、学习、工作中遇到的各种问题，以防止病情复发，促进患者的社会功能恢复到病前水平。

家庭干预（family intervention）是近年来普遍受到重视的一项心理社会干预措施。国外多采用家庭心理教育与行为干预相结合的方法。特别是20世纪80年代以来，有学者通过一系列双盲对照研究表明，家庭干预合并药物治疗有效地提高了患者对治疗的依从性，降低了复发率。国内学者多采用集体教育性家庭干预，既经济，覆盖面又广，同样取得了降低患者家庭负担、减少复发率的效果。

第四节　社区精神卫生服务

一、有关概念

社区（community）是若干社会群体（家庭、氏族）或社会组织（机关、团体）聚集在一定地理区域，形成一个在生活上相互关联的大集体。其特点是：社区中群体的构成以一定的生产关系和社会关系为基础；社区有一定的地域界限；社区中居民具有特定的行为规范和生活方式；居民在感情上对本社区抱有地方观念或乡土观念。

社区精神卫生服务（community mental health service）以社区为单元开展精神疾病的预防、治疗和康复工作，目的是提高该社区居民的心理健康水平。

二、精神障碍社区康复的形式与内容

（一）基层专科

基层专科是根据我国国情而在目前较多采用的精神障碍城市社区康复

服务形式。基层人员，尤其是初级医疗保健机构的医务人员，在经过短期的专业知识培训后，成为专职或兼职的精神科医务工作者，并以此在基层开展精神障碍的防治康复工作。他们的工作，不仅能为精神障碍患者提供持续的综合性康复服务，同时对精神障碍患者的早期发现、早期诊断、早期治疗及就近诊治提供了较好的保证。

　　基层专科的工作内容一般包括：①设立专科；②开设家庭病床，并定期进行家庭访视；③负责本社区中康复期精神障碍患者的普通诊疗、病情变化记录及商讨制订相应的干预对策；④对本社区中精神障碍患者的重点看护对象定期随访，记录相关情况；⑤具体指导家庭及志愿者；⑥进行精神障碍防治康复知识的宣教工作；⑦收集与汇总本社区的精神障碍流行病学资料及防治康复资料；⑧与相应的指导性医疗机构及有关人员制定各类因人而异、因病而异的康复方案。

（二）精神卫生工疗站（组）和福利工场

　　这是国内许多地区目前较多采用的形式，是以职业康复为主，进行综合康复的组织。该类组织属于福利性企业，一般由街道（乡镇）办事处和民政福利部门主办与管理。接纳对象为本辖区内无固定职业、病情部分缓解或基本稳定且有一定劳动能力的精神障碍患者。患者们白天来工疗站，晚上回家与家人相聚。同时工疗站定期根据患者的劳动情况，发给一定的补贴。工疗站的主要康复内容有：职业康复；医疗康复和心理社会康复。即患者一方面参加学习劳动及文娱体育活动，另一方面接受药物维持治疗与支持性心理治疗。经过多年的实践证明，在工疗站（组）等场所进行康复训练的精神障碍患者，生活有规律，情绪稳定，有利于病情的好转与巩固。而通过作业疗法，患者的职业功能得到了较系统的锻炼与康复，有助于消除他们的自卑心理、实现人生价值。另外，集体活动加强了患者之间的交流，对改善他们的社交功能颇有好处。

（三）群众性的看护小组

群众性的看护小组是一种群众性、社会性的支持系统，属于自助性组织。即对辖区内不能来工疗站等康复场所的患者，在精神卫生防治机构的指导下，建立群众性的看护小组。看护小组成员一般由居（村）民委员会的干部、基层卫生人员、邻居及患者家属等组成。其主要职责或工作内容有：①定期访视、观察和记录病情，经常与医务人员保持联系；②督促患者遵医嘱按时按量服药，保证药物治疗的顺利进行；③关心患者的思想与生活，帮助他们解决实际问题与困难；④帮助患者提高自我解决问题的能力；⑤指导家属对患者的护理和照料；⑥及时发现病情变化的苗头，及时与专业医务人员联系；⑦对周围群众进行宣传教育，使他们能正确地对待精神障碍患者；⑧对处于发病状态的患者及时监护，防止或减少因病态的肇事肇祸。目前这种形式的康复过程越来越受到推广，在全国已形成一支庞大的防治康复队伍。

（四）厂矿企业开展精神障碍的防治康复工作

大中型厂矿在许多方面类似社区，可成立厂以及车间的精神障碍防治康复领导小组。由厂职工医院医生或车间保健医生接受培训，开设专科门诊，建立工疗站及车间看护网，并定期下车间或上患者家进行随访。

（五）家庭病床

开设精神科家庭病床，在我国已有较长的历史并积累了相当的经验，特别在农村地区，精神障碍患者就诊不便、住院困难的情况下，家庭病床更是重要的精神障碍康复服务形式。家庭病床即是指精神障碍患者在家庭环境中接受医疗与护理，充分利用家庭、社会的有利因素，促使病情好转，进行康复训练，并提高适应社会的能力。主要适应对象有：精神疾病病情虽重，但尚能在院外接受治疗的患者；受种种条件限制而不能或无条件去医院诊治的患者；新近出院的精神障碍患者的连续性医疗、康复服务。这项工作主要由各区、县或街道、乡镇的专职或兼职医生承担。其主要职责或工作内容有：①建立病史材料；②制订因人而异的防治康复方案；③督促患者遵医嘱按时按量服药，保证药物治疗的顺利进行；④对于病情稳定的患者，及时给予其心理上的支持和疏导，进行初步的心理社会功能训练，协助建立良好的家庭环境；⑤指导家属对患者的护理和照料；⑥对康复训练及治疗的效果进行评估，总结经验，进一步调整对策；⑦对处于发病状态的患者及时监护，防止或减少因病态的肇事肇祸。

目前社区精神卫生服务还存在一些问题，如一大批病人转入或滞留在社区，但社区的精神卫生服务设施还难以承担沉重的防治任务或疏于管理，结果使部分病人的治疗与康复未能落实，甚至成为无家可归者。但总体来看，社区精神卫生服务已经从"住院"向"社区精神医疗"转变（参见图6-4）。

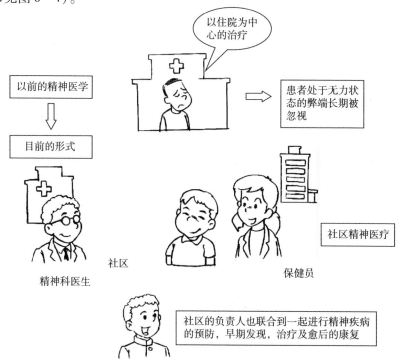

以住院为中心的治疗

以前的精神医学

目前的形式

患者处于无力状态的弊端长期被忽视

社区精神医疗

精神科医生

社区

保健员

社区的负责人也联合到一起进行精神疾病的预防、早期发现，治疗及愈后的康复

图6-4 精神医学目前从"住院"向"社区精神医疗"转变

第五节　工娱治疗和护理

工娱治疗（occupational and recreational treatment）是通过工作和娱乐促使疾病康复，防止精神衰退，提高适应环境能力的一种辅助治疗方法。目前，在我国，这种疗法除在各地精神病医院内广泛开展以外，在院外的精神病防治工作中也已成为一项有效的辅助治疗方法。

一、工娱治疗的作用

工娱治疗可使病人陶冶情操，促进新陈代谢，提高机体对外界环境的应对能力。充分利用环境因素，调动自身主观能动性，具有良好的锻炼和正性刺激作用。

病人置身于各种工作或娱乐活动中，可转移对疾病的过分关注，减轻病态体验，减少幻觉、妄想等症状所造成的不良影响，缓解焦虑、抑郁或恐惧等不良情绪。

病人根据兴趣爱好去参与各种活动，改善认知功能，增强集体观念及竞争意识，锻炼意志和毅力，并可结合相应的物质和精神鼓励，促进社会功能的恢复。

使病人改善与周围环境的接触，减少住院的孤独、苦闷和想家情绪。治疗中采取欣赏和参与相结合的方法，使病人自我调节，激发对生活、工作的兴趣，进而把自己与社会的要求相联系，提高病人的社交和工作技能，体现其社会价值，帮助其为回归社会做好准备。

二、工娱治疗的规模

需视医院规模、性质和床位比例而定。如果规模较小，以医疗、教学和科研为主的医院，可设全院性的工娱治疗室，集中进行工娱治疗；规模较大，床位较多，尤其住院病人多为久治未愈、病程迁延或慢性衰退的医院，可广泛开展较大规模的工娱治疗，这样既有利于病人参加各种形式的活动，也有利于管理。从事工娱治疗的医护人员不但应具备精神病学专业基础知识，还应具有一定的组织管理能力，熟练掌握各种工疗操作技术，具备一定的音乐、舞蹈等文体活动的表演及指导才能。

三、工娱治疗的种类

（1）音乐治疗。运用音乐的不同节奏、旋律、音调和音色，达到调节兴奋和抑制的作用。卡拉 OK 音乐治疗除了有上述音乐治疗的作用外，还能使病人主动参与，适合于情绪消沉、紧张不安和孤独的病人。

（2）舞蹈治疗。对情绪消沉、紧张不安和孤独的病人，舞蹈治疗可以活跃情绪、改善接触、增加活动、增进生活乐趣。

（3）阅读书刊画报、欣赏电影电视。可使病人轻松愉快、活跃情绪、丰富知识，有益于减轻对外界现实的疏远及陌生感。

（4）体育活动。如早操、工间操、球类运动、棋类及牌类活动、集体游戏等。

（5）其他集体劳动、竞技性娱疗、参观游览、服装表演等。对于兴奋的病人，选用节奏较快或强度较大的劳动，可使病人安静。对于情绪抑郁或情感淡漠的病人，工娱项目应有刺激性，材料应色彩鲜明，操作简单，常为多工序的流水作业，如糊纸盒，粘商标、包装等，目的是唤起病人的注意力，激发病人对周围事物的兴趣。对于慢性衰退病人和痴呆病人，工娱治疗应简单易行，如打扫卫生、运送东西、浇水等。应由护士耐心指导和做示范，不断提高病人劳动能力。

四、工娱治疗实施常规

（1）医嘱。病房医师可根据病人的病情和需要下达工娱治疗医嘱，同时填写工娱治疗申请单，注明病人的姓名、性别、年龄、职业、兴趣爱好、技术特长等，还应注明病人的诊断、主要精神症状、躯体状况、治疗情况、有无暴力行为（伤人、自伤和逃跑等危险行为）以及其他有关注意事项。根据其病情、职业、兴趣爱好和技术特长，在申请单上提出工娱治疗项目的建议。

（2）治疗前的准备工作。工娱治疗室的医护人员在接到申请单后，应亲临病房阅读病人的病历，并与病人做治疗前谈话。一方面接触病人，掌握病人的病情，另一方面要把工娱治疗的意义、方法、内容以及预期达到的目的和注意事项等告诉病人，以取得病人的信任与合作。

（3）治疗中的观察。当对病人的工娱治疗项目确定后，由工娱治疗室的护理人员做好病情观察记录。内容包括病人在治疗中的表现，如：工娱治疗时的态度、主动性、持久性、精确性、创造性、速度、质量、与护士的合作程度和病人精神症状的变化等情况。

（4）治疗结束后的处理。疗程已满或根据病情变化的需要结束治疗时，工娱治疗医师应在观察记录的基础上，书写工娱治疗总结。内容应包括病人的精神状态的变化、体质变化、学会了哪些劳动和生活技能、工娱治疗的疗效判定等。治疗总结一式两份，一份纳入病房病历，另一份由工娱治疗室留存。

五、工娱治疗过程中的护理

工娱治疗室应建立和健全工作人员职责、各项医疗护理常规、器械及用品保管、安全保障等制度。

在工娱治疗活动中，应根据病情，因人而异选择不同的项目，以便病人发挥各自的特长与爱好。

在工娱治疗过程中，护士应注意观察病人的精神状态变化，认真清点和管理好各种用品、器材和危险物品，防止病人伤人或自伤。集体工娱治疗活动时，应随时注意病人的动向，如其要中途离开时应予以陪伴。住院病人参加工娱治疗时，应做好交接工作，认真清点人数，以防病人走失。

组织郊外活动时，应经主治医师开医嘱，禁止有自杀、出走等倾向的病人参加，并组织好病人，将病人编成小组，严格按外出活动护理常规实施。

第六节　健康教育在精神分裂症患者中的应用

一、健康教育应用的范围

精神分裂症患者与其他疾病患者相比有其特殊性，所以对精神分裂症患者进行的健康教育也与其他科有区别，一般分阶段进行，在入院初期、康复期、出院前期都有不同的侧重点。在入院初期，患者往往缺乏自知力，精神症状明显，不能很好地配合教育计划，接受教育的能力也差，此时主要以劝导患者接受常规治疗，督促其进行力所能及的生活料理为主。在康复期，患者的病情基本得到控制，自知力有所恢复，有接受知识的能力，在这一阶段教育的目标一般是让患者了解疾病的可能病因、所用药物的治疗作用和副作用、怎样配合治疗提高疗效以及不同患者需要的具体知识等。而到出院前期，患者基本康复，这一期的教育目标是要让患者掌握如何避免痢疾复发、如何调控情绪、如何适应社会的技能等，为出院后顺利融入社会做准备。在每一阶段要进行效果评价，如果未达到预期的效果，则应重复该阶段的教育，直到达到预期效果后，再进行下一阶段的教育计划。

精神分裂症大多病程迁延，反复发作。且我国对精神分裂症患者的治疗模式是急性期住院治疗，待精神症状基本控制后即允许其出院回到家中。因此，大多数的照料工作由患者的家属，如配偶、父母、子女等来承担。由于他们缺乏与精神疾病有关的知识，常常不能很好地照顾患者。患者的自杀、服药过量、不按时服药、自行停药等行为时有发生，在很大程度上影响了患者病情的康复。此外家属对患者持有的不正确态度，如歧视、看不起、排斥或者害怕等，也极大地影响了患者回归社会。因此，对精神病患者及其家属的健康教育就显得尤为重要。在我国对患者及家属的健康教育通常仅仅由医生和护士在日常工作中和他们的谈话中间断地进行，缺乏系统的计划，因而不能给患者以及家属提供权威、准确、全面的知识。然而在国外，对精神分裂症患者及家属的健康教育已经广泛地开展。

在精神科，对患者和家属的健康教育至少有以下意义：①对患者的教育可帮助患者恢复自知力，增加患者回到家庭和社区后的服药依从性，从而减少病情的复发，减少再住院的次数；②对患者的健康教育还可以帮助他们合理安排自己的生活，按时服用药物，改变烟酒滥用习惯，避免不良刺激，增加人际交往，重归社会；③对家属的健康教育将增加他们对精神疾病的认识，使他们更好地照料患者，促进患者病情恢复；④有关精神疾病知识的增加可以改变他们对精神病患者的态度，使得他们不再歧视、排斥或害怕患者，从而有利于患者重归社会。因此，依照健康教育的一般步骤，即建立教育目标，选择教育方法，执行教育计划，进行效果评价，有必要针对精神科不同的疾病的特点和教育对象的不同，建立不同的健康教育计划，并科学地评价其效果。

既往的健康教育常常局限于精神分裂症。然而，近年来健康教育已经被广泛地应用于情感精神病、自杀干预、饮食障碍、艾滋病预防等领域。如美国的全国抑郁与躁郁症协会（National Depressive and Manic – Depressive Association，NDMDA）就是一个非营利性组织，专门教育抑郁症和躁郁症的患者、家属和公众有关这些疾病的治疗和预防知识。

二、健康教育的方法

传统的健康教育是医务工作者和受教育对象面对面进行的，然而，随着国际互联网的兴起，已经有研究者应用这一工具来进行健康教育。美国斯坦福大学医学院精神科在最近的一项研究中进行了名为电脑辅助的健康教育计划（Computer – assisted Health Education，CAHE），通过互联网对60名女大学生进行了健康教育，内容为增强对自己身体的满意程度、减少对体重和体形的关注程度。这一对照研究发现，经过三个月随访后，研究组的自我意象有所改善，而变瘦的冲动则减少了。研究者认为，通过互联网进行健康教育是可行且有效的。

三、健康教育的对象

医院健康教育的对象常常只是精神病的患者及家属，但是公众对这些知识也同样需要。精神病患者在社会上常常受到歧视，其原因之一就是公众对有关精神卫生知识的缺乏。因此，有研究者专门对社区人群进行了健康教育的对照研究并发现，健康教育虽然并不能明显地增加他们对精神病的知识，但是能够在很大程度上改善他们对精神病患者的害怕和排斥等负性态度，从而使得患者在社会中的整合程度有所增加。在进行了健康教育的社区中，精神分裂症患者和社区中的人群进行了社交接触，甚至还交上了朋友。而在斯坦福大学医学院精神科进行的研究中，健康教育的对象则是进食障碍的易感人群，目的则是通过健康教育改变认知，以预防进食障碍的发生。

四、进一步研究的方向

国内精神科的健康教育已有了很大程度的发展，但客观来说，其水平还有待提高。这表现在以下方面：①知识缺乏，绝大多数的护理人员没有接受系统、规范的有关健康教育方面的课程训练，故这一部分人员在护理实践中缺乏相应的理论支持；②管理相对滞后，健康教育的计划、评价没有统一的标准，目前都是各个医院自行制定，尚未建立有效的管理体系，在人员培训、实施规范、评价标准及方法体系方面都存在许多问题；③发展不平衡，健康教育在大城市的医院开展比较快，而基层医院进展较慢。进一步的研究应该集中于以下方向：在对护理人员进行培训的基础上，制定出针对各种精神疾病的健康教育程序，包括健康教育的内容、方式和评价方法，把健康教育的对象从患者和家属扩大到易感人群和整个社会。应用新的知识传播方式，即国际互联网，进行广泛的健康教育，以取得更好的效果。

第七节　精神分裂症的预防

一、概　述

对于任何一种疾病来说，预防、治疗和康复是"全程治疗"三个不可分割的组成部分。大部分精神障碍是慢性疾病，并有可能导致某种程度的残疾。因此，预防和康复更是精神医学中一个重要的环节，有时甚至比治疗更重要。

　　预防精神病学（preventive psychiatry）是临床精神病学范畴的延伸及其重要组成部分，而绝非离开精神病学实践的公共卫生工作，或单纯处于科研位置中的一个特殊专业。

　　精神疾病是人类常见病和多发病之一，随着工业化、城市化、家庭结构和人口结构的改变、人类预期寿命延长、生活事件和各种心理卫生问题的增加，精神卫生服务也必须从单纯地治疗精神病转移到预防、治疗和康复并重的服务。

　　精神分裂症的一级预防（primary prevention）和二级预防（secondary prevention）自 Cameron（1938 年）的开拓性工作以来一直未受到重视。直到近十年，精神分裂症的早期干预才再次受到人们的关注。精神病的发作不仅与阳性或阴性症状有关，也与具有特殊诊断标准的综合征有关。用阳性症状来定义疾病的发生比用阴性症状可信度更高，但 70% 的研究表明，病人出现阴性症状比阳性症状更早。若以第一次出现幻觉和妄想等阳性症状定义为精神分裂症首次发作的开始，到病人第一次得到治疗之前的这段时间，称为未经治疗的精神病阶段（the duration of untreated psychosis, DUP）。在精神分裂症发作之前，绝大多数病人已经有一段时间的非特异性、非精神病性症状（non-psychosis）的前驱症状。据报道，这段时间一般持续 1~2 年。前驱症状一般有生物、心理、社会等方面的改变，表现为社会功能下降，如社会回避、社会适应差、日常工作能力下降、生活应付能力差等；精神状态改变有感知觉变化、牵连观念、妄想情绪以及分裂样人格的表现。

　　"早期"的概念是相对"一般情况"来定义的。"一般情况"是指精神病发作以后进行治疗，甚至在很长的 DUP 以后才开始进行治疗。"早期"意味着比"一般情况"要早，即在精神病充分发作之前或 DUP 很短的时候。早期干预就是在以下两个阶段进行：（1）在前驱症状阶段进行早期干预；（2）在精神病发作之后缩短 DUP。

　　在前驱症状阶段进行早期干预即一级预防，旨在降低疾病的发生率。

一般的干预形式是：对所有人群进行监督或普遍性干预，然后对高危亚人群采用干预手段。在精神分裂症性症状发生早期进行干预，即缩短 DUP，为二级预防，旨在降低疾病的流行。采用的方式是尽早使用药物治疗或其他治疗手段。三级预防是在精神病发作以后给予足够长时间的有效治疗，包括防止疾病的复发。这一阶段不属于早期干预范畴，它与疾病发生时间、病程及充分治疗等内容相关。

一些研究是关注发病前阶段的，主要目的在于鉴定精神分裂症的早期症状。这些研究称高危因素研究。在这些研究中，精神分裂症患者的后代被前瞻性随访很长时间，目的是研究他们发展成精神分裂症的程度及早期征象如何。这些研究对早期鉴定精神分裂症非常重要。

1964 年 Caplan 首先倡导对预防精神障碍的重视，并提出了"三级预防"模式，对精神病学实践产生了巨大的影响。世界各国结合各自不同的社会制度、文化与民族特点，综合性地开展了精神障碍的预防工作。我国也制定了符合我国现实特点的"三级预防"体系。

二、精神分裂症的三级预防

（一）一级预防

一级预防（primary prevention）即病因预防。通过消除或减少病因或致病因素来防止或减少精神障碍的发生，属于最积极、最主动的预防措施。主要内容包括：

（1）增进精神健康的保健工作，充分加强精神卫生知识的普及和宣教，及时提供正确的心理咨询服务，提高人们对精神健康的自我保健，减少与各种应激因素有关的心理障碍发生的有效途径。

（2）加强遗传咨询，防止近亲结婚，减少精神障碍发生率。

（3）对一些具有易患精神障碍的"高危人群"，包括具有特殊心理素质者和从事高心理压力职业者，应采取特殊的心理干预措施，提供心理宣泄的途径，预防和减少精神障碍的出现。

（4）定期进行精神障碍的流行病学调查，研究精神障碍在人群的发生率、发病规律、影响因素和分布情况，结合地区人口构成的变化，为相关部门制订规划、进行决策，从宏观上预防精神障碍的发生提供依据。

（二）二级预防

二级预防（secondary prevention）的重点是早期发现、早期诊断、早期治疗，并争取疾病缓解后有良好的预后，防止复发。由于许多精神障碍具有慢性或亚急性起病、症状隐匿、临床表明确特征性等特点，往往失去及时干预的机会。因此，二级预防是精神障碍防治工作中极为重要的环节。其主要内容包括：

（1）积极、深入并有计划地向群众宣传精神障碍的有关知识，提高人们早期识别精神障碍的能力，尽早发现精神异常者。同时，要改善人们对精神障碍以及精神疾病患者的偏见，及时就医，把疾病控制在萌芽状态。

（2）对确认或可疑的精神障碍者，指导患者及家属及时就诊，明确诊断，积极治疗，争取使疾病达到完全缓解。同时，积极进行随访与巩固治疗，减少复燃和复发。

（3）在综合医院内设立精神科和心理咨询科，做好会诊—联络和咨询及培训工作，帮助非精神科医师早期发现、早期治疗精神障碍患者。

（三）三级预防

三级预防（tertiary prevention）的要点是做好精神残疾者的康复训练，最大限度地促进患者社会功能的恢复，减少功能残疾，延缓疾病衰退的进程，提高患者的生活质量。其主要内容包括：

（1）积极谋求各级政府部门对精神疾患的重视和支持，协调各相关部门工作，构成精神障碍防治康复体系，为减少精神残疾、提高精神障碍患者的生活质量和生活保障提供帮助。

（2）对经过治疗、病情趋于稳定的患者，进行多种形式的心理治疗和康复训练。让患者正确认识疾患，进一步正确认识自己，克服性格弱点，正确应对现实生活中的各种心理社会问题和矛盾。同时，督促患者按时按量服药，防止疾病恶化、努力减少残疾，使患者最大限度地恢复心理与社会功能。

（3）建立各种工娱治疗站、作业站、娱乐站，对患者进行各种康复训练，同时进行健康教育和疾病咨询，使患者早日恢复家庭生活和社会功能。

（4）做好出院患者的定期随访工作，使患者能够接受及时而有针对性的医疗指导和服务。调整出院患者的生活环境，动员家庭成员支持和参与患者的康复活动，指导家庭成员为患者制订生活计划，努力解决患者的心理健康问题和日常生活中的实际困难。

（5）关心和满足精神障碍患者的合理要求，重视心理、社会环境对疾病预后、复发的影响。想方设法妥善解决精神障碍患者以及精神残疾者恢复工作或重新就业，对支持其心理状态与投身于社会大环境接受锻炼有着相当重要的作用。

第八节　对精神分裂症早期干预的研究进展

一、一级预防的有关研究

（一）白金汉研究（The Buckingham Project）

白金汉研究始于 1984 年，结束于 1988 年，是精神病一级预防的开拓性研究。它是第一个有组织地监测精神病的研究，对本领域产生了重大影响。

该研究在英国白金汉宫海岸的郊外进行。研究者使用类似于 DSM－Ⅲ－R 中的前驱症状标准来检测一些早期精神病病人。对凡是可能具有前驱症状的病人，马上进行特殊精神健康评估，并进行早期干预。干预手段包括：低剂量药物治疗、家庭危机干预、强调解决问题和社会技能训练。该研究还给予病人和家属精神分裂症知识方面的教育。

这一研究历时 4 年，检测出 16 例具有前驱症状的病人，他们被称为"准精神病（prepsychosis）或准精神分裂症（Preschizophrenia）"。其中只有一个人患有精神分裂症，用低剂量抗精神病药治疗 3 周后就缓解了。当地十年前的流行病学资料表明，精神分裂症每年发病率为 2.5。作者说在干预期间精神分裂症的发病率已下降 10 倍，即由 7.4/100000 降到 0.75/10000。因此早期干预取得了成绩。这一研究在方法学上没有明确的证据证明早期干预可以从前驱症状的检测与治疗中获得成功。但这一研究具有开拓意义，为今后的研究打下了基础。

（二）PACE 研究（Personal Assessment and Crisis Evalution Service）

PACE 即个人评估和危机评估服务，是澳大利亚墨尔本的一个临床服务机构。迈克格雷（McGorry）和同事是精神病早期干预领域国际合作的主要推动人。PACE 的目标在于寻找精神病早期的危险因素，也就是界定即将发展成精神病时病人所处的高危状态。

表6－2　前驱症状的三种类型

轻微精神病性症状	新近表现出至少一个符合 DSM－Ⅳ分裂样人格诊断标准的症状：牵连观念、奇特的信仰或想象、感知觉障碍、奇特的思想及言语、偏执观念及奇怪的行为和表现。
短暂的精神病性症状	表现出短暂的精神病症状，即 DSM－Ⅳ中定义的幻觉、妄想或破裂性言语，在自然缓解前至少持续一周
具有精神疾病一般性的特点或状态	病人持续处于非特异性焦虑或抑郁状态，GAF 分＊最近至少减少 30 分，一级亲属在 DSM－Ⅳ中定义的精神分裂症疾病谱中

＊：GAF 整体功能评定量表（Global Assessment of Fuction）。

PACE 着眼于一般门诊病人的保健措施和青少年精神健康的改善。他们协助所有的病人发掘自己所经历的各种精神病性症状。使用这个诊断标准来评估所有来就诊的病人。在 16 ~ 30 岁的病人中具有前面定义的一个或多个前驱症状的就要接受一个月一次的精神病理学检查。这一研究也具体地将前驱症状转变成精神分裂症定义为以下几点：

（1）出现下面症状中至少一个：

Ⅰ幻觉，按 BPRS[①] 幻觉分达 3 分或以上；

Ⅱ妄想，按 BPRS 异常思维内容分达 4 分或以上；或者按 BPRS 猜疑分达 4 分或以上。

Ⅲ思维形式障碍：按 BPRS 概念紊乱分达 4 分或以上。

（2）症状出现的频率至少一周几次。

（3）精神状态发生改变的时间周长于一周。

在 16 个月中，有 119 人受到评估，其中有 49 人符合前驱症状的标准。从 1998 年发表的资料看，有 20 例病人被随访了至少 6 个月，其中 40% 发展成为精神分裂症，5% 尚在第一个月的随访当中。将发展成精神分裂症的病人（8 例）与没有发展成分裂症的病人（12 例）作比较，发病组具有较高的 BPRS 分，更高阴性症状分和抑郁症状分，更低的后活质量分和 GAF 分。在对 60 名充分符合前驱症诊断标准者的随机非盲法临床试验中，随访 6 个月，治疗组（32 例）接受抗精神病药治疗（利培酮 1 ~ 2 毫克/日）、抗抑郁药治疗、抗焦虑药治疗及认知行为治疗。对照组（28 例）接受基本的支持治疗、抗焦虑药及抗抑郁药治疗及认知行为治疗。治疗组有 12.5% 发展成精神分裂症，对照组为 36%（P < 0.05）。这个研究所定义的前驱症状诊断标准，尚需要一个随机双盲对照实验来支持其显著性。

（三）波恩早期认知研究（the Bonn early recognition study）

在德国，精神分裂症的早期症状被称为基础症状（basic symptoms,

---

① BPRS：The Brief Psychiatric Rating Scale 简明精神病量表。

BS）。这个概念包括病人发展成精神病之前的早期神经心理改变的自我体验。首次由 Huber 等提出，被 Schneider 发展起来。BS 在波恩基础症状评估量表（Bonn Scale for the Assessment of Basic Symptoms，BSABS）中有具体描述。这一研究中的病人都来自德国大学医学院的精神科临床，按 DSM - Ⅲ - R 的诊断标准具有人格方面、情感、躯体化和焦虑障碍。病人由心理工作者、心理治疗师和神经科医生为进一步澄清诊断转诊而来，记录下 BS 基数值后，病人被随访 8 年，目的是记录转化成精神疾病的比例及 BS 与发展成精神分裂症的关系。有 69 名病人入组，其中81%至少有一个基数值上的 BS。8年随访中58%发展成精神分裂症。发展成精神分裂症的 BS 有"认知思维""感知觉""自动性障碍"以及分裂样人格的出现率高，具有统计学上显著性。这是一个没有任何特殊干预的纵向研究，研究人群经过高度选择，由于是转诊而来，其中一些病人已或多或少地接受有效治疗、BS 的预测能力可能比非选择性人群要弱一些。

（四）通过对危险因素的确定、管理和教育来干预早期精神分裂症（PRIME）

PRIME（Prevention through Risk Identification，Management and Education）即通过对危险因素的确定、管理和教育来干预早期精神分裂症。研究在美国的耶鲁大学医学院进行，目的是用双盲实验研究非典型抗精神病药对早期精神分裂症进行干预是否能阻止或延缓精神分裂症的发生。入组的病人在 14~15 岁，充分符合前驱症状的定式检查（structured interview for prodromal symptoms，SIPS）和前驱症状严重程度量表（the severity scale of prodromal symptoms，SOPS）。用奥氮平和安慰剂随机双盲对入组的病人进行一年的治疗随访。所有的病人接受社会心理干预，包括应激方式和解决问题的技能训练。目前的资料表明，前面 35 例被判定为处于危险状态的病人中有 24 例已经随机进入临床试验。到 2000 年 1 月 1 日为止，精神分裂症的转化率为33%。

二、二级预防的有关研究

（一）EPPIC 研究（Early Psychosis Prevention and Intervention Centre）

澳大利亚的早期精神病预防和干预中心（EPPIC）作为一个精神卫生服务机构，强调早期诊断与治疗，为早期精神病和难治性精神病提供早期监测和特殊治疗。他们的研究称为 EPPIC 研究。EPPIC 的入组病人均是在 1996 年 3 月～10 月的首发精神病人，匹配组则由 1989～1992 年的首发精神病人中选出。病人发病年龄在 16～30 岁，按特殊定义的精神病状入组。研究目的在于评估 EPPIC 所采用的干预措施对照以前的处理方法在 12 个月后的结果。从 1996 年发表的文章可知，有 51 例病人进入两个样本。按照不同的年龄、性别、诊断、婚姻状况和损害前功能将两组配对，比较了基数值的特征和一年后的预后。没有发现 EPPIC 组 DUP 减少具有显著性。匹配组的平均 DUP 为 237 周（中位数为 60），EPPIC 组为 191 周（中位数为 52）。1999 年又进行了一个更大样本的研究。匹配组 140 人，EPPIC 组 110 人，仍没有发现 DUP 缩短有显著性差异。匹配组的平均 DUP 为 226 周（中位数为 30），EPPIC 组为 175 周（中位数为 52）。用对数的统计学方法处理资料后，发现事实上 EPPIC 样本的 DUP 更长。在一年随访中，EPPIC 中的病人住院率和住院时间显著降低，在急性期和急性后期所用神经阻滞剂的剂量显著性减少。而且，EPPIC 的病人生活质量量表得分显著提高，随访期间阴性症状显著性减少。他们发现这样的结果在 DUP 为 1～6 个月的病人身上更加显著。

（二）TIPS（Early Treatment and Intervention of Psychosis）历史对照研究

TIPS 即精神病的早期治疗和干预。这一研究旨在检验对首发精神分裂症进行早期治疗能否改变疾病的自然病程。在 1993~1994 年，TIPS 计划实施以前，挪威的 Rogaland 进行了一个对首发非情感性精神病的病人的描述性研究。以 1993~1994 年选出没有采用过早期干预措施的病人为历史对照样本（The historical control sample，HC）。以 1997~1998 年选出采用过 TIPS 的早期干预措施的病人为早期监测样本（the early detection sample，ED）。两个样本从同一地区取出。这个历史对照研究提出的问题是：ED 系统是否可以缩短 DUP？HC 组入组 43 个病人，ED 组 51 个病人。ED 样本 DUP 缩短有统计学显著性（平均114~118 周，中位数为26~28）。DUP 缩短以男性居多。基线上精神分裂症/分裂样精神病的比值改变从 10.6（HC）到 1.2（ED）。在基线上精神分裂症的诊断频率由 32（HC）到 20（ED）。需说明的是，入组时 ED 病人也显著性年轻些，病前适应能力更好，精神病性症状也比较轻。然而，在入组时，物质滥用的也更多。更肯定的结论出来前需要重复实验。

迄今为止，没有一个研究有充分的证据证明一级预防精神分裂症是可能的。虽然有些研究描绘了前驱症状的特点，可以提示其转化成精神分裂症的危险性。但前驱症状的特异性仍很模糊，还有不可避免的假阳性。使用抗精神病药和使用"准精神分裂症"或"准精神疾病"这样的词汇，给病人带来的身体或心理的副作用也是不可忽视的问题。另一方面，PACE 临床试验研究的早期随访资料显示，在前驱症状阶段使用六个月抗精神病药物治疗，可能显著减少精神分裂症的转化率。虽然这个研究需要双盲设计的实验来重复，但它也提出了一个问题，即在前驱症状期用抗精神病药进行早期干预带来的伦理问题不一定会比假阳性更大。这需更多的研究来清楚地回答这些问题。

关于二级预防，有一个尖锐的问题，缩短首发精神病人的 DUP 是否可以带来更好的预后？目前还没有一个设计良好的研究可以证明早期治疗带给病人的预后有何不同。也有一些观点认为不管预后如何，早期干预对病人总有好处。虽然缩短 DUP 后的长期预后不能肯定，短期效果却很显著。首先，尽管长期预后仍会很差，但早期干预也可以缩短病人处理明显精神病性症状的时间；其次，如果缩短 DUP，一些负面影响也可以减少，例如可以减少自杀率。在一项研究中，24% 的病人说在早期阶段有过自杀念头。无法知道有多少自杀的人曾经有过前驱症状或 DUP。可见，如果在疾病发生的第一年就进行早期治疗应该可以提高病人的生活质量。

早期干预措施很难组织并且花费昂贵。虽然有一些对首发精神分裂症早期干预的较好的试验，但很重要的是需要设计良好的实验来肯定早期干预精神分裂症或首发精神病可以改善病程和提高预后的假说。研究还要能证明哪些方面的预后得到改善，例如症状学、神经认知功能、学习或工作能力、生活质量等。特别重要的是，研究应能鉴别亚人群，使他们能比一般人群更加从早期干预中受益。

第七章　国外精神康复历史与现状

第一节　社区康复的发展历程

　　精神健康是一种健康状态，指的是个人具有自我认知，对日常生活中的压力能应对，具备有效工作的能力，并对社区有所贡献。作为总体健康不可或缺的组成部分，精神健康对个人功能、家庭以及社会的良好状态产生重要影响。每个国家都有精神健康问题的人群，他们往往被孤立、歧视甚至剥夺应有的权利。纵观历史，精神病学服务的发展大体可以划分为两个阶段。第一个阶段的主要目标在于隔离精神障碍的群体以保护社会。世界上各地区早期建立的精神病院都是监禁式的，收容对社会具有危害性或破坏性的病人。伴随着社会的发展进步，人们对精神健康的需求与日俱增。第二阶段的任务以维护精神病人的权益为主，同时精神健康服务不再局限于精神健康问题的人群，而是进一步扩大到提高全社会的精神健康水平。精神健康没有被列入社会发展的议事日程，往往是由于对这类问题缺乏科学理性的认识，进而存在广泛的歧视和偏见。

　　精神疾病正在成为中国公共卫生所面临的核心挑战之一。随着我国经济的发展和社会的转型，人们在生活水平提高的同时，生活节奏也日益加快，传统价值观念以及行为模式与现代理念不断发生着冲击和碰撞。这一过程为人们的精神心理健康带来了诸多不利影响。目前我国精神心理疾病占疾病总负担的 22.8%，已超越心血管疾病，跃居疾病总负担首位，2020年之后将占我国疾病总负担的 25%。不容忽视的是，伴随我国国民经济的快速发展，改革不断深入和社会竞争的持续加剧，精神心理疾病的患病率呈现持续上升的态势，成为 21 世纪人类面临的最重大的健康挑战。

然而，目前我国精神卫生服务面临严峻的问题。精神卫生服务机构少，专业人员数量短缺。据 2013 年统计显示，我国共有精神卫生专业机构 1650家，精神科床位 22.8 万张，平均 1.71 张/万人口（全球平均 4.36 张/万人口）；精神科医师 2 万多名，平均 1.49 名/10 万人口；而我国患有精神和心理问题的人口比例高达 17.5%，总数超过 2 亿人。我国精神卫生服务还存在资源分布不均，城乡和地域差异明显，常见精神障碍和心理行为问题的认知率低，社会偏见和歧视广泛存在，讳疾忌医多，科学就诊少，精神障碍社区康复体系尚未系统建立等诸多问题。社区精神医学是指以社区人群为基础，进行精神疾病的治疗、护理、精神康复及预防的一门科学。任何一个国家的精神病学服务机构均取决于该国家的一般医疗服务机构。在许多不发达国家，初级卫生保健和精神病学服务均不足。而以患者为中心的社区精神康复模式有望改写这一困局。社区精神卫生服务体系结合急重性精神病患者入院治疗是精神障碍诊疗的较好模式，是精神病诊疗的发展方向。

一、精神医学服务的历史

回顾历史昭示未来。为了解社区精神康复的现代观念，考察过去的演化过程将很有帮助。从历史上看，人们在很大程度上从神话或宗教术语来理解精神疾病，例如，认为病人是被魔鬼或幽灵附身，精神疾病也常被视为对过去所犯错误的惩罚。这些观念至今还在许多传统社会中存在。

18 世纪中叶以前，几乎没有任何特殊设施提供给患精神病的人。在英国，几乎所有患精神病的人都依靠《济贫法》条款的帮助居住在社区里，否则就住在监狱里。英国 1744 年的《流浪者法》第一次将贫民与精神病人从法律上加以区分，并为后者设立了治疗的场所。与之相应地发展了一些主要为付得起钱的精神病人提供服务/治疗的私人机构（"疯人院"—后来被称作私人精神病院），它们也为受教会支持的贫民服务。然而，虽然有先驱的努力，在 19 世纪初，许多精神病患者依然没有受到照管，他们如同流浪者一样地生活，或像劳动教养院和监牢里的人。

19—20 世纪，随着科学和医学的进步，人们认识到精神疾病有其生物或医学原因，是与不同卫生状况有关的身体功能和结构方面的损害。这种医学模式视精神疾病为一种个体问题，并且把注意力放在治疗和由专业人员提供的医疗上。无论如何，19 世纪的精神病院，即使在过于拥挤的状态，也还为精神病患者的照管提供了其他地方所没有的标准。精神病人受到了免受侵犯的保护，得到居所、食物和一般医疗保障。这些利益的获取以丧失个人选择和自主权为代价。这种平衡的缺点带来长期住院以及过分保护和脱离主流的生活方式。

对患者人道主义关怀的里程碑式的事件是 1793 年皮内尔在巴黎领导了将患者从枷锁的约束中解放出来的重要活动，并引入了对患者照管更为人道的其他变革。在英国，公谊会慈善家 William Tuke 提出了类似的改革设想。1792 年他在约克郡建立了精神病人收容所，为病人们提供了愉快的环境和适当的职业训练与娱乐设施。治疗建立在"道义的"（即心理学的）管理和对患者意愿的尊重上，这与躯体治疗（当时通常是放血和导泻疗法）和当时大多数医生喜欢采用专制方式的处理形成鲜明的对比。

伴随着住院患者的日益增长，在过分拥挤的住院条件和工作人员日渐短缺的压力下，理想中的道义管理的时间越来越少，于是看管的方式再度被采用。这种向看管照顾的变化，得到了 1890 年澳大利亚《精神错乱法》的认可，这项法律增加了对出院的限制。这种看管式管理持续到了 20 世纪。

现代的社会精神医学和社区保健的兴起是在第二次世界大战后。半个多世纪以来，精神类疾病的治疗模式在全球发生了巨大的变化。20世纪60年代之前，全球的精神类疾病治疗均以医院的机构化治疗为主体，中国的精神病院也均设在郊区，对病人进行封闭式治疗。推进精神疾病康复模式转变的重要伴发事件是在二十世纪六七十年代残疾人运动，个体的和医学的观念受到挑战，产生了许多社会性态度的转变，形成残疾人照料的社会模式。这些观点把注意力从残疾的医学方面转移到残疾人面临的社会障碍和歧视上。残疾被重新定义为一个社会问题，而不是一个个人问题，解决这个问题的重点是祛除社会障碍及社会的改变，而不仅是靠医疗。对残疾认识的改变起重要作用的是残疾人运动，该运动发起于20世纪60年代的北美及欧洲，现在已经扩展到全世界。著名的口号"没有我们的参与，不能作出与我们有关的决定"就表明该运动产生的巨大影响，残疾人组织把焦点对准在让残疾人达到完全参与及机会均等上。这些组织在发起《残疾人权利公约》上起到关键作用，该公约促进了向人权模式的转变。

社会对于不幸的人的态度更为热情。许多精神病学家在战争时期对"战争性神经症"的治疗经验使他们对精神疾病早期治疗和社会康复更加有兴趣。

一些影响导致了精神病医院的进一步变化。50年代后期，以美国为代表的国家提倡开展精神病患者非住院化运动，以减少精神病人的住院人数，使更多病人重返社会。在英国，国家卫生服务组织的出现，使包括精神医学在内的医学服务进行了普遍性的机构重建。1952年氯丙嗪的引入，使得对异常行为的管理更为容易，也更易于开放封闭的病房，鼓励患者进行社会活动，使部分患者出院到社区生活。

尽管有这些变化，服务仍然集中在一个简单的位点上，常常远离人群的中心。在美国，Goffman（1961）指出州医院为"完全的机构"，被隔离的社区与日常生活分离开来。他描述这类机构为非人道的、无弹性的以及独裁的。在英国，一些大的精神病医院以"临床贫乏"和"社会贫乏"为特点。许多社会康复的方法都用于改善住院条件、减少长年机构生活的影响。职业和工业治疗为慢性功能丧失的患者从医院到庇护居所或普通家居的迁移做准备。

对于社区的患者，日间医院的建立为他们提供了连续的治疗和康复的条件，开放旅馆为他们提供住宿。所有这些改变的结果是，英国和其他国家精神病医院的患者人数大幅度下降，这种改变在美国尤为迅速。尽管有这些改变，精神病学服务的基础仍是大的精神病医院，而这些医院住处距离患者的家非常远。不幸的是，许多地方的社区服务设施不能满足新出院患者的需求。

在最初成功转出许多住院患者之后，人们曾乐观地设想大的精神病院应当关闭，以散在普通医院的小的精神卫生单位取而代之，并得到社区的支持。在多数国家关闭医院的活动在逐渐进行。值得注意的一个例外是意大利，它在最初慢慢地跟随着其他国家的改变，而后来则发生了重大的变化。在1978年以法律条例废除精神病医院，代之以一个全面的社区服务体制。禁止精神病院收病人，要求在普通医院里创建精神科并在指定的区域发展社区服务。这一运动——民主精神病学——确信，严重的精神疾病是由社会条件所诱发而并非缘于生物学因素。这种突然改变的结局是各不相同的。在意大利，那些改革后经济宽裕、从业人员热情高的地区，这种新的规定是成功的。在那些新设施供给不足的地方，这一改变给患者和家属带来了许多问题。在英国和其他一些地区，虽然改变的步伐较慢，但依然出现了同样的问题。一些没有充分支持的患者在社区里很难管理，甚至需要反复住院，于是，这种安排便成为众所周知的"旋转门政策"。渐渐地人们发现早先对"非住院化"治疗的优点的看法过于乐观，医院外的服务对出院患者和其家属的需求不足以提供帮助。于是开始发展更恰当的尝试，一种被称为社区照管的政策开始出现。

自世界卫生组织首次提出社区康复概念以来，随着经济社会的发展和残疾人权利意识的不断提升，在联合国组织的持续推动下，社区康复已逐渐成为多个国家，尤其是发展中国家社区发展的主要策略之一。自1976年世界卫生组织倡导社区康复（CBR）以来，目前已有60多个国家和地区开展此项工作。40多年的实践证明，社区精神卫生服务体系结合急重性精神病人入院治疗是精神疾患治疗的较好模式，也是以后精神病诊疗的发展方向。

由于医院的关闭，精神病学服务不得不承担三项任务：第一是治疗，在社区，慢性精神障碍的患者也许已经在医院住过多年。第二是帮助初级卫生保健机构发现、预防和早期治疗不太严重的精神障碍患者。第三是在尽量在不住院的情况下治疗急性重性精神障碍患者并尽可能距离患者家近一些。这些工作在指定的人群中执行。服务是全面的和持续的，并且提供多学科治疗。这些普遍的原则在英国和美国的具体操作过程中产生了较大的差异。

英国社区照管最初的发展，有选择性地针对长期住院治疗的严重精神障碍患者。在美国，则更强调预防和精神障碍的早期干预以避免被收治住院。

一个没有误解和偏见的社会环境有助于精神疾病患者的康复。实际上，很多症状可以通过早诊早治得到良好控制。哪怕是严重的精神分裂症患者，也一样可以像常人一般学习和工作。社区精神卫生中心为患者提供心理和社会照管，更着重于心理社会问题的早期干预（危机干预）而非慢性精神障碍者的照管。这种侧重引起一些人对各中心的不满，因为从长住医院出院的患者发现，他们只能进住私立医院或监狱，或加入大城市的流浪人群之中。

在英国和其他地区，一些对社区服务普遍接受的原则得以发展：

（1）医院照管：入院手续应简单，尽可能去综合医院的精神科而非精神病医院。尽可能使患者作为门诊或日间患者。

（2）康复：最初的希望是使大多数患者能够独立生存，接下来较适中的目标是预防病情进一步恶化。

（3）外部管理：因为一些不稳定的患者不愿接受已有的照管，工作人员不得不主动提供服务并随访。

（4）多学科小组：照管小组通常包括精神科医师、社区护士、临床心理学家和社会工作者。小组成员之间工作密切结合并与志愿小组一起合作。

（5）合法的革新：在许多国家，新的法律被用于限制强制性治疗，鼓励可选择的院内照管。这些革新也反映了对于个人权益的更广泛的公共关注。

（6）患者的介入：患者越来越多地介入他们自己治疗的计划和群体服务之中。

精神科医生、其他健康服务人员、患者和家属可能对不同评价方式下的益处和益处的重点持有不同观点。患者最关注经济的安全性、朋友关系、满意的工作、性伴侣和免于药物副作用。精神科医生最关注症状的缓解和治疗风险的降低。每一个精神疾病评估均包括一个对治疗需求的评定，经常被称作保健计划。

二、精神病学服务的地区计划

精神病学服务计划在大多数国家是以地域为中心而设置，这样的地域在英国称为地区，美国则称为集中区，欧洲的称作界。界的大小各有不同，从瑞典的 15000～50000 到德国的 250000 不等。在中国我们叫作社区（community）。

地区（社区）的构成有四个要素，包括地域、人群、社会互动以及共同的意识和利益。具体地说：

（1）具有一定的地域空间界限（如行政区划、社团、企业、商业中心、机关、学校等）。

（2）由一定生产关系或社会关系的人群组成。

（3）社区内的人群具有观念、情感等取向上的亲和力及凝聚力。

（4）地域人文特征具有延续性，并且随着时代的发展具有流动性（如交往模式、生活习俗、行为规范等）。

基于在功能上具有空间、联接、社会化、控制、传播以及援助等作用，地区计划因而具有其优越性，具体在于：

（1）具有局部人群的变异多样性，如老年人群所占比例不同。

（2）与不同部分精神病学服务的结合，如专为青少年或成人提供的服务。

（3）将精神专科和全科卫生服务有机结合，如为儿童精神障碍、精神发育迟滞所提供的服务。

（4）结合医学、社会和志愿者开展服务。

另一方面，地区计划也有其自身的不足：

（1）对于那些低发病率又需要专业照管的病患所提供的服务条件难以满足其需求，如对于安全需要较高的重症精神病患者。

（2）不同的地域区划服务的质量差异。

（3）健康服务与社会服务达到和谐共赢面临诸多矛盾。

以上不足之处可以通过两个方面来弥补：一是在提供服务方面加强区域间合作，二是需要设置国家最低标准来予以规范。

三、制订地区计划的步骤

有专家（Thornicroft & Tansella，2000）列举了制定地区计划的 7 个步骤：

（1）确立原则：当计划涉及拥有不同价值和目标的专业代表时，这一步尤其重要。如果这些分歧没有在开始时就识别出来并进行商议，会成为以后会议中未能达成一致意见的难以表述的原因。

9 个服务计划原则：

1. 主动性：患者应该可以自主选择

2. 连续性：经历一段持续时间，期间有不同服务部分的介入

3. 有效性：有益处可供获取

4. 可获得性：在有需要的任何时间和地点，均可获取照管

5. 全面性：在不同需求及其用户之间建立广泛联系

6. 公平性：在资源的分布和方法的使用方面，应保持公开和公平

7. 责任性：针对服务者和接受服务者赋予各自的责任

8. 协作性：在精神病学服务范围内以及与其他服务之间保持通力协作

9. 效率性：利用可获得的资源最大限度满足需求

摘自 Thornicroft 和 Tansella（2000）。

（2）设定边界：确定不同精神病学服务部分之间（如，普通成人服务和物质滥用服务之间）、初级和次级保健之间（如，治疗不太严重的精神障碍患者）以及医学和社会服务之间（如为出现品行障碍的青少年提供支持）的职责。

（3）评定群体需求。

（4）评估目前的设施，如国际精神卫生服务纲要（WHO，1990）。

（5）建立策略性计划。在反省当前设施的缺陷后制订计划，建立近期和远期目标。这一计划应广泛讨论，按照所得评议反馈意见，恰当修正实施计划。

（6）尽量利用可获取资源，按照计划重点执行。

（7）监督和复查服务资金被证实用于原定预算，作为一个决定是否改变服务以便为患者及家属带来更大利益的评估因素。患者及其家属应参与上述的若干步骤。

（8）社区精神病学服务的组成：因为社区精神病学服务由全科医师提供照管，我们从初级保健中精神障碍的治疗开始谈起。

专栏　社区服务的内容

门诊和社区服务

- 社区评估
- 院外危机服务
- 门诊服务
- 专家心理治疗
- 通科医院联络
- 与初级保健相关的日间服务
- 训练课程
- 康复
- 庇护工作站
- 日间医院
- 自助小组
- 社会团体
- 使用者小组和倡议者服务

住院服务

- 通科急诊病房
- 加强监护病房
- 中度安全病房

其他服务

- 旅馆：工作人员日夜非睡眠守护
- 旅馆：工作人员夜间睡眠守护
- 旅馆：工作人员夜间电话值班
- 有探视员的小组家庭
- 受指导的个人居所为特殊小组提供的服务
- 儿童和青少年
- 老年服务
- 学习障碍者服务
- 司法服务
- 物质不当使用者的社会服务和福利服务
- 收入支持
- 房屋支持
- 家居食物帮助

同其他机构的联络

- 缓刑/法庭转换
- 救护机构

＊修订自 Thornicroft 和 Tansella（2000）。

　　在精神科，康复指帮助患者达到和保持他们的最佳功能。这些过程可在医院内、日间医院或康复中心进行。康复程序为医学康复、职业康复、社会康复和住所康复。

　　（1）医学康复：大多数康复项目中，患者需要药物控制精神分裂症或情感障碍的症状。

（2）心理康复：心理学的方法包括支持性治疗、行为治疗和社会技能训练。

（3）职业康复：职业治疗帮助患者养成作息规律，并且提供与他人交往的机会。良好的训练结果是个体获得自信的源泉，而酬金则进一步实施了鼓励。过去的职业治疗常组织患者进行简单的工作，但近年来随着健康人群失业率的增长和非技术性工作数目的降低，许多国家中能力弱者的就业机会也下降了。因此，康复计划现在包括园艺、手工艺、烹饪和其他能建立成就感、帮助无业的患者合理安排时间的活动。

（4）社会康复：可能的话，精神病患者应被鼓励参加健康人参加的团体活动。不能参加的人，则可以到需要特殊帮助的协会或活动中心，他们可以和有类似困难的人在一起。

第二节　国外社区精神医学的发展和现状

通过分析美国、英国、日本、瑞典、法国、澳大利亚等发达国家和地区的社区精神医学发展和现状，为我国社区精神卫生服务健康发展提供借鉴。

一、美国社区精神医学的发展和现状

1946 年美国国会通过《国家精神卫生法》，并在 1955 年、1961 年作了两次修订。去机构化的精神病权利保护行动——"精神科非住院化运动"在美国全面开展，使全美精神病床总数由 1955 年的 55.8 万张减至

1980 年的 13.8 万张，并且还在不断下降。20 世纪 60 年代美国国会成立专门委员会，1965 年通过《社区精神卫生中心法案》，在全国各州普遍建立社区精神卫生中心，让住院病人重返社区，通过社区住院、社区门诊、社区急诊、部分住院及开展咨询教育服务等 5 项服务，在社区中进行治疗、护理和预防。1975 年增加儿童精神卫生问题、老年期精神障碍、酒依赖、药物成瘾、进入州医院前筛选、出院后服务及提供临时性住宿等 7 项。1955—1977 年，院内服务占全部精神科服务的比例由 77.4% 下降到 28.4%，而院外服务由 22.6% 上升为 71.6%。70 年代中期，8 个州的 12 所精神病院关闭或撤并，中心转向社区。至 1985 年，全美共有社区精神卫生中心 750 家，占全国 1500 个社区的 50%。1955—1985 年的 30 年中，社区精神康复发展迅速，服务范围扩大，大医院床位下降，社区设施增加。经过 40 多年的实践，社区精神卫生服务取得良好的效果，接受社区治疗的精神病患者，每人每年的花费仅需 900 美元，比住院治疗每人每年 15600 美元下降 94%，使精神疾病患者广泛获得了有效治疗。

美国精神疾患社区治疗队伍由临床精神科医生、临床心理学医生、躯体疾病治疗医生、社会工作者、精神科护士及其他辅助人员组成。以社区为单位成立若干治疗组，每组成员 10 人以上，照顾约 120 位精神病患者，组中一般有临床精神医生 1~2 人，临床心理学医生、躯体疾病治疗医生和社会工作者多人，精神科护士若干人组成。临床精神科医生的主要职责是负责病人的药物治疗及整体疗效的判定。组中成员均接受过较好的专门训练，具有扎实的专业知识外，还有丰富的社会经验，能处理好各种人际关系，善于发现问题并能有效解决问题。

社区精神卫生服务体系是一个综合性体系，兼有管理、治疗、护理、康复、监督等多项功能。病人进入社区治疗组后，并不像传统封闭式住院治疗那样限制自由，病人一般生活在较为自由的环境中，社区治疗组成员将 75% 的时间放在直接照顾病人方面。社区治疗的显著特点是灵活性和实用性，除进行常规治疗外，还可能对病人开展有关工作技能、就业、社会交往能力方面的训练，甚至会对病人进行出门乘车、购物、洗衣和房间清理等日常生活方面的训练。在与病人接触过程中，要观察其症状、生活能力和社会功能等全面情况，以决定下一步的治疗重点。除接受社区治疗外，对于急重病人还是要积极送入急性精神病房进行治疗，同时还存在部分住院治疗，部分住院包括日间住院、晚间住院、周末住院等多种形式，日间住院就是病人白天到医院来接受各种治疗和康复训练，晚上回家，这种医院被称为"没有床位的医院"。

二、英国社区精神医学的发展和现状

英国是社区精神康复工作起步较早的国家之一，1948年成立国家卫生服务体系。精神卫生服务机构均为国家公办，患者免费接受治疗或只付少量费用。主张在社区照料患者，而非隔离起来，发展综合医院精神科，减少大的精神病专科医院。

英国社区精神医学发展始于20世纪50年代。当时英格兰、威尔士的精神病床位有14.8万张，约每1000人口中有床位3.2张。从那以后，英国开展社区精神病治疗，床位占用率开始持续稳定下降。目前，大约每1000人口中有床位0.4张。在初建的120所精神病院中，有30所已经关闭，且计划在未来的几年中陆续关闭剩下90所。

200万～500万人口一个区域，设区域和地方卫生局。以每25万人口为单位，设立一个社区卫生部门，各自负责辖区精神卫生保健和康复工作。英国社区精神卫生服务体系是由社区精神卫生中心、综合医院的精神病床、日间医院及日间中心和病人家庭支持共同构成。社区精神卫生中心是社区精神卫生服务的工作基地，它为精神病人及精神病家庭提供心理教育干预治疗和危机住院服务，中心有3～4张床位，将处于危机状态的病人收住几天，危机期度过后便出院。

三、日本社区精神医学的发展和现状

20 世纪 50 年代以前，日本的精神病人被强制监护在家庭或精神病院内，毫无人身自由。到 60 年代中期，出台了新的精神卫生法修订案，强调社区精神卫生的一线机构是保健所，各都、道、府、县均设精神卫生中心，自此以医院为中心的精神病医疗体制逐步向社区服务转变。1995 年颁布的《精神保障福利法》进一步促进了精神障碍者回归社会，建立并充实精神病人回归社会的设施，包括生活训练设施、职业技术训练设施、福利院及福利工厂等。急重病人将进入急性期治疗病房，1998 年日本全国 47个都、道、府、县实现精神科急救系统。慢性精神病患者症状缓解和基本缓解后进入福利设施。同时进一步普及日间医院及夜间医院。

Cocoron 是日本福岛区的一个非营利组织，当地社区成员于 2002 年组建，包括市长及一名社区精神科专家。取名"Cocoron"意思是"心"和"精神"。Cocoron 主要关注社区发展问题，因为贫困是该社区需首要解决的问题，因此 Cocoron 致力于为社区中所有人，包括残疾人及普通人提供平等的参与权利、安全保障及尊严。该组织在组建之初，为了提高工作人员、管理人员及社区成员的意识，在当地政府支持下，邀请各部门专业人员，用三年时间举办了一系列培训活动。随后，Cocoron 在社区内组织生产性活动。鉴于农业是当地的主要收入来源，Cocoron 组织开办了小卖店和咖啡馆，叫"Cocoroya"，出售当地的农产品如蔬菜、蘑菇、水果等，还出售快餐及甜品。Cocoroya 很受欢迎，成为当地人的聚会场所，特别是在报纸和电视等相关媒体对此进行宣传报道之后。

2004 年 3 月，Cocoron 在 Izumizaki 村开办了援助精神健康问题者的社区中心。Cocoron 意识到残疾人，特别是精神健康问题者，被主流活动边缘化。Cocoron 向精神健康问题者及其家庭提供了一系列支持服务，包括咨询、住宿、工作指导、教育、支持和训练等。许多精神健康问题者不仅被纳入了创收活动中，也加入了其他社区生意，并成为 Cocoron 的主要劳动力。这些活动给精神健康问题者的生活带来了根本性转变，他们不再住在"精神病院"，不再被社会隔离，他们可以在包容、友好的氛围中工作。这些活动改善了他们的健康和社会经济状况，并让他们体验到自主满意而独立的生活。Cocoron 是社区工作融合发展的典范，在那里，残疾人，特别是精神健康问题者融入了社区生活，并成为社区生活中不可分割的一部分。

四、瑞典社区精神医学的现状

瑞典的社区精神卫生服务是由精神保健服务所提供的，精神科门诊与具有各项规章制度的社区精神保健所相联系，社区精神保健所为其分管的居民提供一线诊疗及护理，每 3 万居民配备一名精神科医生，在社区各种类型的精神病患者均可得到照料。医护人员为病人提供质量高、家庭氛围浓、受纪律约束的整体诊疗护理。急重性患者由综合医院负责。值得一提的是，瑞典是一个高福利国家，在保健服务所就诊的病人每年仅需缴纳较少数量的会诊费和药费，最高不超过 175 克朗，其余部分免费，对儿童、老人及享受社会福利待遇的病人均实行免费。

五、法国的精神卫生分区化服务模式

医生和护士轮流或定期到社区为精神疾病患者提供包括门诊服务，建立老年中心、儿童指导中心、患者公寓、日间住院中心、职业康复中心、精神科急诊、精神科病房和危机干预中心等，提供全方位的服务。

使精神病院和社区服务有机地联成一体，既满足了患者对社区服务的需求，又发挥了精神病院在服务中的主导和技术优势。

分区化服务模式的代价比较高，导致法国精神卫生消费在欧洲国家中处于较高水平。

六、澳大利亚的精神卫生分区化服务模式

维多利亚省的 1986 年《精神卫生法》规定，治疗应尽可能在社区中进行，不应远离患者的住处（或其亲属、朋友的住处），治疗和护理应尽可能考虑到帮助患者生活、工作和参与社区事务。附属于医院的"社区精神卫生中心"得到了大力发展，为患者提供出院后的门诊等系列服务。精神卫生机构相应配备"急诊评估与治疗组"（CATT）、"机动援助小组"（MST）、"持续服务组"（CCT）等团队，成员通常由医生、护士和社工组成。"急性住院单元"（AIU）通常仅有少数床位，平均住院 2 周左右，且多为开放式管理。

以上介绍了几个国家社区精神医学的发展和现状，其他如比利时、德国、意大利及挪威等国的社区精神医学发展也值得借鉴。意大利从 1978 年起关闭了所有精神病院，所有精神病人都在专科医生指导下在社区治疗康复。欧盟在欧洲各国推广这种服务模式。总的来说，以美国为代表的西方发达国家近年来社区精神医学发展迅速，并逐渐趋于完善。当然相应的问题也存在。由于基于社区的治疗和服务需由不同部门协作完成，如果协调不好或管理不当，会影响社区病人的用药规律性，不利于病情的系统、彻底治疗和控制。有些情况下，由于社区精神卫生服务机构多属福利性机构，隶属关系复杂，社区服务工作人员收入微薄，导致社区工作人员缺乏积极性。

国外社区精神医学发展的成功经验就是：社区精神卫生服务体系结合急重性精神病人入院治疗是精神疾患诊疗的较好模式，是以后精神病诊疗的发展方向。这为我国社区精神卫生服务健康发展提供了很好的借鉴。结合我国实际情况，充分利用有限的服务资源，采用多种形式的服务，加强社区精神卫生教育及精神卫生基本知识的宣传，转变传统精神病诊疗观念，注重精神病康复人员的社会功能的再塑，加强社区服务人员的培训，

在各社区建立一支训练有素的由精神病专家、心理专家、行为训练学家、政府官员、医生、护士、医学生、社会服务人员、志愿者和病人家属多层次人员组成的社区服务队伍，必将使我国的社区精神医学健康、稳定、高速发展。

第三节　国际社区康复理念的演变

纵观现代社区康复的发展历程，横向结合一些国家和地区社区精神医学的发展和现状，国内外对社区精神康复在理念上发生了深刻的改变。当代社区精神医学的形成和发展主要源自美国的精神病人非住院化运动。基于社会和管理的系统视角，社区康复模式从社区治疗模式扩展为医学－社会模式以及包容性发展模式。传统的医学模式强调模式个体的医学治疗，而精神病人回归社会是以其功能的恢复为前提，重点放在"个人的责任"。而医学－社会模式则拓展了视角，把精神病人回归社会的责任扩展至社会，认为主要责任在于社会，强调以社区为基础，整合社会各方面的努力，使个体全面康复。这也正是开展社区精神康复的理论根据。而包容性发展模式在医学－社会模式的基础上，进一步强调主流社会观念、价值观的改变以及社会无障碍环境的建设。

一、"社区治疗"模式

1976 年，世界卫生组织首次提出一种新型、有效、经济的康复途径，即社区康复，建议各成员国，特别是发展中国家，要积极开展社区康复（community－based rehabilitation，CBR）。世界卫生组织于 1978 年发表阿拉木图宣言，作为一种策略提倡，支持以社区为基础的包容性发展。通过充分利用社区资源，提升低等或中等收入国家残疾人获得康复服务的机会。在过去40年的发展中，通过与其他联合国组织、非政府组织以及残疾人组织等多方协作，社区康复已经发展成多层面的策略，用以满足病人广泛的需求，确保他们参与乃至融入社会，并提高个体的生活质量。目前开展社区康复的国家和地区已经超过90个。

对于精神病人，基于社区的康复方针，强调社区康复对于精神病人的重要性。WHO 精神卫生和物质滥用司司长 Benedetto Saraceno 认为："与精神病医院相比，社区精神卫生服务不仅更便于严重精神残疾病人获得，而且在照顾其需要方面更为有效。社区精神卫生服务还能减少常见于精神病医院的忽视和侵犯人权的可能。"40 多年的实践证明，社区精神卫生服务体系结合急重性精神病人入院治疗是精神疾患治疗的较好模式，也是以后精神病诊疗的发展方向。

由世界卫生组织主导的社区康复，其重点在于向社区中的社工、残疾人及其亲友传授基本的康复和训练技术，强调对残疾人损伤的"社区治疗"模式。有精神健康问题的人，得到的支持和健康服务极其有限，特别在低收入国家和地区，常将精神卫生问题的人排除在社区康复项目之外。但是，在印度农村，针对慢性精神分裂症患者服务的社区康复项目却收到了很好的效果，这意味着社区康复可以为有精神卫生问题的人提供良好积极的效果，尤其是在资源匮乏地区。

当病人在医院中长时间被隔离治疗时，症状会因为药物的关系得到改善。但当病人回家后，就会习惯性藏药、中断治疗并导致复发，然后又重新回到医院。这种在医院与家庭之间的往复，就是著名的"旋转门"现象。对于精神疾病的治疗，最终的目的是要让患者回归正常生活，因而药物、心理和社会都是治疗过程中不可或缺的部分。最理想的治疗是以患者为中心，构建社区内一体化治疗模式和疾病管理体系。社区精神康复，在社区采取综合协调性措施，包括医学、教育、社会、职业等方面，反复训练残缺者，减轻致残后果，最大限度恢复与改善病残者功能，提高其活动能力，改善生活自理能力，促使其参加社会活动，提高生活质量。例如日间病房，就是病人白天在医院里接受治疗，也接受一些功能恢复训练，晚上可以回家。这样他们还是生活在家庭中，治疗也更具有社会性。

事实上，精神分裂症从首次发作到五年内复发的概率在80%左右，且首次发病的年龄普遍较轻，通常介于15～35岁。随着病情的反复，中枢神经的损伤也会逐步加重，患者因此而中断学业或失去工作的概率也相应提高。这不仅会给患者家庭蒙上阴影，也会造成社会的沉重负担。倘若没有特别的医疗体系支持，患者甚至有可能被家人放弃，从而流落街头。

面对这样的挑战，美国从20世纪70年代起就开始考虑如何在治疗过程中帮助患者尽可能地融入社会，基于社区的治疗方案也由此建立。具体而言，家庭与其所在的社区共同组建治疗团队，从过去基于"医生＋家庭"的治疗系统转变为"医生＋社区＋家庭"的多向治疗系统。作为牵头人，社区中的个案管理师（Case Manager）会联合社区中的康复医生、心理医生等，共同对患者进行持续的支撑与治疗，并有责任尽早发现患者的复发迹象，以付诸积极的医院治疗。

这样患者几乎可以回归到一个正常的工作和家庭环境中，社区还会帮助患者寻找适合的工作，使患者自食其力、有尊严地生活，这都有助于康复。大量的病人其实是可以与精神性疾病一起生活的，直到他们慢慢老去。即使他们可能要在长达30年甚至50年的漫长岁月中与疾病作斗争，但值得庆幸的是，他们基本能像正常人一样生活。精神疾病患者中，大多在恢复期尤其渴望工作，渴望人际互动。

实际上，构建一套以患者为中心的社区一体化精神卫生康复模式，远非一个企业或一间医院即可触及的理想状态。过亿的精神障碍患者群体康复之路背后，需要举全社会之力的推动。联动社会资源，探索精神障碍患者从医院治疗向社区康复的过渡。

二、社区参与社区康复活动

在印度农村一个非常落后的地区，Chatterjee 和他的同事调整了社区康复的原则，特别针对当地资源的运用和精神健康问题者，家人和当地小区补充了精神专科服务，达到服务程序简单化和平等化目标。当地人员经过培训成为社区康复工作者，为残疾人提供全面家庭服务，如找出在家里生活的慢性精神分裂症患者，确保他们获得相关医院的临床服务、定期随访和监督、对患者及其家庭进行指导教育、制定康复策略等。另外，多方努力共同致力于提高社区对残疾的认识、减少歧视、促进经济发展和社会康复。在多数村庄，精神健康问题者及其他相关成员组成了自助小组，以此推动当地的严重精神问题者，达到经济和社会融合。接受了社区康复项目服务的精神健康问题者，其临床结果和残疾状况，优于门诊治疗者。

社区康复项目的主要策略是强调患者的参与、动员利用社区现有资源、联合多部门（卫生、民政和当地政府）、推动人权意识。该活动的成功开展进一步推动了当地政府的卫生委员会与非政府组织的合作，将精神卫生服务包含在合作计划和预算内，并进一步扩大至全区范围。

三、"医学－社会"模式

1994 年，联合国国际劳工组织、联合国教科文组织、世界卫生组织联合发表了《社区康复联合意见书》（以下称《意见书》），系统地阐明了社区康复的概念、目标、实施方法以及使社区康复可持续发展的要素。《意见书》中对社区康复的定义是"社区康复是社区发展的一项策略，使所有残疾人均具有平等的机会和达到社会一体化。社区康复要通过残疾人自身、残疾人家庭、社区以及相关的卫生、教育、职业与社会服务机构的共同努力来得到实施"。《意见书》把社区康复从"社区治疗"模式转变为

"医学－社会"模式，更强调社区资源的整合和残疾人与健全人接受多种服务的机会均等。由于这一"联合国模式"具有权威性、指导性、实用性和可行性，它对各国的社区康复工作具有重要的指导意义。

当代概念的康复（Rehabilitation）已拓展到"调整周围环境和社会条件"的层面，还包括纠正和处理疾病继发的观念、情绪、行为的紊乱，即心理健康的促进；尤其是将提高生活质量、实现"平等机会"和"社会一体化"列入了康复的总目标。"消除偏见、勇于关爱"的口号就体现了这一精神。社区精神康复的三大目标：践行品质生活、有功能的生活以及满意的生活。近年来传统的精神病服务模式受到越来越多的质疑，复元理念介入精神病人士的服务模式，这一理念因在实践中的良好成效开始受到重视。

阻碍患者复元的困境分为内在因素及外在因素两种。其中，内在不良因素有：疾病症状干扰、社交封闭且同质性强、对未来感到茫然等。精神病患者外在环境的限制有：家庭及亲友支持不足、公众对精神病人士的否认、社会支持网络薄弱等。除此之外，精神病人士还遭受一系列混乱的康复服务经历。正是这种长期积累不良的内在成长与外在影响的交互过程，最终阻碍精神病人士的复元。社会工作者在复元理念的导向下对7位精神病人士开展个案服务，介入的主要内容有：协助案主情绪宣泄、提升疾病管理、运用优势视角促进能力发挥、规划未来、建立资源绿洲、处理疾病的污名、促使患者在互助中成长等。研究发现，当社工介入精神病人士的复元之路，帮助患者处理生理病症，制定应对疾病的策略以及构建良好的社会支持网络时，精神病人士能展现正向的复元。复元是一种生活方式，即使受到疾病的限制，依然要过一种满意的、充满希望和有所贡献的生活。

四、"包容/融性"发展模式

在20世纪90年代，随着社区康复项目的增长，社区康复的发展观念有了很多改变。大家认识到需要多层面的合作。进入 20 世纪末期，随着 WHO 提出 21 世纪人人享有初级卫生保健，社区医学逐步建立，社区精神病学开始发展起来。

精神病患者在发展议程中的包融权是他们取得平等的一种途径。为使精神病患者能够自己创造机会、分享发展成果、参与决策，可能需要一种双轨的方法。

发展的启动通常是自上而下，由政策制定者在特定地区启动而远离社区水平，社区没有参与规划。现在人们认识到发展的基础是社区的个人、小组或组织，或代表的参与，在发展的所有阶段，包括计划、执行及监测。社区方式有助于保证发展延伸到贫困及被忽视的地方，促进更包融、现实及可持续发展。很多机构和组织能促进社区发展途径。例如，世界银行促进社区驱动发展及世界卫生组织促进社区康复启动。

2003 年，在赫尔辛基召开的国际社区康复回顾与咨询大会提出了很多重要建议。随后，2004 年国际劳工组织、联合国教科文组织以及 WHO 的共同文件《社区康复联合意见书》提出：社区康复是在社区内促进所有残疾人康复、享有平等机会和融入社会的一项整体发展战略。社区康复的实施有赖于残疾人及其家属、所在社区，以及政府和民间的卫生、教育、劳动就业与社会服务等部门共同努力。社区康复成为残疾人康复、机会均等、减少贫困及增加包融性的社区发展的一种策略。

2006 年第 61 届联大通过《残疾人权利公约》，为社区康复发展提供了政策框架。2010 年 10 月，世界卫生组织、联合国教科文组织、国际劳工组织和国际残疾发展联盟共同出版了《社区康复指南》，作为各国实施《残疾人权利公约》的具体步骤。《社区康复指南》是指导各国实施社区康复发展战略的通用原则，包括全纳、参与、可持续和赋权四项原则。

全纳（社会包容）是社区康复的最基本原则，指社区康复项目要包括所有种类的残疾人、要让残疾人可以参加所有活动并消除残疾人发展的各种障碍。包融性发展就是包容并涉及每个人，尤其是那些被忽视及被歧视的人。社区方式有助于保证发展延伸到贫困及被忽视的地方，促进更包融、现实及可持续发展。重点在于能够促进残疾人、其家庭成员及社区在所有发展与决策过程中能融入与参与。鼓励对社区康复计划进行评估及对社区康复的效果及效率做不同方面的进一步研究。

参与指在社区康复的规划、实施、决策和评估的全过程必须有残疾人的参与，以保证残疾人需求的满足，并实现残疾人能力建设的目标。尊重残疾人的需求，让残疾人有机会发挥自身潜力，通过社区康复的参与体现残疾人的价值。

可持续不仅指社区康复活动要持续，更指残疾人利益的可持续。社区康复不是短期项目，是一种长期的社区发展战略。

赋权是社区康复演变扩展的体现，指残疾人及其家属在社区康复中要有决策的权利，可以掌握社区康复资源，担任领导角色，并强调最好由残疾人担任社区康复工作者。赋权原则中一个重要的方面是残疾人自我倡导，强调残疾人在社区康复项目中的中心位置和持续参与，残疾人要动员、组织、交流等，自我倡导强调的是残疾人的集体意识，不是指个人意愿。

"增权"是现代社会工作理论的一个重要概念，意指赋予或充实个人或群体的权力。在现实生活中，由于社会利益的分化和制度安排的原因，处于社会底层或社会边缘的弱势群体总是缺乏维权和实现自我利益主张的权利和能力。如果要改变这种状况，就必须对权利进行再分配，走增权的途径。

精神健康问题者拥有与社区其他人相同的权益，必须使他们包括在现有权益中，并获得现有权益。人权与发展紧密地联系在一起，人权是发展的基础部分，发展是加强人权的方式之一。

第八章　国内社区精神康复发展进程

第一节　我国社区精神康复政策发展变化

精神康复分为院内康复和社区康复，流行病学调查显示，我国 15 岁以上人口中各类精神障碍患者人数已超过 1 亿，其中严重精神障碍患者达到 1600 万人。绝大多数的精神障碍患者生活在社区中，精神障碍患者及家庭有着庞大的社区康复需求，所以，社区精神康复是精神障碍患者康复的重要途径。

我国历来重视精神卫生工作，从 20 世纪 80 年代开始，我国精神障碍患者的社区康复工作经历了不断发展的历程。1986 年 WHO 即专门举办社区康复讲习班，同年 10 月，在广州举办的全国社区康复讲习班决定在吉林、山东、广东和内蒙古试行，之后推广各地，社区康复工作在我国开始拉开帷幕。

从 1991 年开始，历经"八五"（1991～1995 年）、"九五"（1996～2000 年）和"十五"（2001～2005 年）3 个五年规划，由中国残疾人联合会联合多个政府部门制定的《精神病防治康复工作实施方案》在我国 500 多个县（市）、4 亿多人口的范围内开展了精神病防治康复工作，按照"社会化、综合性、开放式"的途径、方式和方法对数以万计的精神病患者实施了社区康复治疗。

进入 21 世纪，我国对精神疾病社区康复工作的重视程度逐渐加强，通过制定精神卫生相关法律法规政策、建立协调会议制度和加强精神卫生机构服务能力建设等一系列综合性措施，极大地促进了精神疾病社区康复事业的快速发展。

2002 年，卫生部等 4 个部门联合印发了《中国精神卫生工作规划 (2002～2010 年)》，提出将精神病患者的治疗康复纳入社区卫生服务行列。

2004 年，国务院办公厅转发了《关于进一步加强精神卫生工作的指导意见》，该意见重点强调了社区卫生服务机构在精神疾病患者治疗和康复中的作用和地位。上述意见的出台，体现了精神卫生防治工作由传统的医院为主模式逐步向社区治疗和康复模式过渡。

为了贯彻落实上述《规划》和《意见》，2004 年精神卫生开始纳入公共卫生领域，我国政府启动了"中央补助地方重性精神疾病管理治疗项目"（简称"686 项目"），支持开展社区精神卫生服务。"686 项目"努力建设以患者为中心、以康复为目标的治疗，由社区诊所的多学科团队负责管理。

2008 年 1 月 15 日，卫生部等 17 个部门联合印发了《全国精神卫生工作体系发展指导纲要 (2008 年～2015 年)》，再次强调精神病人社区康复工作也将是我国精神康复重点发展方向。

2013 年 5 月 1 日，《中华人民共和国精神卫生法》正式实施，标志着我国精神卫生工作开始进入法制化、规范化的管理时代，法律规范了精神障碍的具体康复服务，为实施精神康复提供了法律依据。为进一步贯彻落实《中华人民共和国精神卫生法》，2015 年国家卫生计生委等 6 个部门联合启动了"精神卫生综合管理试点"项目，横向多部门协作共同发力，纵向对个体病人"发现－治疗－管理－后续康复"综合管理。

2016 年 10 月 25 日，中共中央、国务院印发《"健康中国 2030"规划纲要》，其中明确建设健康中国的战略主题是"共建共享、全民健康"，并提出全面推进精神障碍社区康复服务。

2017 年 10 月 26 日，民政部等 4 个部门联合起草了《关于加快精神障碍社区康复服务发展的意见》。该意见明确提出要重点设立以区县为服务范围的精神障碍社区康复机构，促进精神障碍患者社区康复服务与医疗救治、社会救助、长期照料、就业服务的有效衔接，构建满足精神障碍患者全面康复需要的服务网络。

2018 年 5 月 28 日，国家卫健委下发了《严重精神障碍管理治疗工作规范（2018 年版）》，首次增加了"精神康复"章节，提出医院康复和社区康复二者要有机衔接。医院康复由精神卫生机构承担，社区康复由民政、残联等设立的社区康复机构承担。并提出个案管理作为康复内容之一，在具备条件地区开展。新版《规范》增加"精神康复"的章节，是为了加强社区康复，希望患者可以经过治疗、康复，回归社会。

第二节　精神障碍社区康复理念的变化

从 20 世纪 80 年代开始，我国社区康复工作经历了从组织结构的建设、患者的管理，到为社区康复者提供多样化康复服务的阶段性变化。以往社区康复主要围绕患者的临床症状开展工作，康复者及其家属处于被动的、需要照顾的弱势地位。而目前的社区康复工作为康复者组建社会支持网络、聚集社会支持资源，是实现康复者个人能力和家庭成长的途径。这一变化的背后是社区康复理念的变化，即从"监管"到"服务"的变化，更是对康复者视角的变化，从"问题"视角到"优势"视角。精神疾病患者要实现全面康复，需要社会各方面充足的支持，为个人康复提供结构性的资源与支持。个人问题的产生不全是个人原因造成的，是个体与其生活的环境互动过程产生的。因此，解决问题需要从个人与环境建构的角度出发，满足个人成长的需要，以下介绍社区康复理念的变化。

一、马斯洛需要层次理论

马斯洛提出了需要层次理论，提出了人有五种基本需求：①生理需要。这是人类维持生存的最基本需要，包括饥、渴、衣、食、住、行、性等方面的需要。如果这些需要得不到满足，人的生存将面临威胁。精神病患者在这一层次的需要主要表现为衣食住行的需要、他人的照顾和精神病性症状的控制和药物副反应的控制。②安全需要。这是人类保障自身安全、摆脱事业危机和丧失财产威胁、解除严酷监督的需要。对于精神病患者来说，安全的需要更多是家人的关心与呵护，以及康复安全的生存环境，保障个人人身安全不受他人的欺凌。一部分精神病患者在发病期丧失认知能力，也有一部分会因长期的疾病困扰而智力下降，如癫痫所致精神障碍患者，在生活中造成自我伤害或他人伤害。有时生理需要和安全需要是相互关联的。③归属与爱的需要。这一层面的需要包括两个方面的内容，一是归属的需要，即归属于某个群体或组织，成为群体中的一员，相互关心和照顾，这是一种感情上的心理需要。二是爱的需要，即需要夫妻、家人、邻居和伙伴、同事朋友之间的关心，关系融洽，希望爱别人，也希望别人爱自己。④尊重的需要。人人都希望个人的能力和价值能够得到家庭、社会的承认，拥有在家庭、社会中的地位。它又分为内部尊重和外部尊重：内部尊重即自尊，感觉到自身有自信，充满力量和能力，有价值；外部尊重是指希望得到别人的肯定、信赖和高度评价。马斯洛认为，尊重的需要得到满足，能使人对自己充满信心，体验到自己的用处和价值，对社会充满热情。⑤自我实现的需要。它是指发挥个人潜能，完成与自己能力相称的一切事情的需要，实现个人理想和抱负，也是一种创造和自我价值得到实现的需要。这是最高层次的需要，同时也是因人而异的。

精神病患者作为社会中生活的人群，要实现个人的成长与改变，融入社区生活，回归社会，首先需要社会环境给予支持，满足成长的需要。

二、社会支持理论

社会支持作为一种资源，对于个人或团体改善处境与发展个人、团队能力具有重要的缓冲作用。无论弱势群体还是社会任何人群或组织，社会支持对于个人或组织健康都具有重要的保障作用。社会支持对于弱势群体来说是一种帮助。社会支持在特定领域为心理社会功能的维持、修复或提高提供必要的资源，是人们解决问题、实现个人成长的重要资源。社会支持不仅是一种供人们使用的资源，也是人们实现成长获取更多资源的过程。因此，社会支持是一种社会资源被组织和使用的结果和过程。从前人有关社会支持的研究中，我们可以总结出，一般意义上的社会支持包含三个层面：客观支持、主观支持和个人对社会支持的利用度。客观支持是可见的支持，包括物质上的直接援助和社会网络、团体关系的存在和参与。主观支持是个人主观体验到的情感的支持，如个体在生活环境中被尊重、被支持和理解等。个人对社会支持的利用度主要是指个人对于身边的资源是否会利用，是资源的可获得性问题。

三、复元理念

1993 年，安东尼（Anthony）提出复元理念是"一种与个体密切相关的、独特的过程，是个体的态度、价值观、情绪、目标、能力和角色等发生变化的过程；同时，这也是一种生活方式，在这种方式下，个体虽受疾病限制，但仍能感受到满足和充满希望，依然能够为社会和他人做出贡献"（《复元视角下精神病患者同伴支持体系的实证研究》）。"复元"是一个崭新的精神康复概念，目标是促进精神康复者的全身健康，减少精神疾病带来的各种负面影响，重新掌控自己的生活。通过改变患者的态度、价值观、感受、目标、技巧和角色，不仅能减轻患者症状，更能使患者摆脱疾病的限制与束缚，重新认识自身潜能，活出更有意义的人生。复元强调如何与病症共存，克服症状对康复者的影响，预防疾病复发。精神病康复者都有自身的需要，为他们提供个别化服务，可以使精神病患者充分发挥潜能，过有意义的人生。康复者决定自己的复元历程，并同时承担选择的结果。康复者有责任在复元过程中体验和明白自己，并为其经验赋予意义。通过促进康复者的自主和独立能力，协助他们掌握和运用资源，肯定自己生命的意义，获得自主的生活。

第三节　精神疾病社区康复技术和服务形式

一、社区康复技术

（一）精神分裂症社区康复技术

北京安定医院引进创新的精神分裂症社区康复技术，主要针对患者药物自我管理、症状自我识别与监控、独立进行社会交往等技能进行训练。该技术运用学习原理、认知疗法和实际生活应用等方法，通过程式化训练来治疗患者的认知损害及提高其社会功能，使其逐步掌握预防疾病复发、处置药物副反应、症状监控、提高解决心理社会应激能力、合理应用医疗及社区资源来康复的技能。

精神分裂症社区康复技术包含康复师手册、康复治疗录像和康复者手册等，内容涉及7个技能领域：①识别精神分裂症的常见症状；②掌握抗精神疾病药物的作用；③处置抗精神疾病药物的不良反应；④了解精神分裂症的非药物治疗方法；⑤识别和监控复发的先兆症状；⑥识别和应对持续症状；⑦促进精神分裂症患者回归社会。

该技术曾获得北京市科委 2010～2012 年度首都十大疾病科技攻关惠民型科技成果奖。2010～2012 年分别推广应用到北京市四个区县的精神专科医院门诊和社区，康复效果显著。研究表明，精神分裂症社区康复技术的应用能够提高患者自知力，有效预防复发和改善患者的社会功能，促进患者在社区中进一步康复。精神分裂症社区康复技术在社区精神分裂症的康复中具有推广意义。

（二）计算机认知矫正治疗

认知矫正治疗是根据神经可塑性原理发展而来的一种改善认知的方法，即通过认知作业训练来改善患者的认知功能，近年来，国内外研究均表明，认知矫正治疗（cognitive remediation therapy，CRT）能改善患者的认知缺陷。北京回龙观医院以神经认知矫正手册为基本治疗工具对精神分裂症患者进行的一项研究表明：认知矫正治疗能在一定程度上改善精神分裂症患者的社会功能，并与部分认知功能的改善相关。计算机认知矫正治疗（computerized cognitive remediation therapy，CCRT）主要采用认知心理学的神经认知治疗手段，以计算机为载体，运用程序学习、语音强化的方法，开展有序的认知矫正任务程序，根据个体认知情况由简到繁地开展认知训练任务，逐步提高个体的问题解决和信息处理能力，通过心理训练逐步改善个体注意、记忆、执行功能及问题解决等方面的认知功能损害症状（《计算机认知矫正治疗对抑郁发作疗效及认知功能的影响》）。有研究表明，CCRT 能显著改善社区精神分裂症患者的认知功能，尤其是工作记忆和社会认知，且疗效能持续至治疗结束后半年。在改善认知功能的同时，CCRT 治疗亦能改善患者的社会功能及阴性症状，更好地改善社会功能，在结束系统的 CCRT 治疗后，有必要每隔一段时间，如半年左右再进行

CCRT 的巩固及维持治疗。

（三）同伴支持技术

同伴支持是一种较为新颖、以促进患者功能康复为主要目的的服务方法，是指由具有相同生活环境、经历、文化和社会地位、具有共同关心话题的一些人，在相互尊重的基础上，一起进行情感交流、信息分享和支持反馈等的一种服务方法。此项服务在国外开展已有几十年，WHO 认定其为有效、可推广使用的服务措施。中国在艾滋病、糖尿病等疾病中均已开展了同伴支持相关服务。

同伴支持服务因患者个体情况不同而形式各异，服务的时限可长可短，服务地点可在社区也可在医院，服务内容有所不同，通常包括疾病健康教育、社交和生活技能交流、工作技能学习等。总体来说，同伴是自愿参与，由专业人员挑选，通常需要有较好的表达沟通能力，对疾病有一定的认识，有责任心、同情心等。研究显示，选择与患者具有相同疾病、相同风俗习惯、文化背景和价值观的同伴为其提供服务，能收到更好的疗效。在同伴提供服务之前，需对其进行疾病知识和组织能力等方面的培训。在同伴提供服务过程中，需要有专业人员或其他同伴进行监督或督导。

戴维森（Davidson）等将重性精神疾病同伴支持服务归纳为三大类：非正式的自发互助小组、患者或同伴组织的活动团体以及雇用同伴在传统服务机构中为患者提供支持服务的形式。自发互助小组参与率低、脱失率高；有同伴参与的活动团体经营更为有序，但对服务对象有所限制，而且缺少专业人员的技术支持；而由医疗、康复等服务机构引导的同伴支持，由于具有较好的专业指导、固定活动场所和服务流程，是目前应用最为广泛的一种同伴支持服务形式。

（四）个案管理模式

国际上对重性精神疾病的管理康复措施，主要采用持续的社区团队服务方式开展个案管理服务。其目的是对重性精神疾病患者实行有效的全程管理，预防疾病复发，帮助患者康复，争取回归社会，重建正常生活，努力提高生活质量。2013 年北京市卫生计生委组织专家编写了《北京市重性精神疾病社区个案管理工作指南》，将个案管理工作纳入社区康复，指导北京市参与社区精防工作的广大工作人员，掌握综合协调应用医学、教育、社会、职业培训和其他一切可能的措施，有效开展患者救治救助、评估随访、康复指导、生活帮扶等个案化管理服务，使患者能尽快和最大限度地改善或者恢复其已经削弱、丧失的各方面功能。

（五）主动式社区干预模式

主动式社区干预（assertive community treatment，ACT）是一种已在全世界推广应用的，基于循证医学的，密集的和综合性的精神治疗方式，它是在社区内对于患有严重、持久和复杂的精神疾病患者提供综合性、个体化治疗和康复的一种模式，主要针对因不能有效利用传统的基于门诊及办公室的治疗方式而造成病情不稳定，进而反复住院、消耗大量医疗资源的患者，也是西方社区精神卫生服务体系的重要成员之一。

ACT 是一种以患者为中心、以康复为导向的社区精神卫生服务模式，始于 20 世纪 70 年代的美国。该模式由精神科医生、精神科护士、心理咨询师、物质滥用专家、社会工作者、朋辈支持、职业治疗师等组成服务团队，向有严重而持续精神疾病的患者提供每周 7 天、每天 24 小时的持续性服务。该模式通常是在患者生活的环境中为其提供一整套的临床、康复、社会服务以满足其需求。通过主动式社区干预模式的开展，延长服务时间，改善效果，同时服务提供者之间的沟通协调性、资源整合性和服务持续性可以在实质上得以加强。该模式的重点是提高患者对社区生活的适应程度，为患者原有的支持网络（家庭、朋友、同事和社区机构等）提供帮助和咨询（《主动性社区治疗模式对于精神分裂症的初步应用研究》）。

（六）认知行为训练

Beck 等最早运用认知行为治疗（CBT）帮助精神分裂症病人处理精神症状，认为 CBT 在处置疾病相关的焦虑和降低症状程度方面效果显著。心理治疗师通过与病人建立良好的治疗联盟，教导病人如何辨认自动想法，使病人自己学会辨认、评估他们的自动想法和现实之间的差距，进而使病人了解认知对其感觉、行为甚至环境中的事件的影响力，最终病人自己学会以实际的、正确的解释去取代偏差的认知。

针对精神分裂症患者的认知行为，心理干预内容包括：①继续进行疾病和疾病管理的教育，维持技能康复疗效；②辨别现存问题，发展应对技巧；③教会病人识别自动思维和核心信念，重建认知，解决问题；④识别情绪，掌握放松技巧；⑤布置家庭作业。

（七）家庭干预

康复者生活的重要环境是家庭，家庭成员对于疾病知识的了解，对患者的照顾以及对于患者的接纳和支持等是康复影响因素。现代家庭干预的实施内容主要有：疾病及治疗知识教育、改善患者的社交技能训练、改善患者和家庭成员的应对能力及化解问题的能力。其中，对家庭成员的心理教育是干预措施的核心部分。

二、社区康复服务形式

（一）日间活动中心

日间活动中心是运用社会工作的手法，为稳定期的康复者和家属提供免费服务，根据情况提供出勤津贴。主要康复服务内容包括：家属服务；帮助康复者充分发展社交技巧及职业技能；预备学员进一步接受庇护工场就业或辅助就业；提供社交服务和工作训练。

（二）中途宿舍

中途宿舍是一种社区院舍服务，目的是为有特定需要的群体提供短暂住宿服务，以增加其日后融入社区生活的机会（《香港精神科中途宿舍服务及其对内地的启示》）。中途宿舍主要是为精神康复者的社会功能的适应和提升而提供的过渡性质的服务和训练。

中途宿舍的服务理念是实现精神康复者的社区融合，即通过为精神康复者提供过渡期的社区住宿及康复服务，协助康复者改善人际关系、社交技巧、自我照顾及工作能力，促使康复者早日重返社会，重过正常和独立的生活。中途宿舍的服务内容一般包括：自我照顾训练、社区生活训练、社交训练、职业训练、认知技能培训、闲暇时间使用、社区训练等方面。

（三）会所模式

精神康复的"会所模式"最初起源于美国，是以工作为主的开放式康复模式，致力于为精神病康复者（会员）提供职业训练、心理疏导、辅助教育、社交就业支持，帮助他们重建自信，重获友谊，重返家庭，再获教育就业机会，重获正常人的生活。

全球有超过 400 间精神康复会所，只有 150 间通过国际会所发展中心认证注册。目前会所模式在国内还是一个较新的理念，开设的会所模式精神康复机构数量屈指可数。

会所的特点是：会员制、自主管理、既尊重个性又要服从管理。会所模式以人为本，尊重和接纳每一位康复者，与一般社区职业康复中心相比有以下特点：对患者的视角方面，会所内只有两种身份，会员（精神病康复者）和职员，没有精神病人这一词汇，没有人给他们贴标签。对患者的焦点方面，会所重视会员的天分和能力，并且相信，每一位会员都有其潜在的工作能力和信心。对患者的管理方面，会所模式工作日内容丰富，会员可以自愿选择自己喜欢或擅长的方面，从而实现真正的"自我管理"。对患者的需求方面，会所工作以自愿性为原则，鼓励会员参与各方面的工作，满足会员的自尊感和成就感。与医护等工作人员的关系方面，会所内所有工作人员以职员的角色出现，与会员为肩并肩工作的平等同事关系，共同管理、发展会所。

（四）庇护工场

庇护工场是为精神康复者提供的一种保护性的就业场所，通过训练，发展康复者的社交能力和工作潜能，使康复者通过就业实现自身价值。庇护工场的优势包括安全的就业环境、较低的技能要求和融洽的人际关系等。

庇护工场的目的是训练康复者从事有报酬的工作、学习适应一般的工作要求、发展社交技巧和人际关系，为其日后投身辅助就业或公开就业做好准备。主要工作内容包括：装配加工及包装、邮件处理、横额及横板制作、奖杯制作、布艺及皮具制作、小摆设及各类手工艺品、汽车美容服务和清洁服务等（《2018 社区精神疾病防治康复实践技能研讨会》）。近年来，我国部分省份加大对庇护工场的建设力度，以江苏和广东省较为突出，如江苏省 2009 年成立玉祁东方半导体器材厂庇护工场、2012 年成立泰兴市残疾人庇护工场等；广东省 2003 年成立江门市五邑区庇护工场、2006 年成立春晖庇护工场、2007 年成立民爱残疾人综合服务中心庇护工场等。与此同时，全国其他省份也陆续设立庇护工场，如福建省首家庇护工场启能研究指导中心庇护工场、四川省东光街道阳光家园庇护工场和成都市残疾人庇护工场等。庇护工场的数量呈现逐步递增的趋势，为残疾人发展提供了良好基础。

（五）家属资源中心

广州利康家属资源中心成立于 2000 年，是一间社区精神康复服务机构。广州利康家属资源中心是广州市残疾人联合会与香港利民会合办的社区康复服务机构，中心引进和运用社会工作手法，为精神病康复者及其家属提供意见、协助、咨询及支援性服务，所提供免费的服务范围，包括家属服务、为精神病康复者而设立的康复及工作训练服务和康乐及社交服务。

第四节 不同城市社区精神康复发展现状

一、北 京

北京市开展精神康复工作历史悠久。1989 年，北京市成立了自中华人民共和国成立以来第一个省级精神疾病预防控制机构——北京市精神卫生保健所。经过近 30 年的发展，北京市构建了以社区、家庭康复为主体，由残联、民政建立的社区康复机构为补充，精神卫生服务机构提供专业技术指导的精神障碍康复体系。截至 2016 年，北京市共有精神康复机构 18 家，其中市级及以上精神康复机构 3 家，以区为单位的覆盖率达 56%，从事精神康复专兼职工作人员有 1442 人。残疾人康复站 308 个，为残疾人康复服务的温馨家园 250 余个，每年为 5000 余名智力残疾人、3000 余名病情稳定的重性精神障碍患者提供生活训练与职业技能康复训练活动。

（一）完善精神障碍保障政策，建立长效保障机制

加大资金支撑和完善保障政策是北京市社区精神康复顺利、有效实施的基础。近年来，北京市不断完善精神障碍保障政策，在服药、生活、照顾、康复、托养等方面建立了一系列政策措施，如《北京市门诊使用免费

基本药品治疗严重精神障碍管理办法（试行）》、《北京市残疾人护理补贴暂行办法》和《严重精神障碍患者监护人申领看护管理补贴的暂行办法》等利民政策，努力让精神障碍患者有药可服、有钱生活、有钱康复、有钱托管。

（二）以康复者需求为导向，形成全程式服务体系

北京市先后探索了院内医疗康复、中途之家、居家康复、社区日间康复、职业康复等多种形式，最终形成机构康复、社区日间康复照料、职业康复和居家康复服务相结合的全程式服务体系。截至 2016 年，依托有关区精神卫生保健所、精神病医院和民办机构建立精神残疾康复基地 11 家，协调建立职业康复项目 554 个，在站稳定期精神残疾人数达到 2500 余人，全市建成日间康复照料站 80 家，服务人数达到 1300 余人。北京市积极开展居家康复服务项目，深入康复者家庭开展康复训练和技能指导，近 3000 户家庭得到个性化指导和服务，为康复者走出家门、融入社会奠定了基础。

（三）以技术带发展，探索将科研成果转化、应用到社区

精神分裂症康复适宜技术的引入和开发。北京安定医院引进创新的《精神分裂症社区康复技术》，2010～2012 年分别推广应用到北京市四个区县的精神专科医院门诊和社区，康复效果显著。该康复技术还分别在北京、上海、宁波和无锡等地区的部分精神专科医院住院部、门诊和社区中进一步推广应用。

认知矫正治疗技术。《认知矫正治疗技术（CCRT）在社区精神分裂症中的应用》作为市科委康复适宜技术在社区进行推广。CCRT 能显著改善社区精神分裂症患者的认知功能，尤其是工作记忆和社会认知，且疗效能持续至治疗结束后半年。在改善认知功能的同时，CCRT 治疗亦能改善社会功能及阴性症状，更好地改善社会功能，在结束系统的 CCRT 治疗后，有必要每隔一段时间，如半年左右再进行 CCRT 的巩固及维持治疗。

个案管理技术。2013 年市卫生计生委组织专家编写了《北京市重性精神疾病社区个案管理工作指南》，将个案管理工作纳入社区康复，指导北京市参与社区精防工作的广大工作人员，掌握综合协调应用医学、教育、社会、职业培训和其他一切可能的措施，有效开展患者救治救助、评估随访、康复指导、生活帮扶等个案化管理服务，使康复者能尽快和最大限度地改善或者恢复其已经削弱、丧失的各方面功能。

主动式社区干预。2016 年北京市卫生计生委引入国际上较先进的康复技术——主动式社区治疗。该技术为病情不稳定康复者提供专业、团队化的个体康复服务，可减少康复者的再住院率和改善患者的生活质量，利于患者的康复，使患者真正回归社会。

（四）各区结合自身特点，形成本土特色的康复模式

各区精神康复机构根据各自辖区特点、社区需求情况，自主创新开展一些有针对性、有特色的社区精神康复服务，从而使本地区的精神卫生服务更贴近于康复者的需求。如西城区生态系统理论下的社区康复体系初见成效，"人在情境中"的全人康复理念得到进一步的彰显。近年来，西城区通过推广应用康复适宜技术、举办大型集体康复活动、推进社区－社会工作者－社会专业组织的三社联动工作等形式，为康复者提供便捷、有效的康复服务。海淀区形成院内康复－开放病房－社区居住式康复园－社区日间康复站的"康复链"，使患者得到全程的康复，减少社会功能损伤，尽快适应社会生活，早日回归社会。朝阳区依托精神卫生综合服务管理机制，围绕严重精神障碍患者管理治疗、社区康复、托养照料及大众心理健康促进等方面，整合专业医疗机构、社区康复机构、民办社会组织等服务资源，创新和实践多种康复技术，稳步推进各项精神障碍患者社区康复工作，为患者提供多元的康复服务。

二、上　　海

（一）上海市精神疾病防治工作

从 20 世纪 50 年代开始发展起来的社区精神卫生服务工作被世界各国证明是一种减少精神疾病发病、预防复发、减少精神残疾的行之有效的模式，成为全世界精神卫生工作发展的方向。上海市社区精神疾病防治工作起步较早，1980 年，上海市建立的上海市精神卫生服务体系三级防治网络（见图 8 - 1）被 WHO 誉为"上海模式"，并向全球推广。为进一步规范和推进社区精神康复服务发展，上海在市政府牵头组织下，组建了包括卫生、民政、公安、残联和综治委等多部门的联席会议工作机制，各部门齐抓共管、分工协作，共同将重性精神疾病服务工作纳入各级政府的重要工作范畴，形成包括行政管理、专业防治和社区康复服务三者集中于一体的工作体系。在具体服务层面，由上海市疾病预防控制精神卫生分中心承担全市精神疾病防治业务工作，负责社区精神疾病预防、心理卫生及精神康复的组织管理和技术指导等工作，依托"市 - 区（县）- 街（镇）"三级行政体系，建立上海市重性精神障碍患者服务"三级防护网"。联席会议办公室和"三级防护网"从最大程度上整合了全市社区精神康复服务资源，提高了对精神障碍患者的管理和服务效能。

（二）上海社区精神障碍患者康复机构——阳光心园

为推动精神障碍患者走出家门、回归社会，从 2005 年起，上海着手建设社区精神障碍患者康复机构——阳光心园。该机构主要服务对象为社区有康复需求、病情稳定、生活自理且持证的精神障碍患者，为患者提供日间照料、心理疏导、娱乐康复和社会适应训练等康复服务。各阳光心园现已组建包括精防医生、康复专管员、心理咨询师、社会工作者、康复者家

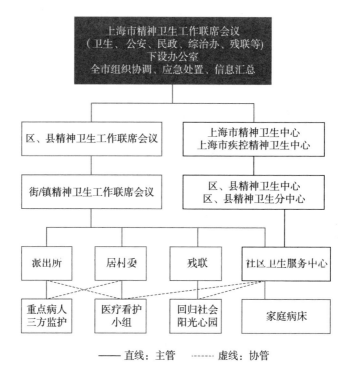

图 8-1　上海市精神疾病防治工作三级网络图

属和志愿者等组成的专业服务团队，共同为阳光心园康复者提供康复服务。截至 2013 年年底，上海市已有阳光心园 216 家，为 3000 多名患者提供康复服务。

三、广　　州

（一）广州利康家属资源中心的成立

从 20 世纪 90 年代开始，广州市残联开始推广社区精神康复服务，搭建起医院和社区之间的过渡桥梁，利用社会化、开放式、综合性的防治体系，帮助精神康复者逐渐适应并回归社会。广州社区精神康复社会工作服务伴随广州利康家属资源中心（现已更名为广州利康社会工作服务中心）

的成立而展开，广州利康社会工作服务中心成立后，开展了一系列精神康复者家属的社工服务。中心运用专业的社工手法，深入社区推广精神病相关知识，吸引众多精神康复者家属前来中心参加活动。随着服务的开展，利康成为一间日间活动中心，也同时开展精神康复者社工服务。现在利康已经发展成为集服务、培训、督导及经验输出为一体的社会工作服务中心。

（二）广州社区精神康复社会工作服务的第一个发展高峰期

随着广州利康家属资源中心服务的开展，2005～2008 年，广州迎来社区精神康复社会工作服务的第一个发展高峰期。2005 年成立的广州市康宁农场，同时期成立的广州市残疾人就业培训服务中心春晖庇护工场也相继提供社区精神康复社会工作服务。广州市康宁农场以农疗及过渡性住宿服务为主，为精神康复者提供生活及劳动技能康复训练，它就是精神康复者回归社区前的中途宿舍，参与该服务的精神康复者需在康宁农场住宿四天。春晖庇护工场主要以工疗手法开展服务，是国内首个面向精神康复者、融合职业技能训练和康复于一体的庇护性日间工场，为精神康复者提供职业技能训练与康复、身心调适与健康、家属网络与支援、社区共融与发展等四大方面的社工服务。2006 年，广州市开始以街镇为单位，建立康园工疗站，目前共有 185 个左右的康园工疗站植根于社区。康园工疗站的服务人群面对的是辖街内的残疾人（包括精神康复者），工疗站提供日间托管、康复训练等服务，减轻了家属照料的负担。2008 年，广州各街道成立社区家庭综合服务中心，该中心设有残障部，为辖街内包括精神康复者在内的残疾人提供社工服务。

（三）广州社区精神康复社会工作服务的第二个发展高峰期

2011 年 7 月，广州利民精神健康社会工作资源中心成立，为从事精神健康社会服务的机构提供督导服务、为政府和有关部门提供精神健康社会服务的策划设计服务。从 2012 年起，广州市民政局推出针对精神康复者及家属服务的政府专项购买项目。此项目已经慢慢转为社区外展服务，专门为社区疑似精神病患者及家属提供上门探访、意见咨询等个案服务。2013 年，广州首家中途宿舍于越秀区残联"爱心家园"中诞生，主要为精神康复者提供过渡时期的住宿照顾，帮助他们提升独立生活能力，重新融入社会。中途宿舍是精神康复者在医院与家庭、社区之间的中转站，是精神康复者回归社区照顾的过渡性康复机构。2014 年，为响应精神健康服务的需求，广州市残联与各区残联联合成立区一级社区精神康复综合服务中心，采用社会工作专业手法，专门为精神康复者及其家属提供一站式综合性的专业服务。截至 2017 年年底，广州全市有 13 个（黄埔区有 2 个）社区精神康复综合服务中心。

（四）广州已初步形成具有本土特色的社区精神康复社会工作服务体系

第一，以社区外展服务为预防基础，及时开展疑似个案服务，为康复者舒缓情绪压力、意见咨询、解决问题或提供转介服务。第二，以家综、康园工疗站为服务基础，提供基础的社区精神康复服务。第三，以精综为服务核心，提供专项专业的精神康复服务。第四，以利康、利民、农场、工场、中途宿舍等为特色，依据服务对象的不同需求，提供不同的服务。

四、深　　圳

2010 年 6 月，深圳市罗湖区精神康复日间照料中心正式更名为"深圳市蒲公英会所"，成为广东省首家按照国际会所发展中心最新精神康复理念设立的精神康复机构。至此，该会所精神康复的核心理念也由"照料"转为通过个体化的管理实现患者的"自我管理"。

深圳市蒲公英会所引进国际先进的精神康复会所模式。该模式与一般的职业康复机构不同，并非仅为社区成人精神疾病患者进行职业培训，而是协助会员重新认识自我价值并重拾信心。在这里，患者不再是被治疗的对象，而是具有高度自主权的"会员"，所有会员均有平等参与会所活动的权利。会所主张会员自愿参与会所的一切工作及活动，重视并尊重每一位会员的个性和性格，看重每个人的才华和潜能。

深圳市蒲公英会所致力于在精神疾病康复者离开医院后协助其融入社会，并使其达到社交自如、经济独立、可接受教育和就业的目标。会所定期召开"家事会"，会员轮流做会议主持，讲述近日的新闻及趣闻轶事，且大家就此展开讨论；家事会上还会对会所工作进行分工，该分工实行自愿原则，大家自愿报名感兴趣的工作项目。会所内分为厨艺部、劳动就业部、文书部三个部门，将日常生活渗透会所工作中，促使会员生活技能康复，并增强其集体观念与合作意识，改善其生活、劳动和社会活动能力。会所开辟了书报阅览区，并定期开展心理疏导课程，以更好地对会员进行教育疏导。通过多种形式的娱乐活动及户外活动，丰富了会员的生活，激发其生活乐趣，使之社交沟通技能得到提高。会所还与工商、政府及社会机构合作，为会员搭建各行各业的就业桥梁，通过过渡就业、辅助就业和独立就业使之重新走向社会。

会所充分发扬"以人为本"的理念，努力帮助康复者转换角色定位，使其建立信心，通过参与会所日常工作找到被需要的感觉。因大部分精神疾病患者长期待在家中，与外界缺乏沟通，对生活及工作缺乏兴趣，故会所积极鼓励和肯定会员的各种尝试，驱除其对工作的畏惧和不自信。深圳市蒲公英会所的建立及运作，就好比为精神康复者在陌生的环境中架设了通达的轨道交通路线，帮助会员认清、熟悉各条线路及方向，以助其更好地回归社会。

五、香　　港

香港特区政府对社区精神病康复工作十分重视，近年香港特区政府陆续加强与地区团体合作，加强以社区为本的精神科服务。强调把家居和社区作为治疗环境，为他们提供全面、多元化的预防、治疗及康复服务，令康复者及早得到优质的康复服务。香港社区精神康复服务，形式多样，体系完善，为康复者融入社区生活提供了保障。

（一）香港从事社区康复服务的专业人员

社工：作为康复者与社会各界联系的桥梁，社工与医务人员密切合作，为康复者回归社会提供全面服务。社工帮助康复者解决生活中遇到的各种困难，根据康复者的实际情况帮助其联系中途宿舍、长期护理院、日间训练活动中心和辅助就业等；成立家属联谊中心，为家属提供支持和帮助。

社区康复护士：经过专业训练的社区康复护士将精神科护理从医院延伸至社区，使医院和社区更好地配合，为康复者提供持续、完整的康复服务。社区康复护士通过定期访视了解康复者的服药情况和精神状况，若康复者病情波动，社区康复护士随时与医生联系，安排康复者就诊或住院，督促康复者按时复诊。

职业治疗师：指导康复者进行各种技能训练，如工艺品制作、手工劳动、日常生活料理和工作技能培训等。

物理治疗师：采用物理疗法，借助各种运动器具，帮助康复者开展活动锻炼以恢复体能。

舍监：康复者住的房间称家舍，为康复者提供服务和监护的人员称为舍监。

（二）香港社区精神康复流程

精神康复者在康复服务中央转介系统办理申请手续，条件符合的康复者将被安排试住，经过 4 周的适应期后，康复者才能获得相应的康复家舍及相应的康复服务。康复流程见图 8 - 2。

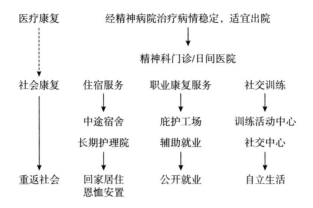

图 8 - 2　香港精神康复流程示意图

（三）社区的精神康复机构

家庭病床。家庭病床是医院护理向社区的延伸，由社区康复护士负责康复者在家的康复治疗。每位社区康复护士负责一定数量的家庭病床的康复者，定期家访，观察病情，指导服药和康复锻炼。康复者病情稳定后，社区康复护士可以将康复者转介到社区的庇护工场、辅助就业部和康复中心等参加适当的工作和活动。康复者在家有意外情况也可以随时打电话与社区康复护士联系，寻求专业帮助。

中途宿舍。中途宿舍是专为出院后因各种原因不能回到家中生活的精神病患者而提供的免费或廉价的过渡性临时住处，期限为 2 年。主要服务对象为 15 岁以上的精神状况稳定、自我照顾能力较强，并有一定工作能力的精神康复者（称为舍友）。精神康复者要入住这样的康复服务机构，首先要向隶属于香港社会福利署的中央档案管理中心提出申请，并有精神科医生、社工的评估与推介，方可入住中途宿舍。每间中途宿舍有 40 名左右康复者，在香港设有这样的宿舍多间，中途宿舍配有主任、护士、社工、舍监、厨师等工作人员，协助照顾精神康复者的生活及服药，康复者的食宿由机构承担，康复者可以在机构的附属庇护工厂工作，也可以到自己应聘的机构工作，康复者们通过劳动自食其力，增强康复者回归社会的自信心。工作人员还定期组织舍友外出活动，教他们如何使用社会资源，如带康复者外出郊游、教康复者如何应付公共的社交场合。通过现实的模拟活动大大提高了康复者的社交能力、沟通能力。若康复者的自我照顾能力较差，则转入长期护理院。

长期护理院。康复服务对象为慢性精神病患者或因年老体弱不适合住在中途宿舍、又不能住在家里的康复者。长期护理院为康复者提供较长期的居所，协助他们由住院转为家居生活。通常情况下，一家长期护理院设有床位200张或210张，工作人员100余人。绝大多数居住在长期护理院的康复者要在这里度过余生，但也可以应家属的要求出院，年纪较轻康复效果较好者也可以应本人的申请转介到中途宿舍或辅助宿舍。长期护理院着重于康复者自理能力的训练，减缓康复者的进一步衰退。长期护理院有专职的精神科护士关心康复者的服药情况、康复情况，观察康复者的精神状况，定期向医生汇报及安排随访康复者。由于这里居住的康复者大多为年长者，每天安排一些文体活动，如唱歌、弹琴、做操和健身锻炼等。康复者自愿报名参加，有助于培养康复者的生活情趣，提高其生活质量。

庇护工场和农场。为一些暂时或永久不能在社会上工作的精神康复者提供既受照顾又具康复作用的工作机会，培养康复者的工作习惯并提高他们的工作能力。职业治疗师根据每位康复者的爱好和能力将其安排到不同的工作小组。在庇护工场有包装、木工、缝纫和零售等工作。在庇护农场有种花种菜、蔬菜加工和零售等工作。庇护工场和农场要求康复者按时上班，并计件算工资，多劳多得，促使康复者积极地投入工作。在工作过程中，康复者学习与人相处，为重返社会打下基础。通过职业技能训练及工作实习，使具备较好工作能力的康复者，能重回社会工作。

日间训练及活动中心。日间训练及活动中心为社区的精神康复者提供多元化的日间训练服务及康乐活动，帮助他们融入社会、自立生活。日间训练服务根据康复者的要求为其设计个体化的康复计划，包括就业技能的培训及家居自理能力和社交技巧等训练。经过有系统的活动使康复者能有效地运用时间及促进康复者的社交、家居及工作技能。康乐社通过提供丰富多彩的康乐群体活动及治疗性的环境，将社区的康复者有效地组织起来，充实患者的余暇生活，协助康复者重建有意义的人际关系及社交技巧，培养新兴趣，并在活动中培养康复者的自立能力和互助精神。

社区的辅助就业中心。对于病情稳定、工作能力较强并适合外出工作的康复者，其中包括医院、中途宿舍及家庭的康复者，由社工和社区康复护士根据康复者的能力转介到此。以下为两个社区辅助就业部的实例。以新生精神康复会屯门辅助就业部为例，目前有145位患者，分为擦车组、除草组、环保清洁组等外出工作小组，另外还有患者经营的菜档、水果档、便利店和餐厅。每位工作组均有导师指导患者的工作，一般一个导师负责，20位患者，每位患者有一底薪，每日记工资，并根据患者的表现予以适当奖励，外出工作的患者每月约有3000港币的收入，足以支付日常开销。通过持续训练、辅导及跟进，使精神病康复者能公开就业，发挥工作潜能，融入社会（《香港精神科社区服务概况》）。"卓思廊"是心理卫生会赛马会大楼的训练及就业服务中心的辅助就业实体，它是一间便利商店，除一个职员负责整体的策划及训练外，其余均由康复者担任，由康复者学习售货、收款、仓库保管等工作技能。便利店内销售各类精神病康复者的手工制品、文具及日常用品等，还提供饮食服务，使康复者学习厨艺、接待、清洁等工作，积累工作经验。同时鼓励精神康复者社会就业，如香港心理卫生会带头聘用精神康复者作为他们的工作人员。

第九章　生态系统视角下精神康复模式构建

第一节　概　　述

生态系统理论是由美国著名心理学家布朗芬·布伦纳于 1979 年在他的《人类行为生态学》一书中正式提出的。该理论是考察人类行为与社会环境之间交互关系的理论，他把人类成长生存于其中的社会环境（如家庭、机构、团体、社区等）看作一种社会性的生态系统，强调生态环境对于分析和理解人类行为的重要性，注重人与环境间各系统的相互作用及其对人类行为的重大影响。生态系统理论从一般系统理论发展而来，回应社会工作领域中"社会"的缺失，关注个人与环境的互动。在评判和反思中，一般系统理论引入生态学等相关理论元素，发展出生态系统理论，生态系统理论是社会工作的重要基础理论之一。布朗芬·布伦纳认为，有五个层次的系统对人类发展有影响，即微观、中间、外层、宏观系统及时间维度，该理论被心理学界广泛重视和认同。

为方便大家理解生态系统理论，下面介绍一下生态视角及系统视角。生态视角是以个人和环境之间的界面为干预聚焦，把案主所经历的困境视为"生活中的问题"。强调应该将聚焦调整至个人所处的生活空间，关注个人的生活经验、发展时期、生活空间和资源分布等人与环境之间的交流活动，并从生活变迁、环境品质和适合程度三层面的互动关系指导社会工作的实施。生态视角致力于改善案主的生理和环境状况。生态图、家庭图、社会支持网络图都是运用生态视角进行评估的主要工具。利用这些工具可以清晰地展现案主所在环境以及可能的环境压力或环境资源。

系统视角是以一般系统理论概念隐喻人类生存其间的环境，将人类发展置于一个特定的系统进行考察，所以在社会工作的实践中就要考虑案主所处的系统，要洞察系统中的资源和障碍，系统视角很好地体现了社会工作中"人在情境中"这一核心理念。

简单来说，生态系统就是将生态视角和系统理论视角简单融合，关注人在生命历程中受到的周围环境的影响，强调人与环境的互动交流、保持和谐、不断成长和发展，以契合现代社区精神卫生工作的建设与发展。

第二节　精神康复服务理念

康复（rehabilitation）这一名词是从西方传过来的，在日语中"更生"这一名词算是它最恰当的翻译了。医学康复是指尽可能改善由疾病或外伤所引起的生理或心灵的损伤，不论在躯体上还是在精神上都最大限度地使患者提升个人的能力，使其功能逐渐恢复，以重返家庭、社会正常生活。为了能够使患者回归社会，康复不只是单纯医学方面的康复，还应包括心理、社会、经济、职业、教育等多方面的康复。

精神康复是指对患有精神障碍的患者提供的康复服务，其服务理念随着精神卫生的不断深入、发展，也在不断更新。1969 年，WHO 康复专家委员会对康复的定义作了如下说明"康复是指综合地和协调地应用医学的、社会的、教育的和职业的措施，对患者进行训练和再训练，使其能力达到尽可能高的水平"。从这个定义我们不难看出，这一对于康复的定义，已经将康复对象确定为残疾的、有缺陷的，康复的目的是尽可能提高其功能水平，并没有明确表明康复的水平。

1981年，WHO医疗康复专家委员会又把康复定义为"康复是指应用各种有用的措施以减轻残疾的影响和使残疾人重返社会"。我们不难看出，此阶段已经把康复的最终目标展现了出来，就是让患者回归社会，也就意味着重新返回社会是康复的最终目标。

那么，康复到底应该如何定义，才能体现出康复的理念呢？我们来看看下面的康复定义，康复是指"综合地、协调地应用医学的、教育的、社会的、职业的各种方法，使病、伤、残者（包括先天性残）已经丧失的功能尽快地、尽最大可能地得到恢复和重建，使他们在体格上、精神上、社会上和经济上的能力得到尽可能的恢复，使他们重新走向生活，重新走向工作，重新走向社会"（WHO）。康复不仅针对疾病而且着眼于整个人，从生理上、心理上、社会上及经济能力进行全面康复。从这段文字我们不难看出，这个定义对1969年及1981年的康复定义进行了归纳与总结，使之更加贴近当前对康复的定义。

20世纪60年代，全球开展去院舍化和社区照顾运动的发展，精神康复逐渐向社区开展。1994年世界卫生组织、联合国教科文组织、国际劳工组织联合发表的《关于残疾人在社区康复的1994联合意见书》给社区康复下的定义是："社区康复是社区发展计划的一项康复策略，其目的是使残疾人享有康复服务，实现机会均等。充分参与的同时，社区康复的实施要依靠残疾人、残疾人亲友、残疾人所在的社区以及卫生、教育、劳动就业、社会保障等相关部门的共同努力。"

综上所述，精神康复的理念是指充分利用社区资源，动员社会力量，使精神残疾人在社区中得到康复训练和服务的一种全新康复模式，是以人为本的，是注重生态系统理论的。

第三节　生态系统理论与精神康复

那么，如何在生态系统理论的视角下看待精神康复？首先，我们从精神障碍患者的生态环境谈起，大众对精神健康问题具有以下常见的误解：一是很多人认为精神健康问题并不常见，不是一个普遍性的问题，往往被忽视。二是具有精神健康问题的人都有暴力倾向，特别是精神分裂症患者，如果允许他们在社区内生活，会危害公共安全。三是罹患精神疾病很难治疗，甚至根本治不好。四是精神健康问题是由性格缺陷造成的。因此，人们对于精神健康问题患者会表现出严重的社会偏见与歧视，这严重影响了患者个人、家庭的生活及工作，甚至使其不能维持基本生活水平。患者遇到的偏见与歧视，比他们自身的疾病要严重，家属同样也遭到排斥，同样会遇到不被理解。如此导致患者出现自我偏见，其本人及其家庭会将社会的负面态度内化成自我形象，逐渐接受外界的看法和说法，从而导致自责及自尊的下降。

由于害怕受到偏见并被排斥，患者不愿与人交往，放弃生活机会。反过来这又进一步导致他们孤立、失业和收入减少。担心受到歧视或曾有被歧视的经历，是导致患者不愿寻求帮助和隐瞒问题的主要原因。我们发现他们大多具有如下同质化特点：一是个人与家庭的微系统出现阻断，很多家庭对待患有精神障碍的家庭成员持放弃态度，患者与其他家庭成员的正性互动被阻断。二是个人与群体或者社区出现阻断。患者经历孤独、隔离，不能利用社区资源，无法融入群体生活或者社区生活。三是个人与社会的联结出现阻断。患者承受着失业、经济来源不足、社会角色感缺失的压力。

改变患者的生态环境，克服偏见与歧视，接纳、关爱患者，创建包容性社区环境，是精神康复的重要基础，是保证精神康复持续性、可及性的关键，开展社区精神康复的服务目标，就是援助患者、使他们真正融入并全面参与社区生活。

第四节　精神康复模型及其模式内涵

首先需要引起注意的是，精神康复要具有全人照顾的康复理念，即协助康复者重塑希望，促进他们身心康复，协助精神障碍患者或受精神障碍问题困扰的个人及其家人或者照顾者及早发现、辨识问题，并能够寻求适当的支持，从而使精神康复者的生态系统达到正常运转。

下面介绍一下生态系统理论观点中系统理论的各系统，以及社区康复模型的建立。

一、微观系统

微观系统包含个人真实体验的现有环境。具体而言，康复者的健康状况、性别、年龄、能力、家庭、康复场所、同辈群体等都属于微观系统层次，微观系统也是影响康复者的重要因素。本书主要从家庭、社区活动、同辈群体来研究精神康复者的微观系统。

（一）家庭

精神障碍的康复是一个受诸多因素影响的过程。康复者的家庭环境对于康复者是否会出现失功能现象尤为重要。实际工作中，我们发现，精神康复者家属往往要面对诸多困难。

第一，精神卫生知识缺乏：对精神疾病的发病原因、治疗方法及精神卫生服务认识不足，甚至产生误解；康复者服药问题；处理康复者突发的异常行为问题、情绪问题；如何寻求有帮助的资源问题。

第二，心理耗损严重：家属长期处于焦虑、挫败、愤怒、惊恐的情绪下，长期下去，产生了正向改变，如：这都是命运的结果。

第三，社会交往活动逐渐缺损：家庭成员的沟通与关系受到影响，朋友及社交圈子缩小；家庭经济出现问题；日常生活规律受到影响；有被歧视感；私人空间缺乏。

因此，家属需要获得精神障碍的治疗、康复等相关知识；需要抒发情感的机会及空间；学会与康复者相处的技巧；适当的时候，能够寻求亲戚朋友及专业人士的协助；重建私人空间及生活规律；获得他人的接纳与理解，而不是被排斥。

（二）社区活动

康复者参与社区活动对于康复者本身尤为重要。除了在家庭中生活，参与社区活动是康复者接触社会、与人交往的主要机会。康复者在社区活动中参与家庭以外的环境，与机构康复人员、社会工作者、精防医务人员、居委会人员交往，获得不同于家庭交往的感受，丰富和改变对自我的认识，增加其自我觉察，形成新的行为习惯。社区康复活动是一种便捷和直接的方式，是一个达到全人照顾的理念。

（三）同辈群体

在这里，同辈群体主要是指病友群体。康复者通过参与社区活动及兴趣小组，与自己年龄、兴趣、爱好、态度、价值观、社会地位较为接近的人相处，呈现正性互动，逐渐形成紧密的互助合作网络，从而促进康复者的康复。

二、中间系统

中间系统是指两个或以上的微观系统发生关联的状况，康复者本身也处于两个微系统当中。康复者所处的家庭与社区康复服务提供方的联系，属于中间系统的范畴，服务过程中要重视家属与康复机构、社区卫生服务中心的联系及相互合作。通过协调康复者中间系统，形成包容性的外部社区环境，促进康复者康复。

三、外层系统和宏观系统

外层系统是指个人不直接参与但对他却有影响的系统，外层系统虽然没有直接作用于康复者，但对于康复者的发展具有不可忽视的力量。例如康复者父母的工作环境。

宏观系统是指社会结构与文化意识形态，包括生活模式、共享的文化和信念等，主要体现为社会对精神障碍患者的态度。社区精神康复过程中，主要是通过改善康复者的外层系统和宏观系统，促进社会对精神障碍的认识和观念的改进，营造良好的外部环境，促进整个社区精神康复工作的发展。

所以，康复者不是一个单独个体的事，不能只局限于疾病的治疗和自身的微观系统。每个系统都不能缺少或者失功能，例如：长期住院、庇护工场、单纯精神康复站等，都会影响其与中间系统、外层系统和宏观系统的互动。生态系统理论认为应该改变系统的运作并提供资源，从而降低服务对象在应对问题时所产生的压力，回归系统间的平衡。

一般来讲，一个康复模型的建立，首先建立在其理论假设上。生态理系统理论具有如下假设（见图 9 – 1）：

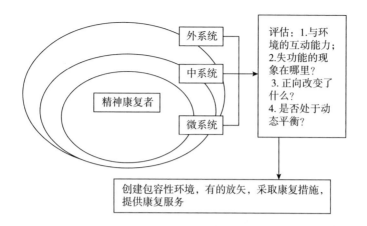

图9-1　假设构建精神康复模型

理论假设1：人具有与生俱来的与其环境互动的能力。

理论假设2：人与社会环境互动过程中产生一种失功能的现象。

理论假设3：个人生活经验是可以产生正向改变的。

理论假设4：个体与环境处于一种动态的平衡关系。

那么，如何理解康复模型的内涵呢？精神康复者的病情特点以及社会的偏见与排斥，会导致他们在与社会环境互动过程中出现失功能现象。也就是说，大多数患者在自己的家庭中、社区中的微观系统及中间系统中均存在负性互动循环。他们在家中被认为是累赘，是丢脸的。在社区中，遭到排斥，没有可以信赖的朋友，无法与社区形成正性的互动关系。在与外界的相互作用中，逐渐退缩。按照生态系统理论，可以推论出个人从一个系统的正性互动，可以扩展到其他系统的正性互动。因此，这个康复模型主要内涵是遵循了"人在情境中"的理念，通过各种康复技术的应用，在社区形成包容性的社区环境，让患者能够从自主行为逐步发展到自觉行为，并通过整合社区资源，让社区其他部门和大众参与其中。通过采取社会人士参与、主管领导观摩等形式，扩大宣传，让更多的人了解这一弱势群体，以加强社区包容性环境的建设。在患者中间系统形成正性互动后（与社区的联结），促进患者微观系统家庭内部的沟通与和谐。在得到充分的尊重中，给患者以生存的希望，利用个人优势及朋辈支持，进一步巩固其在中间系统与环境的良性互动。

第五节　精神康复实践——生态系统理论的应用

一、北京市西城区精神康复服务体系介绍

社区精神康复需要多部门的配合与参与，尤其是社工、社区及专业社会组织的参与。西城区通过多年的实践，依据《中华人民共和国精神卫生法》逐步建立健全社区精神卫生康复服务体系。卫健部门将社区精神康复工作纳入社区绩效考核指标，由区精神卫生保健所与各社区卫生服务中心及社区组织形成纵向的业务链条。区残联与各街道残联通过管理及业务指导，形成残联部门纵向工作链条。我们称为"两纵"。区卫健委与残联的合作，共同商讨社区精神康复工作，形成区级横向的联动网络；各街道残联与各社区卫生服务中心精神卫生科相互联络，街道残联提供服务场地、工作人员，社区卫生服务中心提供技术支撑，形成街道层面的横向工作网络。我们称为"两横"。居委会、派出所民警等人员在转介服务、创建包容性社区环境、应急处置等工作点上开展工作，我们称为"多点"。在"两纵""两横""多点"的基础上，形成了西城区社区精神康复网络的服务体系（见图9-2）。

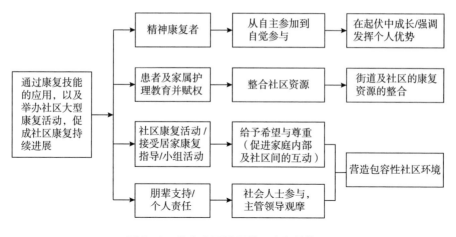

图9-2　北京市西城区社区康复结构图

（一）社区康复技术支撑业务网络

制定精防机构对康复机构提供技术支撑工作的实施方案，明确工作目标及工作原则，建立组织管理网络及技术指导网络，规定康复人员培训的具体要求。

引进专业社会组织参与社区康复工作，形成社工、社区及专业社会组织的"三社"联动机制。

加强街道康复机构建设，每个街道均建立了服务于严重精神障碍患者的康复服务机构。其中，精神残疾人日间照料站有6家，其余街道在温馨家园为精神残疾人提供康复服务。康复站配有专业社工参与康复服务工作。

（二）社区康复管理网络

通过社区基本公共卫生绩效考核，将社区康复工作纳入考核指标。保证社区精神康复业务人员数量及工作质量，第三方评价体系管理社会组织，区残联对街道残联进行考核，形成康复管理网络。

（三）多部门参与，扩大社会影响力

康复工作中，运用社区个案管理小组，让居委会、派出所民警参与到社区康复中来，扩大社会影响力。居委会作为转介源头，参与其中。派出所民警参与处置康复站内康复者应急处置工作。

为进一步扩大社会影响力，西城区在推广应用康复技术的同时，每年举办四次大型集体康复活动，主要形式包括：春游、歌咏比赛、秋季运动会、迎春联欢会。康复者及其家属参与数量逐年增长，康复者通过参与社区活动，相互结识、相互了解，形成了康复者之间的良好互动。康复者家属也建立了联系，逐步达到了朋辈支持。在活动中，特意邀请各部门、各街道精神卫生工作相关人员参与活动或进行现场观摩，使他们近距离接触精神障碍患者，深层次了解康复者，逐步建立包容性社区环境，为康复者打开中系统，并在系统中形成良好互动关系。

二、重点推广并应用社区康复技术

随着精神卫生工作的不断发展，越来越多的循证性的康复技术展现在精神康复工作的前沿。其中有个案管理、社区康复适宜技术、家庭主动式干预、精神障碍患者家属管理技术、认知矫正训练技术、居家与社区康复等。通过对科研成果的转化，确保康复技术在社区中落地。下面对推广的康复技术进行简要介绍。

（一）个案管理

个案管理一词在20世纪70年代中期出现在美国的医疗和社会服务文献中，目前已成为社区精神卫生工作的重要模式。主要是对已经明确诊断的患者，根据患者的社会、经济状况和心理社会功能特点与需求，通过评估患者的功能损害或者面临的主要问题，有针对性地为患者制定阶段性治

疗方案，以及生活职业能力康复措施（又称"个案管理计划 ISP"）并实施，以使患者的疾病得到持续治疗、生活能力和劳动能力得到恢复，实现帮助患者重返社会生活的目的。它将精神病人（个案）看作一个整体，强调"全貌"的工作方法，由专业的个案管理员评估个案及其家庭的需求，并安排、协调、监督、评估和倡导一套包含多种项目的服务，以满足个案的复杂需求，是一种人性化的、科学的、社会广泛参与、具有团队工作性质的精神疾病康复模式。

自 2007 年开始，北京市西城区开始运用个案管理技术，在各社区逐步推广。社区精防医生担任个案管理员，从每社区负责 2 名个案开始，逐步增加数量。随着个案管理技术的不断运用，个案数量也不断增加。逐步显露出以下问题：一是康复者对个案管理不感兴趣而不愿接受；二是个案管理需要团队工作，但是，社区可利用资源不足，难以形成有效的个案管理服务团队。个案管理服务虽然在社区中得到了推广应用，但是没有得到我们想要的康复效果。

（二）社区精神分裂症康复适宜技术

2009 年，北京市西城区开始推广应用社区精神分裂症康复适宜技术，该技术主要是按照北京安定医院翁永振副院长主编的《精神分裂症的康复技术手册》内容推广，通过对康复者进行程式化训练，让康复者学习药物自我处置、症状自我监控的精神卫生知识，在回归社会程式化训练中，鼓励康复者提升人际交往能力，做好在社区生活的准备，主要步骤：第一步介绍程式化训练内容；第二步观看录像；第三步模拟录像内容进行角色扮演；第四步布置家庭作业。通过反复训练，直到康复者掌握录像中所有内容。在应用此项技术时，要贴近生活实际，要运用"重复""澄清"等心理学技术，要启发康复者运用问题解决的理论及步骤，明确自身及外部可利用资源。

（三）家庭主动式干预技术

当前欧美国家社区精神卫生发展的新组织、新模式，于 20 世纪 90 年代开始提出并实施。以专业人员为基础，对社区的患者广泛开展多种康复服务措施。其特点是：全面开展各个项目，可以主动积极推进。随机临床试验研究显示，ACT 实质性地减少了患者的再住院率，提高了独立生活能力，适度地改善了精神症状和生活质量。

（四）认知矫正训练技术

认知矫正训练技术是指康复者操作计算机软件，逐步训练自身的认知功能，从而达到恢复认知功能的目的。

必要的设备：计算机、认知矫正训练程序。

组织训练：由一名经过培训的康复师担任指导老师，带领 5～10 名康复者上机操作。

（五）居家与社区康复

自 2013 年以来，北京市西城区持续开展社区精神残疾人居家与社区康复服务工作。主要服务对象为在社区居住的居家精神残疾人。主要服务内容包括：提供每月一次的随访服务，在随访过程中，提供居家康复指导；举办康复活动，让康复者走出家门融入社区生活；开展精神卫生知识、政策讲座，提供家属护理教育及政策宣传服务。

（六）社区团体心理治疗

在辖区内招募在册患者开展心理治疗，通过结构化的团体治疗提高患者的社会适应性，缓解或者改善患者与家庭成员及他人的关系，让患者能够更好地管理自己的情绪，同时认识自身疾病，促进患者恢复自知力。

结构性团体治疗的主要课程内容包括：认识自己的疾病；认识药物；了解复发如何预防；认识自己的情绪；了解如何与人沟通，如何与人发起一次谈话；谈谈家庭；相信我可以、我能做，自己照顾自己；感恩话题；社会是每个人的老师，我要融入社会；拥抱生活，享受生活。

（七）兴趣小组活动

通过优势视角，发现个案的兴趣特点，组建兴趣小组，引导患者参加集体活动。将有共同爱好的康复者组织起来，建立兴趣小组，定期、规律开展活动。如合唱兴趣小组、舞蹈兴趣小组、文字编辑兴趣小组等。

（八）个案管理超市购物及送温暖

针对生活困难的患者，以送温暖的形式，入户随访，与家属或者监护人建立康复联盟，适时进行康复指导。

对于因各种原因不出门的患者，以超市购物为活动主题，引导患者走出家门进入生活超市，锻炼其计划能力、选择能力。帮助其在同伴的陪伴下，完成日常生活中的行为。

三、北京市西城区生态系统康复服务模式经验

（一）精神卫生三级预防管理

一级预防：

原则：以精神卫生健康教育、健康促进为原则，营造健康的精神卫生社会环境；养成健康的生活方式、培养良好的心理素质、掌握科学的工作或学习方式、优生优育；对精神病患者与智障人群予以保护。

措施：（1）对某些病因清楚的精神障碍，采取果断措施，杜绝疾病发生；

（2）对某些可能与遗传有关的精神障碍，限制婚育；

（3）重视家庭教育；

（4）加强精神卫生知识科普宣传；

（5）开展各年龄段的心理卫生咨询和行为指导；

（6）加强基础理论研究；

（7）开展精神病流调。

二级预防：

原则：早期发现；早期治疗、合理用药；家庭治疗；双向转诊；心理咨询与心理治疗。

措施：（1）有计划地宣传精神障碍有关知识，消除社会偏见；

（2）对确认或疑似患者，指导就诊，早期系统治疗；

（3）做好出院病人的随访；

（4）推广综合医院建立精神科；

（5）为患者提供心理支持；

（6）做好社区精神疾病医院－社区一体化全程管理工作。

三级预防：

原则：积极维持治疗、预防复发、参与社会活动、减轻残疾程度；促进精神康复。

措施：（1）健全政府主导、各部门协作的精神障碍防治康复体系；

（2）积极开展医院内各种康复训练，促使患者从医院环境过渡到社区环境；

（3）做好社区患者的分期和分级管理，提供全程康复管理；

（4）为患者提供心理支持和治疗指导；

（5）重视动员家庭成员支持患者参加康复活动；

（6）促进患者回归社会。

（二）部门间合作与资源整合

1. 部门合作是开展康复服务的基础

2013 年，北京市残联部署了居家与社区康复服务项目，北京市西城区选定 300 名社区康复者参与该项目，项目主要目的是根据社区康复者实际康复需求，提供居家康复指导及社区康复服务。主要内容包括入户康复指导、组织集体活动、建立兴趣小组、家属护理教育、宣传精神卫生惠民政策等。2014 年，北京市西城区残疾人联合会与西城区卫生健康委共同合作，区残联以购买服务的形式，将服务人数从 2013 年的 300 人逐步增加至 2014 年的 1500 多人，继续推动居家与社区康复服务项目工作，与区精神专科医疗机构签订项目康复协议，持续开展项目服务工作。

2. 初步探索生态系统理论康复理念

随着居家与社区康复服务工作的不断推进，北京市西城区精防机构为了巩固居家与社区康复服务工作成果，开始尝试组织全区的大型康复活动，主要活动包括春季踏青、歌咏比赛、趣味运动会、迎新春联欢会、个案管理超市购物等。全区 150 名社区康复者参与活动。生态系统理论逐渐被西城区认识，全人照顾理念开始萌芽。

3. 服务理念与具体实施办法

各社区卫生服务中心精神卫生科按照精神残疾人居家与社区康复实施方案要求，在本辖区内开展居家与社区康复服务工作，平均每社区 100 名社区康复者。主要服务内容：入户访视，提供居家康复指导；鼓励康复者走出家门，参与社区集体康复活动；参加区级大型集体康复活动，巩固社区个案管理效果。

西城区残疾人联合会通过购买服务形式，引进社会组织社会工作者参与社区康复服务工作，平均每社区一名专业社会工作者。区精神专科医疗机构、区精神卫生保健所负责对社会工作提供业务培训。

（三）服务场所

1. 资源利用

各社区卫生服务中心与街道残联相互合作，整合利用街道残联康复资源，如温馨家园、日间照料站、职业康复站。推广应用康复适宜技术、认知矫正训练等社区康复技术。

2. 利用社区卫生服务中心资源

各社区卫生服务中心根据本中心实际情况，开展康复活动，如团体心理辅导与治疗、集体康复活动、手工制作、插花艺术等。

3. 流动服务场所

北京市西城区精防机构组织、各社区配合，共同举办大型集体康复活动，通过公益场地或以租赁形式开展活动。西城区命名为"流动的"服务场所。

（四）工作方法

1. 制订康复计划

以区残联购务服务项目为基础，制订区级康复服务计划，统筹康复服务项目及工作内容。各社区卫生服务中心根据区精防机构康复计划以及本中心的人力资源、物质资源，制订相适宜的康复计划，区精防机构定期提供技术支撑，通过"传帮带"等形式，逐步在社区中提高康复服务能力。

2. 统一部署，定期质控

统一部署年度康复服务工作，将服务内容及工作质量纳入社区绩效考核标准，定期进行质控。

（五）社区包容性环境的建立

1. 开展培训，提高认识

通过每年两次的工作培训，提高精神卫生工作者对社区康复者的认识，强调接纳患者的服务理念，减少社会歧视。

2. 现场观摩，加深体验

通过邀请各委办局领导、街道办事处、社区居委会参加区级大型集体康复活动，增加工作人员与社区康复者的联结度。通过观摩社区康复者表演的节目，让工作人员认识到，精神障碍患者与我们是一样的人，是需要被接纳的，是可以接近的。

（六）工作成效

1. 社区精神康复体系建设初见成效

西城区社区精神康复体系建设初见成效，形成了部门间配合、区精防机构与社区的上下联动机制。社区康复人才队伍建设初具规模，康复技术应用与推广逐步落地，精神残疾人日间照料站逐年增加。

2. 社区康复者接受社区康复服务人数逐年增加，患者之间联系度越发紧密

接受社区康复服务的患者从 2013 年的 300 人，逐步增加到目前的 1500 人，越来越多的患者能够走出家门参与社区活动。患者之间的联结度越发紧密，朋辈教育在工作中效果明显。

3. 社区康复者家属认同度提高

社区康复者家属对西城区开展的康复服务工作认同度明显提高，他们看到了患者在日常生活中的变化。

4. 工作人员对社区康复者接纳程度明显提高

开展康复服务以来，各街道残联、各居委会工作人员对社区精神障碍患者的接纳程度明显提高。

四、探　　索

（一）如何营造包容性环境

包容性的社区环境是西城区社区康复服务中一直在探索的问题，社区包容性环境是社区开展一切康复服务的必须背景。社区康复者能否走出家门，融入社区生活，包容性的社区环境是服务的基础。西城区通过生态系统理论"人在情境中"的理论基础，花大力气、尽可能在社区中进行宣传，首先让服务于精神障碍患者的工作人员接纳他们，让他们认识到，患

者只有融入社区生活，才是康复的开始，才可能实现康复，一定要树立全人的服务理念。此外，在社区中广泛宣传，提高社区居民对精神障碍患者的接纳，减少社会歧视。

（二）如何整合资源，贯彻康复理念

资源的整合与利用是社区康复工作的重要抓手，部门间的配合与合作是社区康复服务工作的关键。事实证明，单一部门的康复服务是不可能完成社区康复工作的。还要确立康复服务的理念，让参与者具有共同的工作服务理念、共同的工作目标，才是开展精神康复的有力保障。

（三）如何建设社区康复服务体系

1. 康复服务队伍及人才建设

当前，社区精神康复专业技术人员匮乏，取得精神卫生康复资格证书的专业技术人员寥寥无几。因此，加强人才建设，建立一支专业化的社区康复服务队伍势在必行。

2. 技术推广应用网络建设

康复技术的推广与应用是社区康复服务的重要抓手，在实际工作中，康复技术是使患者康复的手段。

3. 包容性社区

建立改变康复者的"情境"，是生态系统理论的基础。通过建立包容性的社区环境，才有可能让社区康复者走出家门，融入社区生活，才能够在社区康复的情境中得到良好的康复。

4. 康复场所

康复场所对于更好地开展康复服务工作非常关键。西城区通过建立精神残疾人日间照料站，尽可能固定康复场所，使康复效果进一步提高。但是相对于社区康复者不同的康复需求，日间照料站已不能满足实际需要。

5. 鼓励非政府组织参与社区康复服务势在必行

社区、社会工作者、社会专业组织的三社联动机制是当前社会工作的主要机制，更多的社会专业组织参与到社区精神康复工作中，能够满足患者不同的服务需求。

今后西城区将一如既往地探索，如何培养本土化的社会工作者？如何组建精神康复社区志愿者队伍？如何进一步开展多部门的合作？如何吸引社会服务组织参与社区康复服务？如何建立社区、社会工作者、社会专业组织的三社联动服务机制？这些需要我们更加深入地探索。

第十章　生态视角下精神康复在社区的应用

一、"去机构化"发展背景下的"复元"精神康复理念与实践

（一）精神疾病患者"复元"康复理念的发展

从 20 世纪 50 年代末开始，欧美掀起了一场"去机构化"的改革浪潮，以意大利的改革最为彻底，一方面避免了美国式急速关闭公立精神病院之后导致社区精神康复服务提供不足的问题，另一方面通过《巴扎利阿法》（《180 号法案》），在保障精神障碍者基本权益的同时，实际上停止了机构化治疗，促使精神卫生服务从机构治疗转向社区精神康复，并通过强化社区康复服务，逐渐将精神障碍者转移入社区之中。巴扎利阿式改革引发了精神卫生服务领域的变革，原本以精神医疗服务者为中心的服务模式，转变成以被服务对象的复元为中心的服务，其目标不再局限于社会控制，而是在精神康复服务中，尊重精神障碍者的主体性、援助其自立，并通过基于优势视角的复元过程，使之增能，重建生活的信心，提升其和照顾者的生活质量。

（二）"复元"理念的运用与发展

伴随着"去机构化"理念的不断普及，一股反思以往机构治疗的弊病并尝试实现本土精神卫生服务公共性的探索正在兴起。上述状况的改变构

成了在本土实施以复元为目标的精神康复服务项目的一系列前提条件。

近年来，本土兴起的社区精神康复服务吸纳了越来越多的复元理念。社区精神康复机构（如上海市的"阳光心园"）已经在开展类似的服务项目。同时，精神卫生中心则委托专业社会组织，尝试对精神障碍者开展预备性"去机构化"的服务项目，以克服机构康复所可能导致的能力缺失，试图确立起与复元相关的康复目标。

值得关注的是，在创新社会治理、推动社会服务转型的过程中，社会工作者已作为多元主体中的重要一元，参与到了与精神健康相关的社会治理之中。其中最具代表性的，就是依据复元理念，积极推动社区精神康复服务的转型。以复元为目标的精神康复服务开始受到本土精神健康相关领域的关注。

在社区精神康复领域，精神医疗专业人员也认识到，真正意义上的康复是使精神障碍者的工作和生活得到重新安置，在援助其独立进行各种社会活动过程中，提高其社会生活技能，提升其生活质量。

（三）以复元为目标的精神康复实践

谈及"复元"，有必要首先明确其所产生的社会背景及主要含义。复元的产生与20世纪60年代源自美国UCB的"自立生活运动"有关。纽约的精神障碍者们提出"我们并不孤独"的口号，强调融入社区生活不是仅依靠医疗模式所采用的处置方式就能实现，还需要关注自身内在力量所发挥的作用，主张在这一过程中实现自主增能。

强化复元取向，正是要打破原有精神医疗对精神障碍者的持续禁锢和压制。在传统治疗体制之下，精神医疗投入了巨大资源，却只关注"疾病"和"缺陷"，而基于优势视角的复元，关注的则是精神障碍者作为"人"的可能性，强调其主体性。

20世纪90年代，随着自助小组的不断出现，复元概念在精神障碍的当事人和服务人员中间不断普及。参照美国1999年的相关报告，复元已成为精神康复服务领域的核心概念之一。由当事者们结成的复元推进团体发起的倡导中，复元由以下十大要素构成：以不可或缺的"自我决定"为前提；个别化（个体化援助）为主；增能的过程；关注该被服务者的全部现象；非线性的康复过程；运用优势视角；不可或缺的同伴支持；尊重被服务者；令每个人对自己的人生负起责任；存有希望最为重要。

在诸多要素之中，对援助者而言，需要思考基于复元理念介入服务的应有姿态。

二、"复元"理念下精神康复发展的困境与资源整合

（一）精神康复发展的困境

精神障碍患者因为患病而缺乏自理、自我照顾的能力，如果没有得到适当的照顾，可能会导致患者出现生存、生活危机。照顾主体自身的压力问题，让患者的康复绝不能依赖单纯的家庭照顾责任，也不能只依赖社区、社会，而应该是一个多系统联动的支持网络，需要有多样的资源支撑。从目前来看，我国现行社区精神卫生康复服务体系面临着很多矛盾与困境，一方面，社区精神卫生服务体系资源不足，社区康复场所短缺，专业人员匮乏；另一方面，"重治疗、轻康复"的理念导致社区功能弱化，不论社会管理者、医护人员还是家庭的照顾者，较多关注的是精神病患者个人的生理、心理功能的恢复，较少关注患者社会功能的康复。在传统的照护观念下，我国施行的监护人补贴、工疗站康复等政策，多数是基于对家庭照顾的支持和鼓励，但对于康复功能上的补充与专业服务实质较少。不可忽视的是，精神障碍者带病生活，几乎无法完全成为正常人，作为当事者，他们自主参与，从而实现相互照顾以满足其真实需求才是社区精神康复的重要目标。

（二）发展社区精神康复是社区精神疾病管理的必然趋势

我国重性精神疾病患者人数已超过 1600 万，精神病患在我国疾病总负担的排名中已超过心脑血管、呼吸系统及恶性肿瘤而位居第一，约占疾病总负担的 20%，未来不久这个比率将上升至 25%。重性精神疾病患者中30% 需要住院治疗，约为 480 万人，但全国精神科病床加起来不到 23 万张。由此可见，绝大多数重性精神障碍患者要待在社区或家里，社区康复对重性精神障碍患者显得非常重要。

2017 年 10 月底，民政部会同财政部、卫计委和残疾人联合会公布《关于加快精神障碍社区康复服务发展的意见》，要求建设"社会化、综合性、开放式"的精神障碍社区康复服务体系，并提出在 2025 年之前达成阶段性目标。在今后发展社区精神康复服务的过程中，如何真正实现上述目标，必然要求精神医疗社会工作能够主动借鉴国外相关经验，创新服务理念，探索并革新服务路径和方式。提升面向精神障碍者的社区精神康复服务的质量，实现对该领域更有效的社会治理转型，探索社区精神康复的新途径，已成为当下的一项急迫的课题，也成为健康中国建设的重要环节。

《"健康中国 2030"规划纲要》提出，要全面推进精神障碍社区康复服务。国外一些发达国家，社区精神康复发展已经比较完善，如英国、美国、澳大利亚等，康复技术均处于世界较高水平。英国是社区精神卫生工作开展得较早、较好的国家之一，很早就主张在社区照料精神病人。美国于 20 世纪 60 年代开展了著名的精神科"去住院化"运动，撤除了大量的精神病院，将医院资源转移至社区卫生服务机构，大量长期住院的患者也因此从隔离性的医院转移到社区中，从而促进了社区精神卫生服务的开展。国内很多专家致力于社区精神康复的研究，也取得了很大的进展。在经过社区综合康复治疗后，精神残疾的严重程度也有好转和减轻的趋势。目前，精神康复措施在精神病人管理中的运用得到证实，如何发展社区精神康复措施，探讨精神疾病的社区干预的新理论、新技术和新方法，这些方法如何推广，成为中国精神疾病康复的重要任务。

（三）社区精神康复存在的难点和问题

近年来，我国的精神病防治管理工作和社区康复研究有了很大的进展，大中型城市更是走在较前端。例如，北京部分社区成立了"温馨家园"康复机构，专门用于社区内精神疾病患者开展康复活动。几年下来，在服药依从性、自知力和预防复发等方面取得了一定的成绩。然而，社区服务相关法规和制度建设相对滞后、社区精神科专业医生紧缺、人们对精神卫生工作的认识滞后，这些因素均给开展社区康复带来较大的阻碍。

1. 社区康复缺乏经验

我国社区精神康复开展较晚，社区缺乏专业精神科康复医师，目前仍然依靠精神病防治专业人员，而社工人员、监护人员和兼职人员的心理社会康复技能已不能适应精神分裂症社区康复的发展需要，加大这方面的培训力度，才能满足将来的社会需求。

2. 对精神疾病缺乏正确的认识

一方面，由于对相关精神卫生知识的缺乏，社会上一些人对精神疾病有错误的认识，精神疾病患者往往受到误解和歧视。人们对精神病人的恐惧心理及歪曲认识，使有些患者发病后得不到有效的治疗和精神卫生服务，在某些地区，精神病人肇事肇祸事件时有发生，给社会造成很大危害。另一方面，患者大多有病耻感，感到自己被社会孤立，恋爱或婚姻破裂，被朋友和邻居疏远，就业机会减少，对以后生活的担忧等都在不同程度上影响了精神疾病患者的心理康复。

3. 目前社区已经开展的康复活动缺乏科学性和连续性

对城市的社区来说，没有场地可供开展农疗，而工疗又缺乏相关政策支持，温馨家园建立了"工艺品工厂"却接不到工作，只能成为摆设。各地区发展水平不平衡，城市的建设又使人口住地变化很大，流动人口的精神病管理成为地区精神疾病康复的新难题。

4. 现存日间照顾机构可能带来的主观参与性不足

目前现存的工疗站等日间照顾机构受到固有运作机制的制约，不仅没有改善精神障碍者的主体参与，反而容易成为孤立于社区之外的封闭空间，加剧了社会的区隔，这与倡导开放、尊重多样性的精神卫生的公共性建设目标相违背。

综上所述，我国社区精神卫生事业正处于发展上升阶段。综观我国目前社区精神卫生服务现状，该领域的工作仍然有待充实、深化和发展。主要问题首先是全国的发展不平衡，缺乏针对不同层次精神病人开展的康复管理模式；我国目前急需通过《精神卫生法》的贯彻落实来有序、协调地发展社区康复服务；另外，社区精神卫生尚缺乏系统、深入和科学的研究，社区精神卫生的科研水平有待提高；最后，康复事业的专业人才队伍建设已是刻不容缓、亟待加强的问题。总之，社区精神康复发展过程，除了需要借鉴国外的实践经验和教训，还需注意根据我国当前的国情推进社区精神卫生工作发展，从而形成具有我国特色的社区精神卫生服务模式。

（四）社区精神康复发展亟待资源整合

从精神康复的视角来说，患者通过复元和能力的恢复，依然可以重入社区过上有意义的生活，这就需要整合多方专业的、权威的资源。

1. 构建综合性的社区精神康复服务体系

优化以社区为中心的"医院－社区－家庭"康复联动服务模式，明确各方在患者康复方面的义务和责任，在相互支持下共同承担帮助患者康复的功能。一方面在现有社区部门发挥基本救济的作用下，落实建立社区专门的社区精神康复服务中心或服务项目，引入社工服务和医护服务等资源，强化服务的专业性，并促进社区与患者家庭、辖区专科医院和综合医院的合作关系，对精神病人进行综合管理并协助其康复；另一方面，可以有更多的资源履行康复的作用，评估家庭环境、社区环境和工作环境等对患者康复的影响。

2. 法律和社会政策层面保障康复权益

社区精神康复服务涉及多个领域，是一项复杂的社会化系统工程，要真正落实需要得到法律与社会政策的规范性支持，即通过法规、制度明确各部门，例如专科医院、社区卫生服务中心、街道办事处、社区居委会等的权责，形成以政府为主导、各部门配合的工作协调和联动机制，共同做好精神疾病的社区康复管理。我国于 2013 年实施的《中华人民共和国精神卫生法》，是一部规范精神障碍患者治疗、保障精神障碍患者权益和促进精神障碍者康复的法律，是对精神病患者多方面保障的法律，但患者运用法律保障自身权益过程中，多数离不开家庭与社区的协助，为此，社区精神健康服务人员既要推动精神病患者权益保障的法律和政策，还要提升患者与家属的相关法律意识。

随着民众对精神康复服务的需求不断增加，精神健康问题日益受到广泛关注。为了贯彻"十三五"规划，并具体落实"健康中国 2030"规划纲要，2016 年年底，国家卫生计生委、中央综治办、民政部等 22 个相关部门共同发布了《关于加强心理健康服务的指导意见》。该意见指出，要重视和发挥社会组织和社会工作者在各项精神健康服务中的作用，依托多种途径和形式，对相关人群持续开展精神健康相关的援助服务。

继而，在 2017 年 10 月底，民政部会同财政部、卫计委和中国残联，印发了《关于加快精神障碍社区康复服务发展的意见》，提出了建设"社会化、综合性、开放式"的精神障碍社区康复服务体系的总体设想，并明确提出了 2025 年前必须实现的阶段性目标。

综上所述，社区精神康复服务体系的建立可以从一种多元化的角度出发，一方面，在一定程度上能联动多种社区资源、系统资源对精神病患者提供适当的康复服务；另一方面，关注精神病患者以及家属的多元化需求，尤其是社会化需求，以一种更积极的复元视角提升他们对恢复社会功能的信心。

（五）综合康复体系的政策支撑

民政部、财政部、国家卫生和计划生育委员会 2017 年联合下发的《关于加快精神障碍社区康复服务发展的意见》倡导，要着力拓展服务供给，加大政府投入，积极引导社会力量参与，不断优化服务存量，扩充服务增量，大力推进服务主体多元化、服务形式多样化。

1. 建立健全基层服务网络

贯彻落实《中华人民共和国精神卫生法》相关要求，应进一步统筹规划精神障碍社区康复机构建设。有需求和条件的地方，应充分利用现有资源，重点设立以区（县）为服务范围的精神障碍社区康复机构，大力支持有条件的地区开展以城乡社区为范围的精神障碍社区康复服务，增强服务的可及性、灵活性、个性化。加强资源整合，促进精神障碍患者社区康复服务与医疗救治、社会救助、长期照料、就业服务的衔接配合，构建满足精神障碍患者全面康复需要的服务网络。

2. 大力培育服务机构

鼓励有条件的地区新建、改扩建一批政府投资举办的精神障碍社区康复机构。民政举办的精神卫生社会福利机构和有条件的残疾人康复中心，要普遍开展精神障碍社区康复服务，并对精神障碍社区康复机构发挥辐射带动作用。新建城乡社区服务机构、政府投资新建的残疾人托养机构要设置精神障碍社区康复服务功能，预留服务场地。鼓励现有城乡社区服务机构、残疾人托养机构积极创造条件，为精神障碍社区康复服务提供场地。精神卫生专业机构、社区卫生服务机构应当发挥技术优势，支持精神障碍社区康复服务。支持成立民办非营利精神障碍社区康复机构，符合慈善组织条件的，可直接向民政部门依法申请登记。培育一批民办精神障碍社区康复机构、从事精神障碍社区康复服务的社会工作专业机构和社会组织。现有精神障碍社区康复机构要通过增加服务项目、提升专业水平等方式挖潜增效，增强服务能力。鼓励社会力量参与精神障碍社区康复机构建设，有条件的地区可以探索在服务设施、运行补贴、职称待遇等方面给予一系列扶持政策。

不断丰富服务形式。通过政府购买服务等方式，鼓励和引导社会组织开展精神障碍社区康复工作。围绕精神障碍患者提高生活自理能力、社会适应能力、恢复职业能力等需求，不断丰富服药训练、生活技能训练、社交技能训练、职业能力训练、居家康复指导等服务项目，因地制宜、积极发挥农疗站、工疗站、日间中心、中途宿舍、精神康复综合服务中心、康复会所、阳光家园等不同类型的服务机构作用，为精神障碍患者提供多种类型的康复服务。鼓励精神障碍社区康复机构开展连锁化、品牌化服务。逐步建立精神障碍社区康复服务的个案管理制度，大力推行精准康复，鼓励精神障碍患者参与社区志愿服务活动，发挥自身价值作用，积极接触社会、融入社会。

（六）以管理和社会的角度拓宽社区精神康复模式的重要性

社区康复能够协调机构康复和家庭康复，能够释放机构康复和家庭康复的压力，而目前我国精神卫生的机构康复力量捉襟见肘，家庭康复尚不能成为精神康复的主要力量，社区康复将是补充机构康复和家庭康复的关键一环。我国社会目前对精神障碍患者普遍持歧视态度，构建社区精神康复平台，对于改善社会的这种歧视态度也能起到积极作用。社区康复机构能让社区居民与精神障碍患者有更多相互接触、了解的机会，加强人们对精神障碍这一类疾病的认识和理解，逐渐提高社会大众对这类患者的接受程度，从而渐渐淡化歧视态度。

随着我国对社区精神卫生的重视，各地均开始探索社区精神康复的模式。但关于精神卫生的研究，仍停留在具体康复疗法的应用效果，围绕社区精神康复的研究还较少，尤其是关于社区精神病人如何管理、社区精神康复机构如何组织开展的研究很少。社区精神康复的发展需要理论支撑，倘若没有理论支撑，只能摸着石头过河，这种自行探索既举步维艰，又难免在探索的过程中浪费大量资源。这一现状更要求有研究去支撑社区康复的发展，但社区康复更强调社区资源以及康复对象的组织和管理，所以从管理和社会视角出发进行研究非常必要，这就要求我们以更宏观、更系统的生态视角丰富社区精神康复服务工作。

三、生态学视角下的精神康复

社会系统理论和生态视角通常提倡将个人放在环境中看待，即社工对个体的环境做一个全面的评估。作为系统理论的一种形式，生态视角更多源自生态学，生态学中的语言和方法对于评估环境中的人更合适，并且能够为社会工作实务打下基础。

随着我国工业化的迅速发展，精神疾病的患病率呈上升趋势，作为高致残的慢性难治性疾病，以精神分裂症为例，致残率达75%以上，是引起精神残疾的主要原因，约占精神残疾的80%。精神疾病的高患病率和高致残率已严重影响我国及世界人民的生命健康及生活质量。因此，精神疾病的康复不可避免成为各领域研究的重点。到目前为止，虽然对于精神疾病的病因没有一个明确的说法，但普遍达成共识，即它是遗传因素与社会心理环境因素相互作用的结果，遗传因素起主导作用，社会心理环境因素是重要的促发因素。

精神疾病康复受多种因素的影响，包括疾病本身的因素、药物治疗的因素和社会心理因素。针对这些发病因素和影响病情康复的因素，很多干预模式逐渐被提出。许多学者通过对患者的生活环境进行研究，发现社会心理环境因素也是影响患者康复的重要因素。在这些理论研究的指导下，新的干预模式如心理干预模式、综合康复模式、生活技能训练模式、家庭治疗模式等相继出现，作为对单一医疗模式的补充。

这些康复模式对于患者阴性症状的缓解有一定的作用，但也存在一些不足。首先，它们多集中在疗养院、精神病院等有固定场所的院内场所，很难大范围普及。其次，患者最终是要回到社区中、社会中去的，不对其生活系统中不利于康复的因素加于干预，效果难以持久；患者康复并融入社会是受到多重因素制约的，不是某单一领域内的工作人员就能解决的，它需要综合与之相关的各领域资源，大家相互配合、共同合作才能实现。最后，没有形成完整的康复体系。目前国内已形成很多心理干预模式，如艺术疗法、家庭疗法、中途宿舍等，虽然对患者受损的社会功能有一定的康复作用，但规模比较小且分散，并对经济要求很高，对专业人员的能力依赖性大，很难推广。专业社会工作未能正式并真正介入精神疾病患者的康复领域，社会工作者理应是精神疾病患者个案管理干预中的重要组成部分，但由于种种原因，目前国内对精神疾病患者的干预人员主要还是医生、护士、心理咨询师等，社工没有正式介入。

这也就引出了我们下面要提到的生态视角下的精神康复及其在社区的应用。社会工作最初就是作为解决社会问题的手段而诞生的，它除了本身就是资源之外，也擅长链接、整合各种资源来帮助服务对象。残疾领域的服务是社会工作比较早涉及的领域之一，已形成一套比较完整的干预方式。对于精神疾病患者康复的干预，在国外已经形成比较成熟的模式，但在国内，这一部分的服务基本还是由精神科医务人员、心理医生等提供的，社会工作还没有融入其中。

我们希望以生态系统理论为视角，在纳入当地康复资源的情况下，探索运用个案管理、家庭治疗模式、情感支持网络构建、无障碍社区活动宣传、精神卫生知识讲座、节日集体活动等方式对患者的微观系统、宏观系统中存在的不利于康复的因素加以干预。社会工作是可以介入精神疾病患者的康复中去的，并且对于提高患者的服药依从性、扩展患者的家庭支持网络和同辈群体支持网络、增强家属的支持网络、丰富患者的生活、提升患者的社交技能、小范围改善患者生活的社区环境都有一定帮助。

首先，生态系统理论视角的社会工作介入，有助于对影响精神疾病病情反复原因的分析和理解。生态系统理论认为，受助者的问题来自其所在的系统，而不是单纯的个人问题。患者之所以病情反复，可能与他生活的环境息息相关，家人的不理解、不支持，社会的歧视与排斥，都会影响患者病情的恢复，这也是患者融入社会成为难题的原因，这一认识为有效干预患者的病情提供了方向。

其次，生态系统理论视角下的社会工作介入，有助于建构精神疾病患者的社会支持网络。在特定的社会环境中理解个体，强调发挥整合功能，构建社会支持网络，这主要体现在资源上的整合和方法上的整合。一方面，生态系统理论视角的社会工作注重将影响患者康复的因素放到微观系统、中介系统、外在系统和宏观系统中去分析，可以整合个人、家庭、社会等各方面有利于案主康复的优势资源；另一方面，生态系统理论的分析视角也强调专业之间合作的关系，既能运用医学手段来干预，如服用抗精神病药物、注射过量的胰岛素、手术切除大脑中的部分组织，对幻听、幻想等阳性症状有部分效果，又能避免封闭式的康复模式对患者受损的社会功能可能会起到反作用。

精神疾病患者的康复不仅关乎患者本人的发展，也会影响家庭稳定和社会的和谐，而传统的干预模式已经显现出弊端，制约了患者的康复。社会工作的功能日益强大，社会工作在精神疾病患者康复方面的作用得到了印证，将生态系统理论视角下的社会工作介入患者的康复工作中，有一定的现实意义和理论意义。

精神疾病是一种复杂的综合征，它的高致残率、高遗传性、病程反复迁移性不仅对患者本人及家庭成员造成了难以磨灭的伤害，也对社会产生了不可避免的破坏性影响。因此，如何协助精神疾病患者康复，如何将这种精神疾病带来的危害降到最低，就是非常迫切需要解决的问题了。对作为解决问题而产生的社会工作，是否能介入、怎么介入、介入效果如何，正是我们试图转换生态视角看待康复应用研究的现实意义所在。生态系统理论视角下社会工作对精神疾病患者的介入，是将患者与问题分离，认为患者个人的问题是生活过程中的问题，它并非完全是由于个人原因造成的，社会环境中的障碍是导致问题产生的重要因素，以此为研究和介入视角，来分析社会工作在患者康复过程的作用，进而协助患者提高服药的依从性，修复人类行为与社会环境之间的关系。

生态系统理论视角下的社会工作介入，会促进社会工作专业的发展。在实务操作中，生态系统理论的视角强调将个人置于其生活的环境中，有利于帮助社工更好地认识患者困扰产生的原因，制订切实可行的干预方案，推动社会工作在精神疾病领域的发展，进而拓展社工的服务人群。在理论建设上，有助于推动社工本土化的发展，丰富社工的工作模式和工作手法。

四、康复过程的社会工作介入

（一）社会工作介入的理论基础

1. 社会支持理论

社会支持是指运用一定的物质和精神手段对社会弱势群体进行无偿帮助的行为的总和。社会支持通常分为正式支持和非正式支持两种。正式支持一般为政府及相关的组织机构等；非正式支持包括家人、朋友、同事等。社会支持还包括情感支持和实际支持。情感支持主要提供咨询、讨论；实际支持主要是指通过实物或服务提供物质的、确定的支持。

精神疾病患者为社会中的弱势群体，社会支持系统薄弱。社会工作者在服务过程中，需要帮助患者链接资源，增强患者的社会支持系统，增强患者的信心，从而促进患者的治疗与康复，使其最终回归社会。

2. 优势视角理论

优势视角理论源于美国查尔斯·瑞普（Charles Rapp）教授及其团队于1982年针对慢性精神疾病患者制定的一项处理方案。该理论认为，精神病患者自身具有潜在优势，容易被自己及他人忽视。家庭和社会环境也具有一些积极因素，这些因素可以帮助患者获得来自家庭、社会等外部支持，从而促进其潜能的进一步发挥。优势视角理论概括地说，就是着眼于个人的优势，注重案主潜能的开发，帮助其从挫折和不幸的逆境中挣脱出来，最终达到目的的工作方法。在进行康复服务过程中，要关注患者的优势，利用患者的优势及身边的积极因素帮助患者增强信心，解决问题，促进其康复。

（二）精神疾病患者康复过程中的社会工作介入

我国的社会工作还处于发展阶段，而精神康复社会工作的发展更是需要不断完善。这就要求精神康复方面的社会工作者，一定要做到自己的专业知识与医学知识相结合，通过更加深入地了解患者的需求，促进患者的康复。

康复期的精神病患者处于疾病治疗中最为重要的一个阶段，在治疗与康复的过程中同样面临着许多困境。为促进精神病患者的康复，患者与家属的需求是不容忽视的。而随着社会经济的发展，单纯的医学治疗与康复已无法满足他们的需求。社会工作的介入能够弥补传统医学治疗模式的局限性，为康复期精神病患者提供更有力的支持，使其能够处于一个更好的康复环境。

社会工作者以优势视角理论和社会支持理论为指导，综合患者的实际情况，通过开展个案介入工作，对患者家属开展小组工作两种形式来促进患者的康复。

个案介入主要通过发掘患者的优势资源和家庭的支持来帮助患者增强信心，促进康复，恢复社会功能，回归社会。结合患者家属需求，结合康复要点，面向患者家属以小组形式开展不同层次的家属教育，有助于为患者康复创造家庭支持的良好环境。

为了使康复期精神病患者得到更好的康复条件与环境，社会工作者在患者康复过程中，还应该充分发挥协调者的角色，充分调动患者身边的资源，注重社区康复模式的建设，并不断发展与完善社区康复资源与环境，在社区开展关于精神康复方面的活动与讲座，为患者获得社会大众的认同感，增强人际交往能力，赢得更多的社会支持，从而促进患者的全面康复。

对于康复期精神病患者而言，生活技能及社会功能的恢复更为重要。社会工作介入精神病患者的康复服务过程，有效地帮助患者缓解心理压力，提高沟通交流能力，学习生活技能，恢复社会功能，为回归社会奠定坚实的基础。

社会工作在患者康复过程中起着举足轻重的作用，可以满足患者的需求，有效解决患者的困难，为患者提供除医学治疗之外的综合康复措施。

社会工作者要充分发挥自己的专业性，整合患者身边的各方面资源，为患者提供更多的社会支持与康复条件。运用个案及小组工作方法，运用优势视角理论及社会支持理论，帮助患者及其家属增强信心，使他们得到鼓励与支持，有效促进患者的康复。社会工作者介入康复期精神病患者的康复服务，可以为患者带来更多的福利与帮助，促进家庭及社会的和谐发展。

五、生态视角下精神康复在社区的应用

（一）社区精神康复的应用技术

社区精神康复技术在国外较早开展，目前在英美等发达国家已较为成熟。我国的社区精神康复工作起步稍晚，但在近几年逐步发展。在我国，较为广泛应用和开展的是生物—心理—社会性综合干预技术及对病人、家属的心理教育等方面的工作。

1. 生物—心理—社会性综合干预技术

在社区精神疾病患者康复工作中，患者或家属会关心如何更好地预防复发，而引起精神病复发的因素是多方面的，往往是综合作用的结果，这些因素主要有以下几种。

（1）环境因素。

过分地关注和保护病人，减少了患者与社会的接触，使疾病复发率大大增加。与家人共同生活的病人，复发率较低；被朋友、邻居和家庭歧视，工作机会减少，会使患者病情加重。良好的人际关系和家庭支持系统最有利于疾病的彻底康复。由于心理结构的不稳定和心理抵抗力的薄弱，这种调整过的心理仍然比较脆弱，良好的家庭社会环境有利于心理平衡的持久维持和巩固，这样就易于进入良性循环。除社会环境外，自然环境也有一定的相关性，如春季复发率高，天气违反常规复发率高，夏季气温过高，精神病人情绪易烦躁不安，病情也易复发。

（2）药物因素。

精神疾病是一类容易复发的慢性致残性疾病，长期维持治疗是目前减少复发最有效的办法。不要认为病好了就不会再复发，不需要继续服药；也不要觉得长期服药对身体有害，就擅自停药。大量资料表明，自行减药或停止服药，70%会导致复发。

（3）性格因素。

生活中有不如意的事是正常现象，性格内向者由于自我封闭，不愿敞开心扉，内心有矛盾冲突时缺乏正常有效的宣泄途径，当心理压抑的能量突破一定的"度"就会以精神症状的再现作为"宣泄"的突破口。

（4）其他因素。

儿童、青少年情绪不稳定，易于情绪震荡，老年期由于中枢神经系统自我调节的功能下降，很小程度的心理和躯体应激因素都可能激发出精神症状的再现。男性饮酒、女性月经期和产褥期，都会成为易复发因素。

预防精神病复发，应当针对上述因素采取适当的对策和措施，采取生物－心理－社会性干预综合措施的社区康复方法。家属必须督促病人坚持服药维持治疗，定时去医院随访；对患者家属进行有关疾病知识和康复知识的辅导和教育，充分发挥家庭社会支持系统的作用，调整家庭关系，改善家庭成员之间的沟通与交流，改进应付病人的技巧，才能做到早期发现复发征象，及时进行治疗。

对精神分裂症采取生物—心理—社会性综合干预具有全面性、科学性、经济性的特点。通过开展药物干预、家庭心理健康教育、职业康复技能训练和社区免费心理咨询门诊，有利于建立家庭心理支持系统，减轻或消除残留症状，最大限度地发挥功能和良好适应，通过社会技能训练，帮助患者学习技能并广泛应用和持久保留；开展职业康复，可为康复者谋求和维持适当的职业。

2. 生物—心理—社会康复的心理评估技术

可利用不同的工具对精神分裂症患者进行康复效果评估，以帮助制定不同的康复措施。除了目前正在使用的精神症状量表（BPRS）、精神分裂症阴性阳性症状量表（SANS）、精神残疾功能评估量表（SDSS）外，近年来已发展了一些专门用于精神分裂症患者康复效果评估的量表，如家庭负担会谈量表（FIS）、慢性精神病标准化症状量表（SRCP）等。这些量表目前已用于社区精神疾病康复研究。

3. 社区艺术康复技术

艺术康复治疗作为精神康复的一个重要分支，近年来越来越受到国内外专家的重视。它是指应用各种艺术手段，结合心理治疗等技术，以纠正不良行为、促进康复为目的的治疗方法。国内有研究表明，对精神分裂症康复期患者实施艺术治疗，能减轻患者社会功能衰退和精神残疾，提高其日常生活自理能力和社会再适应能力，降低复发率，使患者的生活质量保持较高水平。目前，上海部分社区正在积极开展此项康复活动，受到很多学员和家属的欢迎。社区艺术康复治疗在西方国家已得到广泛应用，但国内在这方面的研究和应用还比较缺乏。

（二）系统的康复训练

目前社区开展的各类康复项目很多，如农疗、工疗、家庭康复等，这也是符合目前"医院—社区一体化"的综合性精神防治康复模式，是近年来普遍受到重视的一项心理与社会康复手段，也是目前流行的康复对策。社区综合性精神康复模式能够运用多种治疗手段和方式促进患者身心的全面康复，进而帮助患者提高生存质量，促进其康复，具体从以下几方面推动患者的康复进程。

根据每位患者的具体病情实施个性化的治疗方案。康复人员全面了解和掌握患者疾病情况后，制订出包括患者生活作息、饮食、锻炼、服用药物等方面的科学系统的康复或治疗计划，向患者及家属详细讲解，协助其施行。

积极组织各种活动提高患者生存质量，康复人员应当定期或不定期地安排患者参加各种旨在提高其人际交往、训练生活技能、培养应对疾病症状等的活动，例如生活及社交技能训练小组、户外联谊会、手工比赛、健康交流会等。

治疗工作人员应当经常保持与患者及家属的联系，及时帮助患者及家属应对病情变化，并及时将患者病情变化反映给组长，在组长的领导下发现存在的问题，制定解决措施，并相互监督对患者的治疗工作。多种措施的全面施行使得治疗更具有针对性，极大地增强了治疗效果，提高患者自我管理的能力和疾病知识的认知水平，直接促进患者社会功能能力及水平的恢复及增强。

帮助精神障碍患者学会表达和求助。让患者在遇到问题的时候能够说出自己心中的感受。很多精神障碍患者都会很戒备和周围人的相处，他们敏感而孤独，既渴望与人建立关系又害怕周围人的排斥，在一定程度上，除了外界给予他们的标签之外，患者自己也为自己贴上了标签，他们认为别人看他们的眼光都是带有颜色的，所以往往还没有主动接触就暗示自己放弃与人交流的机会。久而久之，这种情况会反反复复发生，到最后患者变为见人就躲避的状态。社工要做的就是缓解他们的这种心理，如果想要一下子改变是不可能的，所以就需要用行动和活动慢慢来改变他们，逐渐加强他们的自信心，鼓励他们出去与人交流，跳脱出原来的生活模式，让他们看到新的世界。

促进精神障碍患者的自我了解。希望患者致力于自我发现、自我引导生活和解决问题。社会工作者在这个过程中起到引导的作用，肯定一个人的价值，建立自信与增能。通过相关的个案和小组活动，例如咨询辅导，通过讲述成功的案例来增强患者的自信心。

（三）生态视角下精神康复在社区应用的案例

1. 街道工疗站

北京地区广泛开展的温馨家园等工疗站，不但能给予社区的精神残疾人一个稳定的活动场所、一种精神上的寄托，以及一个保持接触社会的机会，令他们病情趋向稳定，还能在一定程度上减轻精神残疾患者的家庭照顾负担，让其家属有更多时间进行正常工作和社交，是一种产生良好效果的社区康复模式。

部分社区通过新闻分享或读书分享等形式提升语言表达能力，锻炼患者的阅读能力，让他们在交流会上将近期看到的、听到的相关新闻分享给大家听，在过程中分享自己最关注的内容。在温馨家园，老师根据学生的协调能力准备例如贴画、剪纸、折纸等一系列的动手课程。在康复训练中教授一些动手能力强的小技术，让学员更加了解自身的动手能力的兴趣点；康复者运动会使学员通过团队协作与周围的人群建立关系，提升沟通交流的能力，逐步改善人际关系的淡漠和隔阂；定期举办小组活动，增强他们生活自立的能力，发掘并且重新认识自身所拥有的潜能、生活经验和独特长处，提升自尊感与个人自信，提升自身利用社区资源的能力。

然而，由于缺乏理论的支撑，温馨家园的服务提供、组织管理、资源配置仍然处于摸索阶段，仍会遇到各种各样的困难。目前工疗站最为关键的问题是，工作人员没有统一的资质要求，服务开展没有明确的标准，因此导致不同工疗站之间服务开展情况与质量参差不齐。空间局限导致容纳度受限，也使温馨家园等工疗站难以产生足够的影响力，难以容纳足够数量的有潜在康复需要的精神残疾人到园康复，因此，要使温馨家园等工疗站成为能够推广的社区精神康复模式，必须通过研究，理顺服务提供和管理流程。

2. 会所式康复中心

社区综合性精神康复模式对提高精神分裂症患者的生存质量有很好的效果，在四川省成都市，一个在生态视角下的综合性的康复中心应运而生。

由华西医院心理卫生中心精神康复组与成都市青羊区残联合作建立了"希望之光"社区精神康复中心。在这里的人是各类重性精神病患者，中心充分考虑模拟还原职业场景，和公司的布局很像，1000平方米的空间，所有的房间都是开放的，咨询室、团体治疗室、集体培训室、餐饮部等，制定有公司化的每日任务清单、人员负责清单等公开量化表。患者在这里书写报告，进行电话随访，在餐饮部做饭。会员们在餐饮部进行午餐准备，每个人都可以发挥自己的才能，会员们可以在餐饮部学到自己感兴趣的各种美食，提升他们的生活能力与社会竞争力。

作为面向成年的精神障碍患者开设的日间康复服务会所，由区残联提供资金支持，凡年龄在18~64岁的精神病患者都可以自愿加入。会所采取会员制，每个患者都是会员，会籍是终身制，每个会员都建立了个案管理，会员在这里可以得到融入社会能力的各种康复训练。会所里强调"肩并肩"分工合作的关系，日常工作都是每个人自愿选择参与，提倡任务共担。这里每天的上午、下午会有部门工作会议，会员们都会积极认领自己当天的任务，主动参与其中。老会员会带领新会员融入这里，形成一种朋辈支持互帮互助的良性循环机制。

这里的精神康复会所模式是一种体验性的职业康复过程，参与康复的患者不再被称为"患者"而是被称为"会员"，他们将与被称为"职员"的专业工作人员一同参与工作。会员们通过参加会所的工作，锻炼社会交往能力与各种职业技能，建立自信，寻找资源与自我价值，为最终全面回归社会打下良好的基础。

在这里，还在学龄的孩子可以参与社区精神康复中心的"复学计划"，这是"希望之光"社区精神康复中心服务项目之一。部分处于学龄期的患者因为疾病不得不暂停学业，"复学计划"的运用让患者在病情得到控制却又并未达到复学的条件时多了一种选择。作为一项专门帮助患精神障碍的大、中学生战胜疾病、恢复学业，促进成长的专业健康服务项目，每一期只收不多于12名患者，采用小组式课堂技巧训练、外出活动等活动方式，同时利用小组团体互助支持，发掘自身潜能，助益学员更加自信、提升行动力和处理问题的能力。项目还开设一对一式的心理辅导以及原生家庭的心理卫生知识讲座，学员可以在这里自愿教授新学员画画、乐器等技能，在团体里找到自信和快乐。每个到这里来康复的学生患者，都会建立个案管理，开设一对一心理咨询服务，为患者实现复学提供理论与实践的支撑。

"希望之光"精神康复中心建立了医院、社区、家庭一体化的康复管理模式，直接面向社区精神障碍患者服务，同时也为基层社区医院培训相关专业人才。一体化的康复管理环境有助于患者尽快回归社区，实现再就业。患者在医生、家属、同伴的认可环境中意识到自己的价值。换一种角度，从患者的视角看周围的世界，会让患者得到从未有过的支持。

3. 精神康复的本土化进程任重而道远

基于生态视角下的社区综合性康复模式用于精神疾病患者的治疗，能够促进病情康复，提高患者的生存质量，值得广泛应用及推广。但社区康复服务模式仍需从以下方面着手克服本土化过程中可能存在的瓶颈。

（1）从上至下推进"会所模式"，应标准化与特色性相结合。

会所模式注重"以人为本"，尊重国际会所准则，让社区生活的精神障碍患者以终身会员的身份，与"职员"如"同事"并肩管理。会所为精神障碍人士提供娱乐休闲、就业支持、心理干预和辅导、社会融入等服务。受自上而下的政府政策影响，会所模式在省、市、区、街道等不同政府部门的推动下迅速在社区普遍推广，但真正获得国际认证的会所，在全国范围内屈指可数，会所模式的标准化和推广非常重要，也应注重与本土特色相结合，避免简单复制和照搬。

（2）残联全面推进"工疗模式"，注重精准与精细。

我国自 1990 年以来就开始推行"一街/一镇工疗站"的康复模式，由各级残联系统稳步推进，主要为智力、精神、肢体三类残疾人提供工作训练，以个体需求、兴趣爱好、能力建设为导向，促进个人能力发展和职业训练为主，从"优势视角"出发，重视潜能挖掘。此模式目前比较适合普遍意义上的"残疾人"，对于精神康复者的工疗模式，还缺乏一定的针对性，精准性不够，应探索根据不同人群的不同康复阶段制定相应的康复计划，定期评估效果，修订完善。

（3）农疗模式推广应因地制宜。

农疗模式是通过让精神疾病患者了解农业生产，学会种植、环境绿化、喂养家禽，学习和掌握农业生产技术，参与农场管理，通过劳作进行康复训练，保护病人的社会功能和劳动能力，实现社会参与。此模式对于实施场地有一定的要求，比较适合在城镇郊区或农村地区推广。与之相对应的是，由于农村地区社会福利覆盖不足，此模式目前在农村地区推广明显不足。

六、生态视角下康复服务的提升与完善

（一）政策推进，促进多元社区康复服务体系搭建

国外精神障碍人士的社区康复服务一定程度上回应了不同阶段的精神疾病人士的针对性需要。《关于加快精神障碍社区康复服务发展的意见》（民发〔2017〕167 号）文件指出，到 2025 年，80% 以上的县（市、区）

广泛开展精神障碍社区康复服务，60%以上的居家患者将接受社区康复服务，并逐步建立家庭为基础、机构为支撑，"社会化、综合性、开放式"的社区康复服务体系。这一政策的实施，为社区康复服务提供了政策依据和保障，也为社区康复服务发展提供了方向。

（二）社会工作理念助推精障人士社区康复服务多元化实践

精神康复者作为社区困难人群，逐步进入社会工作者及社会服务机构的视野。越来越多的社工机构、志愿者组织、义工、爱心人士、心理咨询师，成为精神健康社会工作的实施主体。社会工作机构采用为精障家庭与精障人士开展专项服务的项目实践的方式，为社会工作持续进入社区康复服务提供路径。社会工作依靠"专项服务的项目实践"，进行着本土化、专业化、职业化的探索。

政府大力推动社会组织，各地推进社会组织孵化和培育工作。通过社会工作的长期服务，精障人士家属的自我能力逐渐获得提升，抱团取暖的意识得到强化。政府政策支持，透过家庭成员深度参与，促进家属自发、自主通过组织化方式建设家属互助组织载体，是社区服务创新的有益尝试。

伴随社区精神康复服务体系的逐步完善，"污名化"使得精神康复者和家庭备受压迫。精神康复者融入社会，获取正常化生活的呼声渐高。亲历者勇敢发声，倡导精神康复者应享有平等的人权、人际交往权、社区居住权、社会参与权。"使用者作为提供者"的服务理念，将有利于精神康复者的复元，也使得精神障碍人士的"朋辈支持"在社区实践中得到推广。

社区精神健康服务中应通过不同的手法、政策和服务，令精神障碍患者及其家属能与其他社会人士一样，享受同等的自我决定能力、福利、公平以及资源分配式的公义。精神障碍患者康复工作的重点，从以生理和心理为主导的康复转向生理、心理和社会全面的康复，患者不应再背负"问题人"的身份接受治疗，而是使其接纳自己的实际情况、能力，可以回归正常社区生活，并以此作为不断复原的动力，享有平等的社会资源，满足其成长发展、正常社交、社区支持等方面的需求，通过社会服务满足患者的全面权利，也会使其家庭感受到支持和希望。

（三）探索建立服务转介机制

加强精神障碍治疗与康复资源的整合协调，建立信息共享、衔接顺畅、运转有序的服务转介系统，逐步打通医疗、康复服务上的循环。搭建信息转介平台，依托辖区精神卫生专业机构、区县社会福利院、残疾人康复中心、精神障碍社区康复机构等资源，建设区县级精神障碍患者社区康复资源平台，承担所辖区域精神障碍患者社区康复需求汇总、转介、调剂等服务工作，加强与卫生计生部门严重精神障碍管理系统的信息比对，形成精神卫生专业机构、精神障碍社区康复机构、精神障碍患者和家庭之间的服务信息交换平台和资源调配平台。加强精神障碍社区康复患者档案管理，充分应用信息化手段，提高社区康复资源数据共享与交换的管理能力和服务能力。

建立康复转介机制，由精神卫生专业机构开展精神障碍患者出院康复评估，并向精神障碍患者和监护人提供社区康复建议及相关信息。适宜参加社区康复的患者，经患者和监护人同意后可由医院转介到相应地区的精神障碍患者社区康复资源平台。建立绿色通道，精神障碍患者社区康复期间病情复发的，可通过精神障碍社区康复机构向医院快速转介。

建立就业转介机制，对病情稳定、具有就业意愿且具备就业能力的精神障碍患者，经功能评估合格后，可由精神障碍社区康复机构直接向相关单位推荐就业，或转介到残疾人就业服务机构、其他就业服务机构推荐就业。精神障碍患者就业后，社区康复机构可协助做好有关辅导工作。鼓励各类企事业单位设置公益性、庇护性工作岗位，为精神障碍患者提供更多就业机会。

（四）支持家庭更好发挥主体作用

采取有效措施，不断巩固和增强家庭照护功能，促进家庭成为精神障碍社区康复服务体系的重要力量和资源。精神卫生专业机构和精神障碍社区康复机构可探索引导家庭照护者建立互助小组，协调组织有能力的社区志愿者和志愿服务组织为有需要的家庭提供志愿服务。借助社区卫生服务机构等专业机构的专业康复指导，进行系统的康复训练。

创新政策支持体系。将家庭照护者居家康复、照护技能培训纳入精神障碍社区康复基本服务范围，定期组织家庭照护者学习交流。支持建立不同规模的精神障碍患者家庭照护支援中心，为家庭提供照护资讯、政策咨询、情感支持等专业服务。

（五）构建科学的管理机制，提高服务管理水平

推动精神障碍社区康复服务规范化、标准化、专业化发展，切实维护精神障碍患者和服务机构的合法权益。健全管理服务机制，推进精神障碍社区康复服务放管结合，加强民办非营利精神障碍社区康复机构的硬件、软件建设。精神障碍社区康复机构不断健全内部管理制度，探索建立行业组织，发挥管理服务协调作用。

建立技术指导体系。以精神卫生、社会工作、社区康复等领域专家学者和经验丰富的实践工作者为骨干，组建不同级别的专家技术指导小组，通过研讨、培训、评估、调研等方式，对所辖范围内精神障碍社区康复服务进行技术指导，建立精神卫生专业机构对精神障碍社区康复服务定期指导制度，建立社会工作专业机构对精神障碍社区康复服务的定期督导制度。支持通过定点指导或对口帮扶等方式，协助精神障碍社区康复机构提高服务水平。

积极推进标准化和标准认证，培养一批标准化技术人才，在信息转介、基本服务、管理制度、成熟模式等重点领域扶持制定一批标准和操作规范。加强标准推广应用，鼓励精神障碍社区康复机构参加标准认证，并采用第三方认证手段进行规范。

第十一章　社会工作者助力精神康复者的社会回归

　　精神康复工作需要全社会共同参与，而在这个过程中，社工针对精神病患者开展辅导工作，很多时候要深入其内心深处和家庭关系来进行，其复杂程度可想而知。社工小吴从 2015 年开始从事社区精神康复服务，在开展服务的同时亦持续地接受了较为系统的精神医疗社会工作训练，积累了一些处理精神病患者个案工作的经验和心得。我们进行了一次访谈，在谈到如何看待精神康复工作时，他略加思考了一下说："你见过河中间的水处理系统吗？我觉得生态康复模式就像这个水处理系统似的，水在流动中出现问题时，就会进入水处理系统，经过处理后再次流入河中，随着河水欢快地流动。精神病人在社会生活中出现不适应，就会回到康复体系中来，经过康复，能够适应后再回到社会生活中，人也需要在社会中活跃起来，这样生命才会更有意义！"很新奇！他结合自己的实践经验和参与相关培训的收获，分享精神康复个案工作的一些心得。

一、工作心得

　　心得一：社工的价值观、理念、心力等，就像在武侠世界里提到的内功，只有修炼好内功，才能发挥出招式的最大威力。在精神康复个案工作中，社工应该提高以下几方面的认识。

　　第一，精神病是一种状态。

　　当精神病仅被视为一种疾病，它便只和治疗、药物、住院等有关。在这个视角下，社工很容易变成医生的助手，例如帮助询问病人是否吃药了、在患者发病时建议家属将其送医院治疗等，除此之外，社工能做的很有限，因为生病是医生才可以处理的事情。不过，精神病还可以从其他角度来理解。心理学认为精神病是人应对环境的一种过度心理防卫状态。既然精神病是一种状态，那就有变化的可能，而引起变化的关键因素就是患者所处的环境。环境是否稳定、安全、具有接纳性，是否充满责备、忽视或排斥，都会影响患者的状态。从这个角度来理解，社工能发挥作用的空间就大了许多。按照"人在情境中"的理论，人与所处情境是互动的、互相影响的，社工可以通过对精神病患者所处的情境加以改造，帮助患者稳定其内在世界。社工介入患者所处情境的层面，可以是家庭、朋辈，也可以是街坊邻居。

第二，精神病患者需要被理解，亦能够被理解。

部分精神病患者都生活在一个不被理解的世界里，因为他们的思想和行为都大大超出了一般人的认知范畴。人们会觉得精神病患者的那些奇怪的想法和行为是由患病导致的病态表现，不需要去理解，只要用药物控制就可以了。然而，精神病患者也有正常的需要和渴求。有研究显示，精神病患者的幻象幻觉等症状是一种符号化的语言，是他们通过一些符号去表达其内在正常需要的方法。比如一个有被害妄想的患者，他觉得自己被美国政府的高级特务监视并追杀，其实他只是想透过这样的妄想去构建"我很独特，我很重要"的感觉，因为在现实生活里别人都觉得他可有可无、毫无特别之处。社工若能理解这一点，去挖掘患者的优势与潜能，并使其发挥自身优势与潜能，进而得到别人的肯定，使其独特感在现实生活中获得满足，患者自然就不会继续在精神世界里去寻找虚构的独特感。因此，社工要明白，精神病患者首先是一个"人"，只不过是患病的人，他和一般人一样有正常需要和渴望。理解了精神病患者的疾病及其症状背后所传达的信息，才能真正协助其康复。

第三，复元是一个漫长的、螺旋上升的过程。

复元模式包含 10 个重要的元素，如希望、重视个人优势、尊重、自我管理、充权等。复元强调的是带着疾病仍能过有质量、有意义的生活。对精神康复者来说，复元的过程是相当漫长的。精神康复者的成长是一个缓慢上升的过程，并且有进有退。因此，为精神康复者服务，社工不能心急。社工要作为陪伴者，在精神康复者每个成长的难关助其一臂之力，让他们坚实迈出每一个前进的步伐。

心得二：社工在个案辅导中用到的技巧和个案策略，就如武侠里的招式套路。在精神康复服务中，社工应把握个案工作策略。

第一，先评估，后对照。

社工在对精神康复个案的案主进行评估时，需要评估以下几个方面：

一是精神状态。精神病患者的精神状态是否稳定，对于社工选择介入的时机有很大的影响。若患者正处于发病的不稳定状态，社工运用任何理论或模式介入都是难以奏效的，此时患者需要先接受系统的治疗，待其病情稳定，进入康复期，之后才是社工进行干预的好时机。

二是社会功能。目前国际上比较通用的社会功能量表有 SOFAS 和 GAF 两种，这两个量表把社会功能设定为 100 分，每 10 分是一个阶段，每个阶段会有不同的表现。做精神病患者的个案工作，社工可以参考此量表，在开展个案工作的前期给案主做个测试，看此时案主的社会功能状况如何，然后根据测试结果来设定服务目标。比如，经过测试，案主目前的社会功能处于 30~40 分的区间，那么个案的短期和中期目标就可定为让案主的社会功能恢复到 50~60 分区间，而不应一下子就定到 80 分那么高。

三是社会支持系统。评估案主的社会支持系统是为了寻找工作同盟。因为精神病的康复需要许多资源和人力的支持，而不是靠社工单打独斗就可以做到的，因此，发展工作同盟在精神康复个案工作中显得尤为重要。工作同盟可以是患者的家属、朋友、同学、同事、邻居、社区居委会主任等。

做完评估，社工就要将案主的生活与健康生活进行对照。人的生活方式与精神健康状况是息息相关的。一般来说，健康的生活包括良好的生活规律、良好的人际关系及人际互动。良好的生活规律是指每天的作息是否规律、饮食是否规律、是否与家人有家庭生活、是否有规律地做运动等；良好的人际关系及人际互动是指案主在社区里是否有认识的朋友、相熟的快餐店老板、菜市场摊主，能否使用社区内的设施，能否与人顺利交谈等。社工需要看看案主在这几个方面的表现如何。

第二，缺什么，补什么。

社工将案主的生活与健康的生活进行对照之后，若发现案主生活不规律，就要想办法让案主的生活规律起来；若发现案主缺乏社交，就要帮助案主重建社交生活等。另外，社工要留意案主的成长经历中是否有某些重要角色的缺失。比如单亲家庭中长大的孩子往往会出现缺乏父爱或母爱的情况。面对此种情形，社工需要在案主的身边人当中有意找寻能够提供父爱或母爱的角色，使其进入案主的生命中，让案主内在的自我能够顺利成长起来。

第三，从最容易入手的地方开始做起。

在做精神康复个案的过程中，由于个案问题的复杂性，社工往往会感觉无从下手。此时，社工就要把握一个最简单的原则——能做什么就先做什么，等待其他突破口的出现。

案例：

小Z是一名精神分裂症患者，经常因为不吃药而病情复发被送进医院，每次发病时，他都会穿着奇装异服到处跑。这次住院6个月后，病情稳定，回到家中。小吴首先对小Z进行评估，确定他现在情绪稳定，能够正常交谈后，小吴请小Z定期来参加康复活动，并介绍病友让他认识，小Z很高兴，每次来参加活动都与病友相谈甚欢！通过其他康复者，小吴得知，小Z每次停药都是因为他觉得病好了就不吃药了。

坚持服药是精神疾病治疗和预防复发的最根本的办法。小吴决定，在康复站里定期组织康复者讨论，请大家互相交流康复心得，并组成康复督察小组，请康复比较好的老李来担任组长，每月组织大家一起到医院取药，还让与小Z住得比较近的康复者小C提醒监督小Z服药，收到了很好的效果。在此期间，小吴还根据国家政策协助小Z办理了免费服药。

"对待重性精神病的问题上，社工与医务工作者相互合作，系统地服务于他们，对于康复和预防复发，都能达到较为理想的效果。"小吴说。

二、康复案例分析报告

（一）一般资料

姓名：L　性别：女　年龄：54 岁

直观特征：身材偏胖，身高 160 厘米左右，短发，衣着整齐，警惕性高

家庭及个人情况：从小被养母养大，受到养母虐待，与养母关系差，现养母已去世，无兄弟姐妹。25 岁结婚，婚后多年受到家暴，33 岁得病（精神分裂症）后离婚，独自带儿子一起生活，与儿子感情好。

学历：初中毕业

（二）疾病及康复经历

L自33岁后，曾先后12次住院治疗，最长一次住院6个月，被诊断为"精神分裂症"。在住院期间参加院内康复活动，每次都不能与病友搞好关系，常因吵架或扰乱秩序而被病友排斥。2006年末次出院后，在社区生活，经常因小事"找茬儿"与周围人争吵，有时也会"路见不平拔刀相助"。

康复者访谈：

访谈摘要：

我：你那天在公交车上和人家吵起来了，怎么回事呀？

L：从我出生的那一刻，爸爸妈妈就不要我了，在养父母那里，我得

到的爱很少，看到同龄的小朋友在妈妈怀里被疼着爱着，我看在眼里美慕极了，我跑回家去，一头扎进养母怀里，求她抱我一次，她狠心愤怒地推开我，我再一次扎进她的怀里，泪水涟涟地说："妈妈求你抱我一次好吗?"她突然掐痛我的胳膊，再一次拒绝拥抱我，然后把我推倒在地面上。这一次我没有哭泣，从地上爬起来跑了出去。从那个时候起，本来话不多的我就变得更加少言少语了。我和养父母之间没有交流，唯一的交流方式就是她烦了打我，不开心骂我，她骂我有多狠，打我有多疼，我都不再出声哭泣也不再闹了，我就那么满脸泪水地望着她……

得到一个拥抱对我来说是一种奢侈，长大成人的我每当想起儿时求抱的画面，内心深处还会隐隐作痛！我小时候很少洗头洗澡，身上散发臭味，同学们也都不理我，嫌弃我，所以我根本没朋友！长大了我就想早点离开家离开养母。后来我做了妈妈，尽我所能倾我所有好好爱我的儿子，我要学会和儿子表达交流，我不想在我和儿子中间再有距离感和鸿沟，因为我爱我的儿子，他是我的生命希望！那天我坐公交车回家，在车上看到一个大概五六岁的小女孩，哭喊着让她妈妈抱她，我正好就站在她们母女旁边，所以看得很清楚，妈妈把小女孩推搡了一下，小女孩哭得更伤心了，此情此景使我瞬间想起我小时候，也经历过小女孩的遭遇，心中的怒火熊熊燃烧，根本控制不了自己，大声地冲那个小女孩的妈妈嚷了起来，那个女的不但不认错还反过来骂我，我让大家一起谴责她，结果没有人肯帮我，还说让我少说两句……

我：听说你和你儿子关系挺好的?

L：(面露笑容，声音也柔和了不少) 是呀，我儿子特别好，特别懂事，从小也没跟我享过什么福，我前夫打我虐待我他都知道，他现在长大了，上班了，他说："妈妈，你以前受了苦，我以后要让你加倍享福!"我现在看见什么东西好都不敢跟他说，你一说他准给你买，真的 (幸福的笑容)。以前无论我受多少苦，我从来没有打过他，所以我总结出来一个道理，只要你真心对别人好，别人都能知道。

我：你现在吃什么药？

L：就是治精神病的药，每天都吃，不敢减药，再犯病了会给儿子找麻烦。

我：你现在每天心情好吗？每天都干点什么？

L：嗐！还行吧，每天给儿子做做饭，收拾收拾屋子，遛狗。总有那些不自觉的人，自己的狗拉了也不知道收拾，装看不见，我说还跟我吵，真是！

我：你有什么爱好？

L：好像没有，什么都不会。

我：你愿意参加康复活动吗？

L：我倒是愿意，但是后来就没意思了，不参加了。

我：现在咱们要开始春节联欢会的排练了，你愿意参加吗？

L：那我可不会！不过我每年都去看演出，人家演得真好，我挺羡慕的。

我：其实他们来之前也这么说，但是后来坚持下来了，都觉得自己收获特别大。我希望你也来试试，我会帮你的。

L：如果我学不会可以退出吗？

我：当然。

（三）评估

1. 康复者评估

性格特质：敏感，易激动，言行偏激、性格内向、不爱表达、善良但不自信。

目前病情：稳定，有自知力，坚持服药，交谈中问答切题，情感反应协调，社会功能良好。

情绪：基本稳定。

接触：被动接触好。

对康复的态度：犹豫，缺乏自信。

兴趣爱好：无。

2. 资源评估

L 与儿子关系好，也很听儿子的话，假设：L 的儿子会帮助 L 康复。

L 与社区医生联系紧密，帮助精防医生做事情很认真，精防医生会对 L 的康复有帮助。

（四）案例分析

L 出生即被抛弃，自小被领养，并且在自己积极寻求养父母的关爱时，一次次地被推开，从小想和小朋友一起玩，但同学朋友都嫌弃她，远离她。结婚后遭丈夫家暴，在她生病后，丈夫又与她离婚，她再一次被抛弃。一次次被抛弃使她产生了极度的自卑心理，渴望交朋友但又不知道应该如何正确地交朋友，致使她每次参加康复活动都能够准时参加，但会不欢而散。

（五）康复方案

康复方式：

（1）文娱活动训练：鼓励 L 参加春节联欢会的节目排练，着重于培养社会活动能力，加强社会适应力，提高情趣和促进身心健康。

（2）社会交往技能训练：精神病患者的社会交往能力往往因脱离社会生活而削弱，在慢性患者中甚至出现严重削弱以至丧失。而这项技能对参与社会生活起着重要作用，应尽可能促进其恢复。目前对慢性精神病患者已逐渐采取社会交往技能训练，L 参加集体排练活动，有机会与病友一起面对困难，共同探讨解决困难的办法，可改善她对付应激情况能力，提高社会适应能力。

基本概念：自我观念（自我概念）（self–concept）——人在内心深处关于自己的形象，是个人在其成长生活的环境中对人、对己、对事物交感互动时由所得经验逐渐形成的综合性观念，是有组织的、连贯的一整套自我看法和评价体系。

理论假设：

（1）人的本性是善良、理智、仁慈的。

（2）人有与他人和谐相处的愿望与能力，而且有自我成长、自我实现的内在动力（动机、需求）和潜能。

（3）所以，要对人的本性、潜能抱有乐观的态度、十足的信心。深信每个人都可以自己挖掘、发展自己的潜质，要以当事人为中心，使 L 独立自主，达到自我实现。

（4）L 的问题（困境）产生的原因是因为她拥有一个偏低的自我观念。成长和生活经历使她害怕自己被抛弃，不被认可，于是就过度防卫、自我掩饰和逃避，因而形成恶性循环，陷入困境。因为，自我概念决定人的心理（思想、知觉、意识、动机、需求、心情、情绪、态度、观念等）和行为（记忆、学习、社交、活动、适应、习惯等）。

康复目标：协助 L 去伪存真、自我认识、自我重建，以自我实现。使其独立自主、自爱自信，悦纳自我、他人、世界，使人格更为统合，提高生活耐挫力和环境适应力，培养其自我成长、实现的能力。

（六）康复实施

开始，我将 L 介绍给舞蹈队的其他病友，着重介绍她性格中优良的一面，如真诚、善良、正直等。在这个过程中，我尽量表现出真诚一致。L 第一次认识到自己有这些优点，于是看起来不那么忐忑不安，面部表情放松了一些。第一次排练，对于没有一点基础的 L 来说，确实不易，整个过程她一直在不停地抱怨："咱们也没练过，够呛吧！""哎哟，×××，都那么大岁数了，别那么认真！"表面上是在说她没学过跳舞、害怕跳不好而觉得自己不行，其实她在用间接的方式表示怕被大家嫌弃后抛弃的担心，实质上，根本性的问题是：L 在逃避，竭力掩饰，有意无意地自我防御和自我保护，自卑自贱、自我想象。终于，在第三次排练结束后，L对其他队友说："不行，咱们根本就不行，明天我不来了，你们还来吗？"很明显，L的注意力并没有在学习舞蹈这件事情上，而她的担心已经让她无法忍耐了，从而导致了内心和行为上的异常。她不但自己要逃避，还努力争取看到其他人也和自己一样，来证明这不是自己的问题，从而保护自己。在生活中，L的性格内向，不敢积极主动与人交往，自信心不足，感情细腻丰富，情绪易波动，内心常常处于敏感、矛盾、焦虑当中。于是，待人处事上采取防卫方式，这是不能应付、解决内心困境的，只会使自己更加焦躁不安。对此，我并没有马上对她表示出不满，而是在换好衣服后不经意地对她说："L，没想到你50多岁了还来跳舞，真了不起！不知道我到你这岁数时有没有你这样的勇气。"L先是一愣，然后看着我说："我老记不住。"我说："要是都那么容易就不需要练习了，我相信你能完成，到时候这些伙伴都会成为你的朋友！""真的？""我很有信心，你能来，我就很佩服你。最终我们也不会达到舞蹈演员的水平，但这个过程是个学习挑战的过程，大家向着共同的目标一起努力，享受大家在一起努力的过程就好了，你觉得呢？""嗯，我再试试吧！"在接下来的两个月的排练中，我会带领大家对着镜子为自己鼓劲，也会让大家互相找优点，L就是在大家的鼓励中坚持了下来，同时，也更善于看到别人的优点，学会赞美别人，对于别人的缺点也会包容，不那么苛刻了。演出当天，L的儿子也来现场看她演出，给了她不少的鼓励。虽然她很紧张，但还是很好地完成了表演。接下来，L还主动地在微信群里发表了一些感想。

感想一：我儿子说没见过我化妆，说好看，还给我拍了好多照片，说我还能跳舞，动作还都记住了，真不错！

感想二：吴老师，如果您能想到我，我明年还参加，我爱这个团队，更爱这些朋友们，大家那么友好还互相鼓励，我在这个大家庭里特别开心！

感想三：如果有人相信自己的能力，就是一种自信心，埋怨是最无能的表现！自信心对每个人都是公平的，一个人是否能够成功，是源于他的内心世界有多强大，无论遇到任何事情，是顺利通过，还是逆境困扰，都能够始终如一地坚持下去，成功一定属于坚持不懈努力付出的人。其结果可想而知，你有了足够的优秀，热烈的掌声、手捧的鲜花送给你，这是你该拥有的一切，鲜花和掌声，是你用自己所付出的泪水和汗水得到的，而不是自己求来的回报。当你自信满满的时候，你的行动已经感染到了你身边的人，大家会以你为荣，你成了好榜样，朋友自然会围绕在你的身旁，会有一种凝聚的力量。朋友，坚持做自己想做的事，幸福的花环是属于你的！朋友们，风雨过后见彩虹，拥有一颗阳光的心灵，我们就会有自信心！

她平时并不善于语言表达，但她的文字表达很真诚，充满正能量，再接下来我就鼓励她写一些小文与大家分享。

以下是 L 的小文摘录。

摘录一：有一天我出家门倒垃圾，看到垃圾桶旁边有许多垃圾，心想：这些人真不自觉，自己的垃圾掉在外边了就不能捡起来扔到桶里吗？虽然我心里很生气，但我还是回家拿了笤帚和簸箕，把那里扫干净了。有邻居说："你别扫了，回头还有人扔，扫了也没用！"我说："就在家门口，扫干净了自己也舒服呀，再说老有人扫，他们就不好意思乱扔了！"

摘录二：我是个不善于表达内心世界的人，很封闭自己的，我的性格是儿时生活环境造成的，我一直在努力改变自己。所以我感谢上天，让我有机会加入这样一个大家庭，用这样的一个方式来倾诉我的心情和我的喜怒哀乐，我也发自内心地愿意用正能量来鼓舞人心，鼓舞朋友们，同时也激励自己和朋友们，更加康复快乐！

摘录三：朋友就是一颗种子，当你用爱守护了你的第一个朋友，你会拥有第二个第三个甚至更多的好朋友，我说的对吗？朋友真的就是土壤里的一颗颗小苗，我们耐心浇水守护它，它会迅速成长的，生活中我们因为有朋友，所以我们不再孤单，我们的朋友，就是要像守护土壤里的小苗苗精心守护浇水长大，才能够永远陪伴在我们身边的哦！为我们都能拥有更多的知心朋友加油！

　　摘录四：昨天下午有个小男孩来我家玩儿，他走后我突然发现床上有一条红领巾，不用想，这是小男孩丢下的。看到红领巾我瞬间想起我的学生时代。我清楚地记得，我上小学五年级的时候，班里又该发展少先队员了，当时我还没有入队，非常希望那一次能够入选，老师突然提到我的名字，我当时还真有点小开心呢。很可惜没几位同学举手选我，这是我意料之中的事情，老师看到这情形说：今年你们就要小学毕业了，我不希望你们有一个同学掉队，希望你们全部都戴上红领巾，毕业的时候每个同学都不留下遗憾，老师提个建议，如果全班有半数同学举手，那么就算 L 同学入选啦，老师说着走着，手指还不停地敲打一下同学的课桌，当老师话音刚落的时候，全班大多数同学都举起了手，我当时在心里说：这是老师给我即将小学毕业最好的礼物。朋友们可能会问我，怎么快小学毕业了，还没有戴上红领巾，说起来心里很难过的，我是养母养大的，她对我不是很好，她很少给我买新衣服穿的，也不经常给我洗澡洗头，导致我头上身上长了虱子很不舒服的，而且我还穿过十二块补丁的裤子呢，想起我结婚时，我养母居然还留着那条裤子，拿到我面前对我说，让我留个纪念，还说看到它让我学会艰苦朴素地生活，嘻！我听了我都不知道是该感谢她还是恨她。在我心里她做任何事情，永远都能够给她自己找个恰当的理由，为自己开脱辩解，在她面前我永远没有话语权。我有这样的养母，每天让我脏兮兮地上学，同学们能喜欢我那才叫奇怪呢！结对子学习，没人愿意和我在一起，排队都懒得和我站在一起……同学都很疏远我，我没有朋友，同学友谊更是痴心妄想了，我永远都是独来独往的，所以导致我现在性格不是很合群的。同学不喜欢我，嫌弃我身上有异味，简直就是脏乱差，我没有同学缘，能选我入队吗？才怪呢！不过最后在老师的帮助下，我如愿以偿地入队啦！给我小学毕业也算画了个圆满的句号。几十年过去了，有时候想起童年的往事，一件件在我的脑海中，盘旋在我心里，有好的，有不愉快的，这件事对我来说，可以说是我最刻骨铭心的一件往事啦！虽然我儿时缺少玩伴和同学友谊，但是善良的心，我由始至终不曾改变，我现在一直在用我这颗受伤而又善良的心，和我身边的人很真诚友好地交往，弥补一下我儿时的缺憾。真的，现在我很自豪地说：我朋友多多，知己难得，我也得到啦，我非常开心现在我所拥有的一切，好儿子，好朋友，好邻居，总之我现在心情好得不得了。我会用心珍惜我现在所拥有的一切，我不再孤独，友谊相伴，其中有你，我的朋友！友谊长存，朋友相聚，真诚相待，此生无憾！

对于 L 来讲，人生面临了那么多的不幸，她认为根本不会有人喜欢自己，毫无自信可言。她不能释怀，更不敢敞开心扉接纳别人。人都是世间唯一的灵物，每个人都有自己的价值、闪光点，但她没有关注到，她只关注自己的缺点和不足，并不停地进行防卫和保护，结果适得其反。想想看，一个没有自知力、自信心的人，谁会喜欢呢？久而久之，形成了"晕轮效应"，逐渐对自己形成不良的偏见和刻板印象，形成偏低的自我观念。

L 的问题其实就是认识自我的问题。因此，引导她大胆地面对自己内心，看清楚自己，还原原本善良的自己，形成正确的自我观念和评价。让她看到一个真实客观、可爱不错的自我，开始自尊自爱自信起来，使她自主自决、重建自我。打开心扉，让心灵的天空不设防，与自己、他人、外面的世界积极主动地互动，让 L 感觉到，其实，生活很精彩！

（七）疗效评估

这里仅从康复工作目标实现的程度上加以分析。

康复过程中，经过康复措施的不断调整，L 明显自信、开朗、快乐多了，开始重新审视周围的人和事，开始悦纳自己、别人、环境，行为表现上较成熟、较社会化、适应能力增强，性格试着外倾，与人交往更开放、更主动、更自信、更自然、更开心、更频繁了，独立、统合、健康的人格初具雏形，自我成长能力增强，逐步走向自我实现。

（八）工作感受

运用心理学可以提升康复价值：L 的康复成果显而易见，但说实话，最初我和她进行访谈时并没有想到效果会这么好。因为我能感受到她的戒备心极强，说话很不友好（这些并没有写入访谈摘要中）。但是我还是进行了深入思考，认真制定了康复方案，并着重将心理学的知识贯穿其中。在活动中，我也会运用一些心理咨询的技巧与她交流，使她不断地学会审视自己的内心，实现自我成长，效果显著。

在康复进程中，康复措施需不断调整：例如在 L 康复刚开始阶段，我会以鼓励为主，康复目标是，L 能够坚持下来。第二阶段，我让大家互相说出 10 个优点，康复目标是，L 思考赞美他人后自己的收获。第三阶段，我会在大家互相赞美时指出每个人的不足，康复目标是，L 能够正确对待他人的评价，学会自我审视。接下来我会对 L 的转变给予客观评价，但对她好的转变会给予高度评价，以强化她对好的做法的认识等。整个过程，就是在不断调整中进行，有时候可以前进，有时候需要停下来等一等，有时候则需要退回来一些。总之，要有耐心，要坚信康复者的能力，不管遇到什么障碍都愿意耐心等候康复者的改变与进步，切不可操之过急，要遵循循序渐进的原则。

康复方案的制定要因人而异：虽然在同样一个团体中康复，但每个人的问题和康复目标是不同的，所以每个人的康复方案也是不同的。所采取的方式也不同，有的人需要鼓励更多一些，而有的人则需要用"余光"观察，不给予更多的关注会好一些。

工作人员的自我保护：在精神康复个案进行的过程中，我们在与康复者的交往中，需要投入大量的情感，这种感情投入往往也是推动康复者去改变的重要力量。但持续的感情投入，也会让工作人员感到自己的情感或精力被抽干，因此，我们也要好好爱自己，拥有良好的生活状态，这样才有力量坚持下去。

三、生态视角下的精神康复（来自患者和家属的声音）

精神康复就是通过各种方法，使精神疾病患者的社会功能受损得到恢复的过程。提到精神疾病，首先您想到的是什么呢？是紧闭的铁门，冰冷的铁窗？是哭笑无常的男男女女？是感情受挫折后一蹶不振的痴情者？还是电椅电棍手铐子？一定还有很多不同的想法。无论您的想法是什么，在多数人的心里，精神疾病无疑是可怕的。

2015 年《柳叶刀》周刊发表了北京大学第六医院（北京大学精神卫生研究所）黄悦勤教授的一项研究，研究认为：中国约 1.73 亿人有精神障碍（人口占比约 12.7%），其中 1.58 亿人从未接受过专业治疗。《中国青年报》一份报告认为，我国重性精神障碍患者 1600 多万人，占人口比例约 1.2%。精神障碍已经超过心脏病和癌症，成为中国医疗体系最大的负担。因病致残、因病致贫的例子比比皆是。世界卫生组织推测，到 2025 年中国精神疾病负担将占疾病总负担的 1/4。

然而，我们必须面对这样一个现实，由于社会的歧视，患者不愿让外人知道自身患病，不愿求医，不去办残疾证，不进行康复治疗。好像没有什么事情比把生病的秘密保住更重要了。这使得精神疾病防治和康复的现状还不尽如人意。再有，现如今精神疾病的生物学病因尚未明确，重性精神疾病的治疗也大部分停留在应用药物对症治疗的层面。生物心理社会医学模式也只在刚刚起步阶段，可提供生物学治疗的专业精神科医生尚且不足，能为精神疾病人群提供心理治疗的心理治疗师更是凤毛麟角。社会接纳和全民精神卫生意识提高更是任重道远。

精神疾病患者不可能总住在精神病医院里，他们中的大多数人必然要回到家，回到社区，回归社会。那么问题来了，回到社区后就被放任不管吗？这样必然会使患病人群面临和精神疾病单打独斗的局面，病人自己摸索这种疾病，以自己理解的方式去治疗和康复，或者不停往返于住院出院之间。住了院病就好些，一出院病情复犯。放任不管还会给社会增加安全隐患，大大增加精神疾病患者的肇事肇祸风险。这对患者本人和其照料者都是一个巨大的压力源。因此，精神疾病患者的社区康复是非常有必要的，是势在必行的。康复怎么做才有效？这是我们遇到的又一个问题。发达国家有很多成功的模式，照搬过来固然好，可真正实施起来并没有那么容易。种种原因致使我们不得不探索我们自己的、适合我们国情的、本土化的康复之路。最终我们摸索出"生态视角下的精神疾病康复"。

随着《精神卫生法》的出台，我国政府正在加大力度促进全民精神健康。大环境正在往好的方向发展，我相信不久的将来精神疾病患者生存的大环境也会更加理想。

我从事精神科临床和心理干预工作已有20年，和精神疾病患者、患者的家属的接触就是我每天的工作重点。下面我想给大家讲一些关于他们的故事，意在给新患病人群一个了解自身疾病防治的渠道，也给民众展现一个精神疾病患者真实世界的窗口，更是为了让社会消除对精神疾病患者的污名化、标签化乃至歧视，为此出一份力。

（一）第一个故事

第一个故事的主人公叫宋红军（化名），是一个47岁的男性，精神分裂症患者。他个子不高，面容慈善。平时很少和陌生人说话，思维缜密，考虑问题非常细致。患病二十年，接受社区精神疾病管理十年，参加社区康复五年。这个故事来自一段对话，那是我一次入户调查时候的内容。

我问他：你觉着自己有病吗？

宋红军：现在我觉着我是有病的，但是之前的很长一段时间我真的不这样认为……

我：其实现在从外表已经看不出你是精神疾病患者了。能给我讲一讲你患病的故事吗？

宋红军：好吧，就从发病说起吧！学生时期的我和大多数孩子一样，活泼开朗，我学习成绩还算不错，那时候一切都还正常。生病是在我二十多岁的时候，我是一家国有企业里的技术员。谨慎的性格，科班出身的技术，使我在单位里很受重视，而且有着稳定的收入。单位工资评级，我的工资甚至超过了一些老职工。但是好景不长，不善交往的我很快被大家孤立了。我不知道如何去缓和关系，渐渐地我变得敏感多疑，怀疑别人凑在一起的时候都在议论我，怀疑别人背后给我造谣。每天脑子里不停地想事情，分析事情，晚上也睡不着觉了。后来我在单位干不下去了，想尽快逃离这个是非之地，我选择了辞职。

我：辞职以后，是不是感觉好一些了？

宋红军：辞职后，感觉轻松了。终于不用再去和那些同事在一起了，也没人再说我闲话了，晚上也能睡好觉了。可是好景不长，我因为天天在家闲逛，周围邻居经常会问我怎么不去上班的事情，这让我压力很大。我又开始睡不着觉了，并且听到有人议论我，讲我的坏话。甚至感觉我心里想什么，他们都知道。后来家里人发现我越来越不对劲，才带我去医院看病。最终被诊断为精神分裂症。

我：那真是太不幸了。

宋红军：是呀！好大一个人生拐点。

我：恢复的过程顺利吗？

宋红军：不太顺利，刚开始的时候我害怕别人知道我有精神病，因为知道我有病以后，大家都不愿意再和我接触。之前我还有个女朋友，因为我得这个病，也吹了。

我：那这个病复发过吗？

宋红军：复发过好几次，刚开始的时候觉着自己好了，就把药停了，一个月就复发了。后来反反复复很多次，有时候没减药，也会复发。一度我都绝望了，感觉这样的日子真没个头儿。曾经有一段时间，我都心寒到了极点。每天浑浑噩噩、精神恍惚，也没有心情去换衣服，一次冬天穿着单衣就出了家门，身体的冷和心里的灰让我感觉自己是那么的没有用，我全身颤抖，邋遢，没人会在意我，路人只会投来奇异的目光。死的念头闯进了我的脑海，我走着来到护城河边，连河都难为我，它竟然结冰了！后来家人找来了，把我带回家。没过几天我又复发住院了。我一度对治疗失去了信心，到医院住几天就好些，一个多月就能出院。走出医院回到家又要面对嘈杂的人生，很快又会被压力打倒。

我：看来你病后的日子过得一定很糟！

宋红军：是呀！后来我基本很少见人，每天就在家窝着，不刮脸，也不爱出门。也不注意形象了，反正也没人在意我，甚至还有人躲着我走，好像我随时会打人似的。

我：你现在形象很好呀，干干净净，言谈得体。从外表根本看不出你有精神障碍。

宋红军：这得感谢社区精神防治医生。是他们的方法，逐渐把我带出了疾病的魔爪。

我：你是说，你得到了一种神奇的方法，这种方法让你渐渐好起来了？

宋红军：五年前的一天，社区的精防医生找到我，和我说，让我参加个社区康复。我当时根本不想去，不想让更多的人知道我有精神疾病。后来医生又和我妈谈，我妈也不愿意让我去。我妈担心我受不了外面的刺激，再犯病。

我：那后来应该还是去了，对吧？

宋红军：去了，也庆幸去了！因为医生的一句话打动了我，他说：你现在已经这个状态了，还能再坏到什么程度？可以试试去康复，万一管用呢。

我：愿意给我分享一下康复经历吗？

宋红军：我第一次参加康复的时候，特别紧张，很久没有参加集体活动的我不知道该怎么和别人接触。我觉得我和整个环境格格不入。坐在那难受得要死。后来一个一起康复的老大哥让我踏实了许多，他看出了我的拘谨和不安，他跟我说，别紧张，这里人都很好，没人会害你，以后熟了就好了。就这样我渐渐平静下来，并坚持完了首次康复。

我：真不错！你很坚强呀。你们康复都做些什么呢？

宋红军：我也是后来慢慢才了解社区精神康复到底是个什么，以及它是如何帮到我的。我刚参加康复的时候，会参加一些集体活动，频率不是很高，一个月一次到两次。就拿一次我记忆比较深的活动说吧，活动会有一位医生主持，然后会有十几个精神疾病患者参加。这里面有新参加进来的患者，也有参加康复很久的老队员。活动开始后从医生开始，大家都要介绍自己，从姓名到所患疾病，还要介绍自己的爱好和康复期待。因为除了医生大家都是精神病人，在一起也不会怕被别人歧视，这样大家都少了很多顾虑。参加过的患者会大大方方地把自己的故事讲给大家听，这也加快了我们这些新来病患的融入，每个人介绍完毕，医生会带领我们玩一些小游戏，这些游戏也不是一般的游戏，会带给人们一些人生的启示。在这个环境里，我感觉有点像在精神病院住院的时候，没有什么压力，只是和大家一起玩就行了。其实那些人生启示对我用处并不大，我也不是多喜欢玩那些游戏。我只是喜欢这个环境，这种氛围，在这里我能感觉到被尊重，每个人都把我当一个"人"来看。我找到了我失去很久的尊严。

我：嗯，这样的康复听起来确实挺不错。

宋红军：这只是一个开始，不知不觉中我开始注意我的仪表。开始只是去参加康复的时候，会特意地洗理利落，到后来成了习惯，每天都会把自己打理得干净利落。一个原因是我感觉在康复时候要和大家一样。再一个原因是康复团队中的医生告诉我，我如果能从打理自己的个人卫生开始，逐渐让自己的行为正常，就会逐渐减轻疾病对我的影响程度。他说这叫"行为激活"。我感觉有好处，就按照他说的坚持做。变化是逐渐的，不容易被察觉，但是用年作单位来比较，进步就显而易见了。

我：我听你说得不错，我来考考你吧，你是怎么理解咱们社区康复的？用自己的话，讲给我听听。

宋红军：好吧，我也是老康复队员了，我就把我的理解跟你说说。帮助我进行康复的不是一个人，而是一个团队。这个团队中有精神科医生、有护士、有心理老师，还有社区工作人员，还包括康复成功的病友，当然还有我和我的家属，但是最重要的人是我自己。团队成员都按照约定的康复模式进行着自己的工作，但是每个人又有着自己的特色。像精神科医生吧，他就会在做康复的时候给大家分享更多的有关精神疾病的知识，我就从他那里学到了如何判断疾病复发征兆，什么是药物不良反应，如果出现药物不良反应我该怎么办等知识。有一次我把晚上的药吃重了，药物服用过量了。后来我发现了这个事情，马上按照医生交给我的方法，抠嗓子，把没消化的药物吐出来，然后让家里人带我去医院，输了液，帮助代谢药物，结果有惊无险；团队中的护士会教给我妈妈很多精神疾病知识，比如，如何照顾我，从什么方面观察我的病情。最值得提的一点是，她让我妈别总是和我嚷嚷。这大大降低了我的精神压力。家庭环境的改变让原本死气沉沉的一家人有了一丝生气。心理老师就更重要了，我从他那里得到的支持是最多的。每当我迷茫的时候都想去找他谈谈，他会告诉我很多解决问题的方法，帮我梳理思路，带着我用理性的方式去考虑问题；康复成功的病友被我们叫做老队员，现在我也是一名老队员了，老队员的职责是帮助新队员尽快地融入集体，以身作则给新队员希望，并且要包容他们的疾病，因为我们都是从这个阶段过来的，这方面老队员的作用连医生们都比不了呢；还有社工，他们和我们的联系更频繁一些，联系我们参加活动，带领我们进行生活能力训练都是他们的强项。这些人组成一个团队，一同带领我们精神病人康复，在康复过程中我不会感到害怕，这里没有人会看不起我们。即使我有的时候还是会有一些疑神疑鬼，还有一些敏感，他们也不会大惊小怪，这给了我安全感和恢复的信心。

我：说的真不错，不愧是一名老队员。不过还不全面，咱们康复的核心观念是尽可能地恢复社会功能，并接纳疾病，让我们的生活更快乐。

宋红军：其实我的内心特别想我能和正常人一样，工作、生活、娶妻生子……

我：别难过，生病不是你的错，咱们这是疾病，不是品行问题，所以并不可耻。只是你比较不幸赶上了。其实这种病在人群中的分布还是很高的。国家卫生计生委 2017 年 5 月公布的数据是精神疾病患病率为 17.5%，虽然这些病人中有一部分是轻型精神障碍，但是这个数量都快到 1/5 了。你现在有这么好的康复环境，经过你的努力康复，情况不是一天天往好的方向发展了嘛。

宋红军：还有一个事情一直让我感到无奈，我想找个工作来养活自己，也为家里分担些经济压力，可是当招聘单位知道我有精神病史以后，就不会录用我。

我：这是因为大环境还不尽如人意，随着社会的进步，大环境一定会往适宜的方向发展。咱们先在咱们康复的小环境中锻炼好自己，一旦时机成熟，咱们就能很好地适应外面的世界。

宋红军：我感觉在社区中康复环境中，就好像蔬菜进入了一个温室。在这里有阳光、有水、有养分，没有寒风、没有病虫害。我可以安心地去进行疗愈。逐渐理解疾病，逐渐让自己强壮起来。现在的我就和康复前的我不一样了。现在我能够接纳疾病，知道什么才是我需要的、是对我有好处的。我也相信不久后我就能走回社会大环境中去。

在精神康复的道路上宋红军是比较顺利的，他的优势在于他有着比较完整的自知力（对自身精神疾病的认识能力），能信任医生的话，并按照医生给出的方法坚持康复。这些优势促成了他逐步提升社会功能和稳固病情。在生态康复体系里，他不是一个人在战斗，来自精神科医生、护士、心理治疗师、社工、家属、康复志愿者等方方面面的助力，为他搭建出一个适合精神疾病康复的平台。这个平台就像一个特殊的生存环境。在这个人为搭建的特殊环境里，宋红军可以调整自身系统，可以完善家庭关系系统，有安全的社交系统，有适合精神疾病康复的生活圈。只要他进入这个康复系统内，他就是系统中的一员，系统只要正常运转，他就能逐步恢复社会功能，提高抵抗能力，逐步获得健康。

（二）第二个故事

下面是另外一个故事，故事的主人公是一名双相情感障碍患者，三十出头的一位漂亮女孩晓雨（化名）。生病之前的她光彩夺目、才华横溢。十年病程，十次复犯。光彩淡去后的重燃，跌宕起伏的一颗心找到了港湾。

我：晓雨你好，参加社区康复有半年了吧？

晓雨：嗯，是的，半年多点了。

我：你对社区的康复有什么感觉？

晓雨：感觉找到组织了。

我：有什么收获吗？

晓雨：当然有呀，对疾病以及药物的认识应该是最大收获了。

我：能把你的康复故事讲给我们听听吗？我想这也许能帮助到更多像你一样的，被这种疾病纠缠的人。

晓雨：我愿意分享，更愿意帮助和我一样的病友。

我：我代表他们向你表示感谢。

以下是晓雨的叙述：

我是一名有着10年双相情感障碍病史的病人，这十年间病情反复发作十次。与病魔做斗争的同时我也总结出一些经验跟您和大家分享。

那是2008年，奥运之年，我第一次发病，家里人不知道我这是精神障碍，我自己也不知道。我当时感觉家里有摄像头，路上有人跟踪我，从没感到过的恐惧，跟谁说谁都不相信我。后来我实在是太害怕了，就拨打了110。警察接警之后问我发生了什么事情，我就把我的情况和警察说了。没多久警察就通知我母亲到派出所，并告诉我妈，建议带我去医院看看。就这样，我母亲才带我去第一次看病。去了安定医院，医生给我的诊断是

"幻觉状态"，开了药，我回家也没吃，根本不重视。那时候我在一家韩国服装公司做经理，还在正常上班。由此可见，初期这个病的症状并不明显，也没太影响我的社会功能。直到症状特别明显，我开始控住不住自己了，我给亲戚朋友乱发短信骂人，说胡话，一连几天不睡觉。这才又去了安定医院，被诊断为"双相情感障碍"，并且住院治疗。那时候住了一个月后出院了。因为我从小到走入社会都挺优秀的，周围的亲人们根本不认为我有病，甚至认真地问我是不是装的。我也不觉着我有病，还很忌讳这个病，不想让任何人知道我因为这个病住过医院，而且屡次住院都没走医保，因为我怕社保联网，别人能查出来我住过安定医院。没多久我就把药给停了，停了药我感觉自己没事了，病好了，身体也恢复如初了。当时心里为这个还很开心呢，可是好景不长，病情很快就复犯了，再一次住进了安定医院。在对这个病很懵懂的同时，我断断续续地吃药，直到第七次住进安定医院，遇见了一名心理老师，在和心理老师做心理治疗的过程中，我才知道我这个病是什么病。这个病并不是因为谈恋爱引起的，双相也只是指我的情绪呈现躁狂和抑郁两种情感状态交替出现，心理老师教给我很多疾病的知识。往后的 4 年里，在维持药量的状态下我每周至少一次心理课治疗，没犯过一次病。后来因为资金问题停了心理课，再后来我私自停了药。一年后病情再度复犯，再次住进精神病院。封闭式的病房，不应该关着我这个活佛，这是刚住进去时候的想法。药量一点点加大，这时候我觉着我是来体验生活的，药量还在加，直到一天早晨我醒来，我明白了，我不是活佛，不是来医院体验生活的！我是病人，没病医院不收！

　　我曾经自卑过，因为我每次犯病都给周围的人发骂人的脏话胡话，弄得尽人皆知我有精神病。我每次出院后都很快回去工作，用这种方式来证明自己没大事。但我心里也会想，他们会不会怕我？因为连我自己都认为，住过安定医院的是"疯子"，不知道什么时候会打人骂人。我也曾一度认为，我这个病会在和客户交谈时候发作。对疾病的无知让我感到自卑和害怕。我不知道什么办法能让我不再犯病，我不想变成另外那个病态下的自己。

后来我参加了社区康复，经过几次的社区活动，我对病友们也有了很肤浅的认知。我们这个病的群体先不说精神层面，物质层面上来讲，在社会底层的人居多，因为是精神科病人，找个工作是有难度的。很多人付不起高昂的费用来做个体康复。但是现在的社区康复给大家带来了一线生机，而且不收取费用，这让很多人也能享受专业的康复。带领社区康复的还都是正规医院的医务人员，他们首先给病人自信，与此同时，还让每个个体对自己的病情有正确和深刻的认知，说白了就是自己得知道自己得的是什么病，这种病因为什么犯病，犯病了是什么样子。比如我，这10次犯病基本都是春夏或秋冬交替的季节，所以我要在换季的时候特别注意。医生们还告诉我服药的重要性，以及药物会给我带来什么样的好处和坏处。让我自己分析服药的利弊。之前我总觉得吃药太多对身体不好，只要感觉病好了，我就自行停药。因为药物的副作用的确很大，我会整天坐立不安，坐也不是、站也不是，还会没力气，脑子里不能想东西，重一点的体力劳动也不能做，也就基本上什么都做不了，所以每天都是熬着时间过，很难熬的。参加康复后我明白了服药的意义，后来尽管很难熬，但是药我必须得坚持吃下去，把药量控制在我能承受的范围内。吃了几个月以后，我的身体就慢慢适应了药物的作用，也就不会再难受了，精神状态也就慢慢地好起来了。

通过这一段的社区康复我总结出一些心得。

首先必须坚持服药，只有药物量达到了，才能把病情控制住，让脑子清醒。然后得知道自己生的什么病，总结自己生病的原因，了解了疾病才能把疾病控制好。最后要积极融入社会，树立正确健康的生活方式。在思想上，要有健康的思维方式，培养积极、阳光、向上的精神状态。在生活上，得作息规律，别给自己和他人太多压力。这些都是精神疾病康复的关键，做起来并不容易。但是我想，只要养成了习惯，这些也只是生活的一种方式。

我：短短半年的康复，你学到的东西还真不少呢。

晓雨：是呀，在这里确实吸收了很多知识。还学会了思考自己的疾病康复。之前我只是简单地听从医生的吩咐，但是医生不可能天天陪着我，观察我的状态。现在我自己观察自己，自己就是自己的康复医生。

我：嗯，现在的社区康复就是要营造一个可供精神康复者适合的生态体系，在这个体系内，所有的资源都是康复资源，所有的人都是康复的协助者。随着康复的进展，康复者的社会功能和防病能力就会越来越强。逐步回归社会就是咱们的康复目的。

晓雨生病的时间不短了，但是康复才是刚刚起步。生态系统下的社区康复给了她一个了解自身疾病的渠道。让她逐渐认识疾病、适应疾病、应对疾病。生态系统给了她适应的空间和适应的环境，她的情况也在往好的方向发展。

（三）第三个故事

接下来的故事来自一名精神分裂症患者，患病四十余年，参加社区康复六年，她五十几岁，文静而安详，心思细腻但又不善言辞。我去采访她的时候，她担心自己说不好，问我能不能把自己的康复故事写下来？我采纳了她的建议。不几日，她把一篇关于自己的故事给了我。经过她的同意，我现在把这篇文章原封不动地转述给大家。并应她要求，隐去个人信息部分。为了读者看得顺畅一些，就叫她"文静"吧。文静希望更多和她一样患有精神疾病的朋友能读到她的故事，还希望所有患有精神疾病的朋友早日康复。

近日康复医生说想听一听我关于参加社区康复的心声和体会。我不太会说，就写了这样一篇文章。这让我想起许多难忘的往事。我发病是在十二三岁的少年时代。当时年龄小，诱因是多方面的。比如有一个淘气的小男孩，总是欺负我，追着我，叫我"老太太"。再比如我一次得了猩红热以后，数学考了 59 分，面对了人生中的第一次挫折。现在想来，那时还是年纪小，不懂得通达地看待事情。只要自己以后努力把成绩搞上去，不就好了吗！至于那些刺激我的人，不去理睬就罢了。我们要在战胜挫折中生长与成熟，要培养，使自己具备挫折耐受力。不要一遇到挫折就万念俱灰，就惊慌失措。要沉着而镇定，要勇敢而坚毅。不能轻易后退，也不要轻易就给自己贴一个无能者的标签。

随着时间的流逝，一晃已经过了十几年的时间。这期间我在一个单位做清洁工作，干一些简单的活儿。在好心人的照顾呵护下，日子一天天过去，而后，办了病退手续，在家休养。

在六、七年前的一天，家中的电话响了，原来是社区医院精神科的大夫让我去康复站进行残疾人康复活动。开始我情绪上是抵触的，怕有别的病人犯病打我，当时我还是胆小怕事，爱紧张。但我还是去了，康复进行得很顺利，我感觉带领康复的两个大夫都是很好的人，总是面带微笑与病人沟通，循循善诱，细致入微，关心备至。在我们做手工时，两位大夫会说，"大家不要着急，慢慢画，慢慢剪，剪刀要小心，不要划到手，咱们现在就是在玩，不要紧张，放松下来，玩高兴就好。"两位大夫短短的几句话，虽然很平淡，但让我感到心里暖暖的，十分感动。这一次我画了一幅画，在湛蓝的天空上，一轮温暖的太阳照耀着大地，一朵朵白云飘扬在天际。一群小鸟无忧无虑地展翅飞翔，地上有小草，草间有小花在雨露的滋润下竞相开放。一幢漂亮的小房子就在美景之中。看着我自己画的画，我心里很高兴，我知道我在康复中收获到了快乐和自信。还有一次康复活动，给我留下了很深的印象。康复医生让我们病友回答一个问题。问题是："你的希望是什么？"大家把自己的希望写在一张纸上。大家回答得都很好。有人写"希望健康"；有人写"希望孩子考个好学校"。我在纸上写下的是"希望和平，自然环境越来越好，没有不幸发生。"后来我知道了医生的用意是拓宽我们的视野，让我们以宽广的胸怀融入社会。还有就是要我们去思考目标，让我们知道什么才是人生中值得重视的事情。

还有一次活动是串珠子，我们要把珠子全部串起来，然后连成一个造

344

型。很多人参加，大部分人都串得很好。我第一次接触这种活动，没有一点经验，所以串不好。这时候就有一个社工小姑娘来帮助我。这要是在以前，我肯定会很懊恼，但是这次没有。我没有急躁，心里很平静。在过往的社会活动磨炼下，我拥有了比较成熟的性格。在每次我遇到困难的时候，会有医生来安慰并鼓励我。让我知道这些挫折没关系，以后慢慢学，多练习，这些都会好起来。这让我心中充满了自信与希望。

　　精神分裂症最怕的就是受刺激和复发。受刺激和复发让我感觉很痛苦。我不想总是被刺激和复发所困扰，所以我就更积极地参加康复活动，在康复活动中我能体会到快乐，能提高抵抗刺激的能力，还能减少病情复发。在康复的过程中，我逐渐的摸索出了人生的方向："我要以顽强的意志力做一个善良的人。"在参加的康复活动中，还有一件事使我刻骨铭心，终生难忘。那是三年前的一天，2015 年 5 月 28 日。初夏时节，但这天并不炎热，凉风习习。这一天我有幸参加了 2015 年西城区精神残疾人合唱比赛。会场装点得专业而大气。演出还没开始，我看到服务人员在穿梭忙碌着，这些服务员中竟然有很多熟悉的人，有给我开药的医生，有讲解精神疾病知识的专家老师，还有我们社区的精防大夫。看到这些我心里暖暖的。合唱比赛特别精彩，有的队伍歌声嘹亮，有的队伍婉转动听。我看到他们一个个脸上都洋溢着自信、从容、坚定。轮到我们出场了，我心里念叨着：不要犯怵，沉着、淡定、不紧张。我鼓着自己的勇气，随着队伍走上舞台。随着我们的指挥，尊敬的李老师向台下彬彬有礼地行了一个礼，音乐响起：团结就是力量，这力量是铁……向着新中国发出万丈光芒……一曲唱罢，台下鸦雀无声，随后便是雷鸣般的掌声。由于这是我人生第一次上台演出，说不紧张，做起来还是很难的，当时的我还是腿肚子发软。但是我坚持住了，尽量把每一个音唱准，把每一个字吐清。最终我们拿到了一等奖，我和好几个病友都感动得哭了，那一刻我真的感受到了团结就是力量！坚持就是胜利！我战胜了怯懦的自己，和病友一起在舞台上展现自己。获得一等奖之后，我有了那么一点点的成就感，这种感觉真好！在康复中，我感悟着人生，感悟着我所患的疾病。虽然这种疾病不会完全好，但它并不影响我热爱生命，不影响我热爱我的家人、朋友和周围的人。我可以像一棵小草一样顽强地活着，在力所能及的情况下，贡献自己的力量。

人活在世界上都会遇到磨难，这一次它又降临到了我头上。父母在一年中相继生病离世。那一段时间里我十分苦闷。感觉无助，感到无依靠，甚至想到了了结自己。二老生病的日子里我由于要照顾他们，停止了参加康复。精防大夫知道了我们家的情况后就经常去安慰我，他们的帮助给了我很大的支持。我尽力做我力所能及的事情。我给妈妈做她喜欢吃的韭菜锅贴和糊塌子，给她买果料面包和牛肉面，这些都是她的最爱；我还给爸爸做他喜欢吃的粥和饺子……在他们病重的时候，我会每天做可口的食物送去医院探望他们。但是这些还是没能挽留住他们，爸爸妈妈还是离我而去了。朋友亲戚的关心和帮助让我心里稍微好过一些。可爸爸妈妈含辛茹苦，任劳任怨，对我无私的爱，让我的心中不能平复。但是我知道我不能总这样沉浸在悲痛中。我又开始参加康复了。我要让自己动起来，以缓解心中的苦闷。医生和病友都在帮助我，他们说父母亲在天堂也一定希望他们的女儿健健康康、快快乐乐的。我觉得这话说得有道理。父母一定是希望我坚强起来的。我找医生把我的情况说明，他们帮我调整了一些药量。渐渐地，我从悲痛之中走了出来，如此重大变革下，我的疾病没有复发。

通过这件事以后，我看开了很多事情。面对将来可能遇到的挫折和苦难，我要以坚强面对脆弱，以乐观面对焦虑，以开朗面对痛苦。做好一棵顽强倔强的小草。就好像康复医生说的，我能好好地生活，管理好自己的衣食住行就是最大的成就。在未来我要播种幸福的种子，用我的生病和康复的经验帮助有困惑的病友，让幸福的种子开出希望之花，把幸福传递给不幸的人。因为在我不幸的时候有人传递给我幸福，如今我也要把幸福传递出去。能使别人幸福，自己也是幸福的。大树的方向是风决定的，但是人的方向是自己决定的。

　　精神卫生康复使我锻炼了胆魄，找到了自信，增长了知识和见识，最重要的是给予了我启迪，让我找到了人生的方向和奋斗的目标。几年的康复下来，原来胆小怯懦的我变得开朗坚强了。原来害怕这个疾病的我，现在可以正视疾病，并可以和疾病很好地共生。

　　我应该感谢帮助我康复的这些医生，他们一次次的鼓励、危急时刻的帮助，让我在康复中坚持下来。在一次又一次的活动中，我锻炼了自己，也疗愈了自己。康复医生给予的关爱就像一颗没有副作用的良药，给了我深远的影响。他们把善良传递给我。在社区康复中，我体会到的温暖和包容甚至不少于家庭的。接下来的日子里我还希望继续进行社区康复，也会尽力去帮助康复医生一起为别的病友做一些力所能及的事情。我已经开始畅想下一次文章朗读比赛、春节联欢会以及明年的歌咏比赛了。让我们享受生命，在热爱的生活中成长吧！

　　文静是一个普通的精神障碍患者，她很小的时候就开始受到精神疾病的折磨。她的故事朴实无华，但是能代表很大一部分精神疾病患者的情况。他们长期受到精神疾病的困扰，从一开始的不接受疾病，到后来的承认疾病，再到想办法克制疾病复发，他们和疾病做着长期的斗争！从文静的文章中我们可以看出，文静是一个善良而正直的人，她认为自己没有什么能力，像一棵小草一样生长在社会的一个角落里。但是她很愿意用自己微薄的力量去帮助别人。她是胆怯的，活得战战兢兢。担心病情的复发，担心别人的嘲弄。她生命的过往经历里应该有很多异样的目光，很多人会怕她发病发疯，而敬而远之。她应该遭遇过多种形式的歧视，比如求学中，比如找工作中，比如谈恋爱中，甚至搭乘交通工具和就医中……这些伤害让她更加退缩，她最终选择尽量少和社会接触。这个疏远社会的选择在精神疾病患者中，特别是重性精神疾病患者中普遍存在。毋庸置疑，这种疏远社会的行为对于他们所患疾病的康复是没有益处的。长期的疏远会造成社会功能的退缩，就好像我们的肢体一样，当一个人的腿骨受伤后，这条腿会有很长一段时间是不能用的，医生也不让我们去运动这条伤腿。

当骨骼恢复好了，拆除腿部固定，你可以重新运用这条腿的时候，你会发现这条腿不像没受伤时候那样灵活了，可能腿部的肌肉都开始萎缩了。如果你想让这条腿恢复到之前的状态，就需要进行循序渐进的肢体功能锻炼。精神疾病患者的社会功能也是这样，一旦有了退缩，就要循序渐进，进行有效的功能锻炼才能恢复。而这样的功能锻炼不仅是行为方面的，还有心理方面的。就是说既要锻炼回归社会的各种能力，还要加固心理承受能力。心理承受能力加强以后面对社会歧视、社会压力的能力也就提升了。心理加固了，才能避免再被社会压力压迫到社会功能退缩状态。

如今社会对精神疾病患者的接纳程度还不尽如人意。因为这个疾病的特殊性和全民精神健康知识匮乏，使大多数人对精神疾病患者的态度是敬而远之，普遍存在恐惧心理。这些使精神疾病患者无论从主观还是从客观角度，都很难回归社会。病耻感在患者中普遍存在。他们害怕别人知道自己有精神疾病，害怕社会的疏远，担心异样的眼光。他们渴求的其实很简单，就是别人能像对待平常人一样对待自己就行。但是这个小小的渴求并不容易实现。来自患者家属的焦虑，使整个家庭的氛围都处于紧张状态。每次患者犯病时的表现，家属都历历在目，生怕情景再现。病情缓解后他们经常回想起的仍是患者最不正常的状况，怕患者犯病，怕患者受刺激，怕影响将来的生活，担心患者的健康。患者怎么做都被认为是精神不正常。其中很多家属在患者得病以后过度保护，他们会把家人患病这件事当成一个秘密，尽力不被外人知道。这种家庭保护会直接影响患者对疾病的态度。患者会认为，身患精神疾病是可耻的，是不能被外人知道的，连最亲近的家人都在极力排斥这个疾病，因此自己也不要接受它。但是这个疾病不会如人所愿，人们越是不想承认它，越想把它抛得远远的，它越是如影随形，越是挥之不去。

当疾病真的找上我们时，我们该怎么办？我们不知所措！我们无从着力！我们陷入迷茫！我们开始恐慌。然而，当我们逐渐从疾病和恐慌中回过神来，我们是不是可以想一想解决方法呢？我们可不可以试着去接纳精神疾病，接纳疾病的同时接纳自己？精神疾病只是我的一小部分，它并不能代表我这个人的全部。我们只是生了某一种慢性疾病，它和高血压、糖尿病差不多。我们生病了，但是我们的品行并没有不端，所以我们并不可耻，和别人相比也没有什么不同。当我们接纳了我们只是患了慢性疾病，我们就要用科学的医疗手段去治疗疾病。如果规律服用抗精神病药物，那就可以有效治疗精神疾病的症状，坚持服药更可以最大限度地减少疾病的复发。适当的心理治疗，可以完善我们的人格，加强我们抵抗压力的能力，减小不良情绪带给我们的困扰。我们接纳疾病以后，就能逐渐去理解社会，就能按照自己的模式去适应社会，并在社会中找准自己的位置，实现自己的理想。到那时我们的康复治疗就可以停止了，因为我们已经基本痊愈了。

（四）第四个故事

如果是我们的家人不幸罹患精神障碍，我们应该怎么面对呢？我们又该为他们做些什么？在照顾他们的时候，家属又有什么样的体会和需求？接下来的一个故事来自一位精神分裂症患者的母亲，她只有这样一个独生儿子田雨（化名），今年38岁，断断续续参加社区康复两年，2003年被确诊患有精神分裂症，这个家庭的轨迹从此改变……

我：田雨妈妈您好，田雨最近情况怎么样？

田雨妈妈：孩子最近病情挺稳定，但还是和外界接触太少了。他不愿意出门。

我：那回头我再和他单独聊聊这事儿。今天想了解一下您对孩子康复治疗的看法和期待。您觉着现在那些康复治疗能帮到孩子吗？还有哪些是您感觉在以后的康复中需要调整的。

田雨妈妈：面对一个不可改变的东西，该如何对待它，每个人的答案是不一样的，而这个不一样的答案却可以深刻地改变我们的一生。

2003年春节刚过，我发现儿子精神似乎有些问题，就带他去精神科医院看一看。医生当时初步诊断为"精神分裂症",要求马上住院。当时我就惊呆了,办完住院手续,医生带着他走进病房铁门里的时候,我失声痛哭。我和孩子他爸都是"老三届",参加工作后都非常拼。入党、上学、提干。我是工程师,孩子爸是处长。那时候我们是人群中的尖子,是常常让别人羡慕的家庭。我们响应号召晚婚晚育,快三十了才要了这么个独生子。这孩子从小很听话,文文静静的,很讨人喜欢。谁知天有不测风云!在我们准备快快乐乐进入晚年生活的时候,孩子得了这种病,谁能接受得了呀!

我:是呀,这突然的变故,太难接受了。对全家来说都是一个沉重的打击。

田雨妈妈:这个让人不能相信和难以接受的事实,把我们一个常常受人羡慕的家庭推到了谷底。从此,我家里没有了欢笑。孩子的爷爷奶奶知道后老泪纵横,全家人都变了。那时我终日沉默寡言,食之无味,夜不能寐,什么也不爱干,对什么也不感兴趣。怕出门,怕见亲朋好友,跟外界几乎失去了联系。以前孩子是我们的骄傲、希望和未来,现在得了这种病,怎么办?

我:您擦擦眼泪,喝口水。平静一下,别太激动了。已经过去那么久了,咱们往后看,试着帮孩子尽可能好起来。

田雨妈妈:我经常是一提起孩子就流眼泪,就是出门走在路上想起孩子也经常情不自禁地流泪。面对孩子这种病,面对我们逐渐衰老的客观现实,既懊悔又无奈,常常自责、自怒、后悔。田雨当时住了半年的医院,出院后我们一直关心和照顾他。我们不愿意和别人谈及孩子之病,也不愿意别人知道孩子的病。孩子逐渐变得胆小怕事,工作也不好找,没有单位愿意接受这样的孩子。后来还是朋友知道了此事,帮孩子找到残联办理残疾证。随着时间的推移,我们也就接受了孩子有病这个现实,逐步接受了社区医院、居委会的帮助。那时才知道国家是有完善的组织和机构在帮助精神疾病患者这个不幸的群体的。我也感觉不是太孤单无助了,好像找到了家的感觉。

我：确实这些年政府对精神疾病患者的关爱和支持逐年增加。

田雨妈妈：从残联到社区医院，还有居委会和社保所，这些职能机构都很好，热情周到地帮我了解政策，帮我想办法。这让我又有了好好生活下去的向往。后来社区为我们的孩子做了大量工作，每月有知识讲座，还有座谈会，并组织孩子参加集体活动，做手工、参观游览，等等。活动丰富多彩，孩子和外界接触的机会多起来了，心理素质也提高了不少，病情得到了稳定。现在比参加康复之前情况真的改善了很多。

我：现在政府对这些精神残疾的人有很多福利政策。你们有没有通过政策争取一些相关福利？

田雨妈妈：有呀，提到这个，我更要感激政府了。孩子现在享受精神科免费服药，还有监护人补贴可以申领。这在生活上减轻了家里的压力，解除了孩子的后顾之忧。在此我得感谢各级各部门对精神残疾人的帮助。

我：除了现有的政策保护和支持，我想，在生活中，你们肯定还有很多难处，这些难处可能会困扰孩子，也可能会困扰家属，乃至困扰整个家庭。您认为哪些方面还需要得到支持？

田雨妈妈：我儿子田雨已经快进入不惑之年了，因为这种病，没有结婚，也不能工作，只能和父母住在一起生活。家长的角度我们希望他能有自己的家庭，因为父母不可能照顾他一辈子，当父母没了，他的生活谁来照顾呢？如果他能有自己的家庭，我们会放心一些。再有就是家长和孩子共同的困扰了，田雨现在没有工作，从前没有精神疾病的时候倒是找到过工作，但是孩子胆子小，又不太会交际，没能适应工作，做了半年以后自己就辞职了。孩子现在病情基本稳定了，可是和正常人还是不太一样，我觉着他很难在社会上找到能胜任的工作，如果能给孩子找一个适应的工作，让他可以养活自己，那就好了。

另外，我还有一个困扰，就是我们这种独生子女家庭，现在唯一的孩子得了这种病，留下终身残疾。我们老了以后的依靠从何谈起？我们不光要照顾自己，还要照顾精神残疾的儿子。如今信息时代，电子产品的发展太快了，老年人接受新鲜事物的能力减慢，生活中常遇到太多的难处。智能电表、电脑、手机、电视机都是新技术产品，出了问题我们不会操作，不会修理，经常发愁，四处求人，有些事情花钱都解决不了。别人家能问问孩子，我的同龄人都能问问孙子孙女了。可像我们家这样的，没有人可以问。生活中有许多无奈。辛辛苦苦工作了一辈子，到头来还得为生活犯难，真不知怎么办。希望从社会上得到一些支持。

疾病总是残酷的，原本一个幸福美满的家庭，因为一个家庭成员患上精神疾病，从此蒙上了一层阴影。读完这一段故事，是不是让您感觉更加压抑了？您可能会想，这事要是发生在我的生命中，我该如何处理？怎样应对？田雨家这样真实的案例总是能引起大家的共鸣，真实的困难和困扰就摆在那里，任谁也没有办法轻易化解。而且，精神疾病离我们并不遥远，每个人都有患病的潜在风险，所以每一个家庭都有可能陷入这样的危机。当一个个体患上精神疾病时，他的家庭和社会网络为了帮助精神病者，可能被卷入一个不稳定的情境，但是这个不稳定的支持系统很难再帮助他们返回现实。

对于一个精神疾病患者而言，家庭的支持至关重要。什么样的家庭支持才能给精神疾病患者带来帮助？家庭中的其他成员如何化解压力？精神疾病患者的家庭支持也是精神康复中很重要的一个环节，精神病患者的家属同样也需要支持。生态视角下的精神康复会把患者的家庭调整也纳入生态系统，改善患者家庭环境，从而让患者有一个更利于康复的空间。精神病个体在疾病症状活跃期会产生急性困惑，他们渴望获得一个舒适的空间，一段休息时间，一个保护性氛围，他们不想人们靠近，也不想做太多事情。开放友好的家居模式及治疗环境更有利于患者康复，这样的环境可促发患者的"正常"体验，对疾病的康复是有利的。而家属应该做的，是接纳患者，尊重患者，并试着接纳疾病。他们需要挖掘可利用的资源，建立支持性家庭关系，对患者不带敌意，而自己又不被卷入患者自身的内部危机中去。

精神疾病管理治疗机构要把整个家庭纳入治疗关系中，一起探索医疗机构、家庭和社区中的资源，与患者成为共同体，来面对危机。

（五）第五个故事

最后一个故事来自一位康复比较成功的患者的母亲，她简单讲述了自己孩子的疾病康复经历和对康复寄予的希望，并希望通过这里把康复的经验传递给更多的精神疾病患者家庭，让他们少走弯路。故事来自精神分裂症患者王一（化名），35 岁，男性，未婚，2012 年生病，参加社区康复五年。现在精神状态平稳，准备进入下一阶段职业康复。

我：王一妈妈好，王一参加社区康复以来，状态越来越好，这里面有孩子的不断努力，也有很多来自家庭的支持。在社区康复中孩子能有现在的状态，您感觉是哪些因素在起作用？哪些方法真正帮助到了王一？还有您感觉哪些方面还存在不足？您能就您的感悟谈一谈吗？

王一妈妈：当然可以了！我的孩子从得病到参加康复到现在，经历六七年了，康复也有五年了，现在的恢复是比较明显的。刚开始生病的时候，他总是不能集中注意力，烦躁、疑心、敏感。后来发展成不吃饭、乱发脾气、摔东西。我们想带他去看病，可他坚持认为自己没有病，不去医院。看着他那些反常的行为，家里人欲哭无泪，心急如焚，也走了很多弯路到处看，钱没少花，可一点好转都没有。由于孩子病情越来越严重，我们家里的负担也非常大。最后还是去精神疾病专科医院治疗了，住了三个月医院。回来以后就好多了，也能正常交谈了，也认识到之前自己的情况是生病了。再后来王一接受了精神疾病社区管理。社区医院的精神科医生给了孩子更大的帮助，关心孩子生活状况，定期给孩子和我们家属教授精神卫生知识，我们才知道这病是怎么来的，应该注意些什么。王一自己都说，这病必须坚持服药，只有吃药病情才能稳定。在社区康复，社区医生还会带领孩子参加各种各样的社会活动，慢慢地孩子社交能力逐渐好了，心情也就更加愉快了，能看出他一天比一天高兴，而且和周围邻居关系也很好。渐渐地，他也能帮助家里做一点力所能及的事情，家里人看到这些真的感触颇多。

我觉得孩子能渐渐好起来，第一要坚持药物治疗，只有按时按量服药才能保证孩子头脑清楚。第二要多参加集体康复活动，在康复活动中，可以锻炼很多社会能力，这些能力恢复了才能像没有疾病的人一样正常生活。第三要加强心理健康，孩子在社区活动中有心理医生给做治疗，孩子能学到很多东西，比如如何看待自己的疾病，如何面对压力，自己有了不良情绪该如何疏解。我感觉对孩子病情保持平稳和恢复起到重要作用的就是这些重点。

我：那您感觉还有哪些方面在今后的康复中应该被重视起来的吗？

王一妈妈：在一年前，有一次朋友给王一介绍了一份工作。家里和孩子都很希望他能得到一份工作，可是介绍人说，不能让用人单位知道孩子曾经患过精神疾病。我们为了这份工作也答应下来了。后来孩子上班了，工作不算累，孩子也可以胜任。就这样过了半年，孩子话越来越少，笑容也越来越少，最后孩子说他不想再去上班了。我们就问孩子是不是出什么事情了。孩子说，这半年的工作并不能让他感到快乐。因为要隐瞒病情，他感觉自己总像是做错了事情一样。并且要处处小心，生怕被别人知道他曾经患有精神疾病，连吃药都要躲开别人自己偷偷吃。重要的是，还不敢和别人过多交往，这样的感觉很不好。后来，孩子离开了那个单位，这使他整个人又开始好起来，笑容多了，话也多了。

通过这件事，我感觉精神疾病康复中应该把"如何看待自身疾病"的问题重视起来。当精神疾病患者自己正视这种疾病了，他们或许就能找到对抗疾病的方法。

四、总　　结

几个来自精神康复者的小故事很真实。这些故事就在我们的身边。现如今，绝大多数精神疾病患者都在社区中。即使现在在医院住院治疗的患者，也将在好转之后回归社区。社区和医院的环境相差很多，患者在社区中就要面对很多实际问题，例如，生病以后的经济来源问题、被社会拒绝问题、被人际隔离问题、被社区排斥问题、回到使其发病的恶性生活环境问题、监护人监护不到位问题、药物副反应问题、服药依从性问题、病情复发问题、精神病人肇事肇祸问题……有人可能会想，在社区中会遇到这么多难题，还不如让精神病人都生活在医院里。可是实际上，永久把他们关在医院的高墙之内是不现实的，也是不人道的。精神疾病患者在疾病的平稳期应该回归社区，回归社区后如果依然有精神科专业的医务人员帮助患者进行社区康复，那他们就能减少疾病复发，更快地回归社会，并享受正常人的权利。

北京市西城区精神卫生保健所就承载着整个西城区的精神疾病社区康复工作。我们运用生态的视角看待康复期的精神疾病患者，调动可以调动的一切资源，为康复者营造一个动态的、安全的、舒适的康复环境。在实际工作中，我们以社区为单元，来到康复者家中，零距离地接触康复者和他们的家属。在接触中，很高比例的康复家庭会表现出对疾病的不承认和不能接受。几乎所有康复者均不愿意让别人知道自己是一名精神疾病康复者。有一半以上的康复者存在社会性退缩。情绪、关系、婚恋等心理问题在康复者中普遍存在。在过去，精神疾病康复者从医院回到社区很难达到康复的目的，致使精神疾病复发频繁，康复者社会性退缩明显。在这样的背景下，我们把生态系统理论引入精神康复，给精神康复者营造一个可以让他们感觉安全的环境，用生态的视角来进行一系列的康复活动。康复者在生态系统下康复的信心更强烈了，康复的成果也更好了。

开展生态视角下的精神康复以后，很多康复者表示，现在的康复活动他们都特别愿意参加，因为在康复活动中感到压力很小。从工作人员到康复病友，都能接纳患有精神障碍的人，康复中康复者还能学到很多的知识，大部分是关于自身疾病的防治知识。随着康复的深入，在生态系统下利用各种康复的方法，精神障碍康复者进行各种功能活动，包括心理活动、躯体活动、语言交流、日常生活、职业活动和社会活动等方面能力的训练。这些活动深受精神康复者喜爱。从娱乐中锻炼了自己，在活动中加强了能力，在团体中还能练习社交能力。在康复中，每一个人都进行自我能力的认知及体会自我效能感。什么是对自我能力的认知呢？主要是个人对自我在生理、智力及社交能力上的了解。自我效能则主要是个人在生活上能否有效运用能力以达成目标。具有良好自我效能的人，会主动寻求表现机会，并通过结果所给予的回馈不断修正其自身的表现而达成目标；而那些缺乏良好自我效能的人，却会避免从事任何可能造成尴尬后果的活动，不愿尝试去克服种种困难。面对失能的状态，康复者为避免失败，常会减少参与活动的机会，因而无法学习新的活动与技能，影响实际功能的发挥。精神障碍患者普遍存在无助感，缺乏对生活的操控能力及对未来的良好信念。长期的情绪不适、认知功能的缺损及压力调适障碍，也会影响个案的自我效能感。康复者长期处于患病的角色中，对家人及朋友的依赖降低了自我效能，他们缺乏责任感，通常会感到失去目标及方向感，无法成熟地与他人互动并尝试去面对生活中遇到的困难。精神分裂症康复者在个人归因部分倾向于负向的自我认知，缺乏操控感及良好的自我效能，并且缺乏参与活动的动机。通过参加生态视角的精神康复，精神疾病患者梳理了自身问题，并且认识到如何改善社交能力和自我效能，随着时间的推移，康复效果逐渐加深加强。为下一步实现心理、生理和社会功能全面的、整体的康复奠定基础。

想要达到精神康复者全面康复，首先要有先进的康复理念作为根基，生态视角康复就是在吸收西方发达国家的精神康复经验以后，结合我国国情和文化，逐渐摸索出来的精神康复之路。在实际康复工作中，还要有众多康复工作人员的努力。生态视角下，精神康复工作就好比为精神康复者人为搭建一个适合康复的虚拟社会环境。每一个工作人员都各司其职，共同营造适合康复的生态系统。在生态系统中还有康复者家属参与。精神康复能顺利进展，很多时候都离不开家属的支持和帮扶。家庭是每个人最坚实的社会支持系统，精神康复者也不例外，康复者家属在康复中起着很重要的作用。生态视角下，我们把康复者家属组织起来，形成帮扶团队，让他们发挥出团队力量，共同为家人的康复发挥能量。当然康复中，最重要的环节还是康复者本身。调动了康复动机，给予康复信心后，康复者就能激活动力，康复才能有所收获。

西城区的精神社区康复已经开展了一段时间，康复者经过康复，普遍表达了这样的心声：康复的道路是漫长而充满希望的。

上面是几段小故事和一些来自康复现场精神康复者和他们家属的声音。对于生态视角下的精神康复，他们每个人的感受都有不同，却都从很多不同的角度理解和讲述着自己的获得和体会。看似杂乱无章，毫无头绪，但细细品味后你会发现，其实所有人的目标都是统一的，都希望使精神疾病带给自己和家人的负面影响降低，都希望摆脱窘境，回归正常生活。社区精神康复让他们看到了希望，成功案例的榜样作用燃起了他们心中的光辉。每一个个体康复进度不同，因此感悟也是不同的。但是，只要走进了生态系统精神康复的环境中，就必然就有所收获，幸福的生活就已经不远了。

（闫海松）

第十二章　社区精神卫生服务模式介绍

第一节　概　述

　　自 2004 年国家启动重性精神疾病监管治疗项目以来（之后更名为严重精神障碍管理治疗项目），经过各省、市、自治区同人们的多年实践和总结，2018 年，国家卫生健康委确定了《严重精神障碍管理治疗工作规范（2018 年版）》，明确了各部门的职责，细化了各项工作流程，更具有可执行性和可操作性，同时也提高了社区严重精神障碍患者接受精神卫生服务的获得性和便捷性。北京市西城区作为第一期严重精神障碍管理治疗示范区之一，实践和见证了精神卫生服务模式的发展与规范，并形成了独具特色的精神卫生服务模式。西城区精神卫生服务模式在综合协调管理机制和部门间信息共享机制下开展工作，综合协调管理机制是指精神卫生工作相关委办单位相互协调的综合管理机制，是"政府主导、部门协调、全社会参与"服务机制的体现，主要委办单位包括：区委政法委、区卫生健康委、区公安分局、区民政局、区财政局、区司法局、区残疾人联合会等；部门间信息共享机制是指在提供精神卫生服务的同时，避免各单位、各领域出现"信息孤岛"而影响综合协调管理，通过定期和不定期的形式进行部门间信息的互通互联，可以快速、准确、合理地管理服务在册患者，通过互通互联、共同参与、共同处置，达到整体提高精神卫生的服务能力和服务水平的工作目标。

第二节 如何发现服务对象？

要提供精神卫生服务，就需要找到服务对象，那么如何发现服务对象呢？一般情况下，我们有以下三条途径。第一条途径，在精神专科医疗机构或者具有精神疾病网络报告资质的医疗机构，精神科执业医师为法定报告人，当就诊患者或住院治疗患者符合网报标准时，精神科医师依据《中华人民共和国精神卫生法》对该患者进行网报；第二条途径，各机关、企事业单位发现有精神不正常的职工可联络职工家属，家属联系不到的，单位有责任带其到精神专科就诊；第三条途径，在社区中，居委会社会工作者发现有精神不正常的居民，可以联络社区精防医务人员对其进行筛查，居委会社会工作者提供线索调查，认定为疑似患者后，要联络和劝说家属带其到精神专科医疗机构就诊。

当社区精防医务人员在信息平台上看到网报信息后，在规定时间内联系家属，对该患者建立精神卫生健康档案，进行首次随访评估，同时将新建档的患者情况通知给居委会社会工作者和派出所民警，实现信息共享。

第三节　社区精神卫生访视服务

一、随访管理及具体要求

由各社区卫生服务中心精防医务人员为在册患者提供随访服务，对于存在高风险或倾向的患者，要请精神科医师提供随访指导。凡在辖区内有固定居所并连续居住半年以上的患者或疑似患者，均要为其提供随访服务。

对首次随访和出院患者，应当在获取知情同意或获得网报医疗机构转介信息（报告卡）后的 10 个工作日内进行面访。

（一）知情同意

对已经建立健康档案的患者，精防医务人员应当向患者本人和监护人宣传参与严重精神障碍管理治疗服务的益处，讲解服务内容、患者及家属的权益和义务等，征求患者本人或监护人意见并签署参加严重精神障碍管理治疗服务知情同意书。

1. 对于同意参加社区服务管理者

由精防医务人员依据评估结果进行分类干预，定期开展随访服务，并对患者信息予以保密。

2. 对于不同意参加社区服务管理的患者

精防医务人员应当报告关爱帮扶小组，给予重点关注并记录（工作用表（三）信息交换）；社区关爱帮扶小组应当对患者信息予以保密。

3. 符合《中华人民共和国精神卫生法》第三十条第二款第二项情形的患者

告知后直接纳入社区管理，并与社区关爱帮扶小组信息交换。

4. 首次随访及病情需要时

由精防医务人员与居委会、民警等关爱帮扶小组成员共同进行，充分告知患者本人和监护人关于严重精神障碍管理治疗服务的内容、权益和义务等。

（二）随访形式

1. 在疫情防控常态化的情况下，采取以面访为主，电话随访和视频访视为辅的方式开展。

2. 所有患者每半年至少面访一次，包括预约患者到门诊就诊、家庭访视等方式。

3. 电话随访或视频随访时，要按照随访内容进行随访，如发现患者病情有波动要尽早面访，并请精神科医师给予技术指导。

4. 精防医务人员可以综合评估患者病情、社会功能、家庭监护能力等情况，选择随访形式。

5. 随访要在安全地点进行，注意保护自身安全，同时注意随访时的方式方法，保护患者及家庭隐私。

（三）随访内容

随访内容包括：危险性评估；精神症状（感觉、知觉、思维、情感和意志行为、自知力等）；服药情况；生存环境安全情况；药物不良反应；各项实验室检查结果；社会功能情况；躯体情况；社会支持和家庭支持情况；生活事件；康复措施等。

其中，危险性评估分为 6 级。0 级：无符合以下 1～5 级中的任何行为；1 级：口头威胁，喊叫，但没有打砸行为；2 级：打砸行为，局限在家里，针对财物，能被劝说制止；3级：明显打砸行为，不分场合，针对财物，不能接受劝说而停止；4级：持续的打砸行为，不分场合，针对财物或人，不能接受劝说而停止（包括自伤、自杀）；5级：持械针对人的任何暴力行为，或者纵火、爆炸等行为，无论在家里还是公共场合。

随访结束后及时填写严重精神障碍患者随访服务记录表（工作用表（二）），并于24小时内（最迟不能超过72小时）录入信息系统。

按照相关要求，每年对患者进行1次健康体检，服用免费药的患者还应每季度进行相关实验室检查，如血药浓度、血常规等。检查结果应及时录入随访信息中，异常结果应进行健康宣教及转诊。

（四）不同类别患者随访要求

根据患者危险性评估分级、社会功能状况、精神症状评估、自知力判断，以及患者是否存在药物不良反应或躯体疾病情况对患者开展分类干预，依病情变化及时调整随访周期。每次随访根据患者病情的控制情况，对患者及其家属进行有针对性的健康教育和生活技能训练等方面的康复指导，对家属提供心理支持和帮助，以提高患者家属的看护、照顾能力，从而提升患者居家康复的质量。

注：凡是危险性评估为3级及以上的患者，均按照病情不稳定管理。

1. 病情稳定患者

指危险性评估为0级，且精神症状基本消失，自知力基本恢复，社会功能处于一般或良好，无严重药物不良反应，躯体疾病稳定，无其他异常的患者。

要求：根据以下情况进行访视。

连续服药患者：应由关爱帮扶小组各成员按照职责任务分工进行随访，了解患者情况的同时进行风险评估。随访每三个月一次（小于等于90天），且每半年应完成一次入户见面随访。

间断服药和拒绝服药患者：应由关爱帮扶小组各成员按照职责任务分

工，每三个月入户与患者进行见面随访，了解患者情况的同时进行风险评估，并与监护人建立及时、有效的联系。

2. 病情基本稳定患者

指危险性评估为 1~2 级，或精神症状、自知力、社会功能状况至少有一方面较差的患者。

要求：应转诊至精神卫生专业机构门诊就诊。

由关爱帮扶小组各成员按照职责任务分工，在 5 天内分类入户进行随访；

对曾有肇祸滋事行为的患者，精防医务人员、居委会成员、派出所民警、残联专干、街道乡镇民政工作人员等在 5 天内共同入户随访。居委会干部和属地派出所民警应对其加强关注。

已转诊至专科医院门诊就诊的，社区精防医生两周后见面随访一次，查看转诊效果，若趋于稳定应每两周随访一次，连续随访四次均为稳定者，可按病情稳定患者进行服务管理。

转诊后未达到稳定者，应当建议其到精神卫生医疗机构复诊或请精神科医师结合相关工作到社区卫生服务中心面访患者，对精防医务人员提供技术指导，并调整治疗方案，每两周访视患者一次。

3. 病情不稳定患者

指危险性评估为 3~5 级或精神症状明显、自知力缺乏、有严重药物不良反应或严重躯体疾病的患者。

要求：应转诊至精神卫生专业机构进行住院治疗。

精防医务人员在做好自我防护的前提下，对患者紧急处理后立即转诊到精神卫生医疗机构。

患者发生伤害自身、危害他人安全的行为，或者有伤害自身、危害他人安全的危险的，动员其近亲属、所在单位及时送诊，同时通报当地公安机关协助开展送诊工作。

一周内随访了解其治疗情况。对于未能住院或转诊的患者，联系精神科医师进行应急医疗处置，并在居委会成员、民警的共同协助下，至少每周随访 1 次。

4. 其他情形的患者

新建档患者应在建档当日完成一次随访，之后按照病情基本稳定或病情不稳定的社区管理要求进行随访。

新出院的已在册患者应按照病情基本稳定或病情不稳定的社区管理要求进行随访。

新迁入的患者应当在完成迁入时完成一次随访，之后按照病情基本稳定或病情不稳定的社区管理要求进行随访。

以上患者连续 4 次随访稳定后，更改为每三个月（小于等于 90 天）的周期随访。

5. 常见的随访问题及处置

首先，精防医务人员要定期与居民委员会成员、网格员、派出所民警等关爱帮扶小组成员会商并交换本地区患者信息，做好工作记录，发生特殊情况时随时交换信息。（工作用表（三））

其次，对于有暴力风险、家庭监护能力弱或无监护、病情反复、不配合治疗且病情欠稳定等情况的高风险患者，应当书面报告街道精神卫生工作领导小组（高风险患者会商记录）。

最后，精防医务人员要及时汇总辖区严重精神障碍患者管理信息，并填写街道患者管理信息交换表，在召开精神卫生综合管理小组例会时与相关部门人员交换信息，并共同签字盖章。

二、不同情况的患者随访要求

（一）失访患者

1. 判定走失患者

因迁居他处、外出打工等不知去向的患者；

家属拒绝告知信息的患者；

正常随访时连续 3 次未随访到的患者：指根据不同类别患者的随访要求，在规定时间范围内未随访到患者或家属，应当在 2 周内再进行 1 次随访，超过 1 个月的时间内连续 3 次随访均未随访到的患者。

2. 失访患者的处理

精防医务人员应当立即书面报告本街道政法、卫健办、公安等综合管理小组协助查找，同时报告区精神卫生保健所，并在严重精神障碍患者随访服务记录表（工作用表（二））中记录上报。

对于迁居他处、外出务工等不在辖区内生活且知晓去向的患者，精防医务人员应当通过信息系统将患者信息流转至患者现居住地基层医疗卫生机构。

患者现居住地基层医疗卫生机构应当及时接受患者信息，按照有关规定对患者进行随访管理。

在患者信息未被接收前，患者原居住地基层医疗卫生机构精防医务人员应当继续电话随访，与现居住地精防医务人员定期沟通。

在得知危险性评估 3 级以上和病情不稳定患者离开属地时，精防医务人员应当立刻通知公安机关并报告区精神卫生保健所。

（二）属于公安机关列管对象，或既往有严重伤害行为、自杀行为等情况的患者

精防医务人员需与民警共同随访。其中对本辖区公安在册的严重精神障碍患者（公安列管），精防医务人员要积极配合社区民警，每月至少开展一次随访评估（两次评估间隔不能超过 30 天），掌握患者的实际居住情况、监护情况、病情状态和服药情况。

（三）对于不同意接受社区管理或无正当理由半年以上未接受面访的患者

精防医务人员应当报告关爱帮扶小组，协同宣传有关政策和服务内

容，并加强社区关注和监护。至少半年开展一次联合见面随访，并在信息系统中录入随访信息，如仍处于拒绝管理状态，第二天在信息系统中继续录入拒绝管理。

（四）对于精神病性症状持续存在或不服药、间断服药的患者

精防医务人员应当请精神科医师共同对患者进行当面随访，必要时调整治疗方案，开展相应的健康教育，宣传坚持服药对于患者病情稳定、恢复健康和社会功能的重要性。

（五）对于家庭贫困、无监护或弱监护的患者

在常规随访的基础上，关爱帮扶小组应当每半年至少共同随访 1 次，了解患者在治疗、监护、生活等方面的困难及需求，协调当地相关部门帮助患者及家属解决问题。

（六）对近期遭遇重大创伤事件的患者

关爱帮扶小组应当尽快共同随访。必要时可请精神科医师或心理健康服务人员提供帮助。

（七）对于病情稳定、社会就业、家庭监护有力、自知力较好，但不接受入户访问的患者

精防医务人员要以保护患者隐私、不干扰其正常工作和生活为原则，可预约患者到门诊随访或采用电话随访，但要做到每半年至少一次的见面访视。

（八）对于既往有暴力史、有滥用酒精（药物）、被害妄想、威胁过他人、表达过伤害他人的想法、有反社会行为、情绪明显不稳或处在重大压力之下等情况患者

精防医务人员均应当在居委会成员、民警的共同协助下，开展联合随

访，并增加随访频次，必要时启动应急处置流程。

（九）经筛查，建立台账的疑似患者

精防医务人员与居委会成员、民警要对疑似患者进行关注，每季度将关注结果相互沟通并填写工作用表（三），对于存在危险行为或倾向的疑似患者，社区关爱帮扶小组要开展联合随访，必要时启动应急处置流程。

（十）对于需要住院而未住院，存在高风险行为或倾向的患者

精防医务人员与居委会成员、民警共同重点关注，并随时互通互联患者信息，做好工作记录。存在处置、安置困难的附工作记录填写工作用表，上报街道综合管理小组及区精神卫生保健所。

三、随访时的注意事项

（一）随访前准备工作

1. 确定患者随访顺序，优先随访不稳定及基本稳定患者，根据患者情况邀请其他关爱帮扶小组成员一同随访。

2. 熟悉随访内容，根据患者情况确定随访重点。

3. 熟悉患者的基本资料：性别、年龄、家庭住址、病史、诊断、暴力和攻击史、酒药依赖史以及家庭成员情况等。

4. 了解是否有特殊情况：如患者否认自己有病、家属不知道社区随访服务、明确表示不同意上门面访、近期有重大生活事件等。

5. 入户随访前先电话预约沟通。

6. 携带各类精神卫生惠民政策和社区康复服务介绍资料和手册。

（二）随访注意事项

1. 尊重患者家庭的生活习惯，尽量避免造成打扰。

2. 入户时先做自我介绍，说明来意。保护患者隐私，避免在楼道或门口讨论病情。

3. 全面详细评估患者整体状况，首次随访或情况复杂者，可能需几次才能完成所有随访内容。

4. 积极回答患者和家属提出的问题，不能现场回答的，回去翻阅资料或请教专业人员后电话或下次随访时告知。

5. 部分内容需分别单独询问患者和家属，如危险行为、症状、服药情况等。

6. 随访结束时与患者和家属预约下次随访日期。

（三）随访时应观察和了解的家庭环境

1. 住所整体环境：设施情况、整洁与否、危险物品等。

2. 救治救助政策：低保、生活护理补贴、监护人补贴等的领取情况。如患者家庭符合条件但未享受，应提供政策信息和申请渠道。

3. 监护/照料人基本情况：与患者关系、年龄、性别、监护照料能力、工作情况、躯体健康状况等。

4. 关锁情况：明确指出属于非医疗目的，使用某种工具（如绳索、铁链、铁笼等）限制患者的行动自由。发现关锁患者，应立即上报区精神卫生保健所进行处理。

5. 重大生活事件：近期是否存在重大生活事件，以及对患者和家庭的影响。

四、随访涉及相关概念、说明

(一) 危险行为

轻度滋事：是指公安机关出警但仅进行一般教育等处理的案情，例如患者打、骂他人或者扰乱秩序，但没有造成生命财产损害的，属于此类。

肇事：是指患者的行为触犯了我国《治安管理处罚法》但未触犯《刑法》，例如患者有行凶伤人毁物等，但未导致被害人轻、重伤的。

肇祸：是指患者的行为触犯了《刑法》，属于犯罪行为的。

(二) 临床痊愈

精神症状消失，自知力恢复。

(三) 自知力

自知力是患者对其自身精神状态的认识能力。

自知力完全：患者精神症状消失，真正认识到自己有病，能透彻认识到哪些是病态表现，并认为需要治疗。

自知力不全：患者承认有病，但缺乏正确认识和分析自己病态表现的能力。

自知力缺失：患者否认自己有病。

(四) 实验室检查

记录从上次随访到此次随访期间的实验室检查结果，包括在上级医院或其他医院的检查。

（五）用药信息

用药情况：填写患者实际使用的抗精神病药物名称、用法和用量。

用药指导：根据患者的总体情况，填写医生开具的患者需要使用的抗精神病药物名称、用法和用量。

五、疑似患者的随访服务

经社区卫生服务中心精防医务人员进行筛查，怀疑存在精神障碍，而未明确诊断的患者为疑似患者。社区精防医务人员筛查存在困难的，可联系"分片包干"精神科医师协助筛查。疑似患者筛查的信息源一般包括：社区居委会成员、民警发现报告；社区卫生服务中心基本医疗服务中发现；家属主动提出怀疑家人患有精神障碍等。

第四节 应急医疗处置

一、突发事件应急处置目的

精神障碍患者在病情波动或复发时，由于受到精神症状的影响，可能会随时出现突发事件，主要表现在对自身或他人的伤害，对财物造成重大损失、严重扰乱社会治安等，也可能因服用抗精神病药物出现急性或严重药物不良反应而发生生命危险。因此，需要通过应急处置，及时采取干预措施，以避免突发事件的发生。

二、突发事件应急处置对象

（一）具有如下指征的严重精神障碍患者或疑似精神障碍患者

已经发生伤害自身的行为，或者有伤害自身的危险的。

已经发生危害他人安全的行为，或者有危害他人安全的危险的。

（以上两项简称"双危"患者。）

家庭内发生重大变故，患者本人得不到家庭系统支持、生活陷入困境，处于需要治疗的疾病期，且需要救助安置的患者或疑似患者。

急性药物中毒（自杀或误服）或长期服药过程中出现的需及时处理的严重药物不良反应。

急性躯体疾病或者原有躯体疾病恶化的。

（二）需要进行心理救援或心理危机干预的患者或家属

三、突发事件应急处置原则

（一）合理

应急处置判断要准确，方法要恰当，严格遵循相关的法律法规。

（二）及时

处置人员赴现场要及时，根据不同的情况采取相关的干预措施，尽可能减少伤害和损失。

（三）安全

处置措施旨在保护患者、家属、周围人群以及实施应急处置人员的人身安全。

四、突发事件处置部门及成员

(一) 主要处置部门

派出所、社区卫生服务中心、社区居委会、街道办事处；小组成员包括：派出所民警、社区精防医务人员、居委会工作人员、患者家属。

(二) 参与处置的其他部门

街道办事处；公安西城分局；西城区卫生健康委；西城区平安医院；西城区精神卫生保健所等。

五、突发事件处置流程

(一) 需要进行应急处置工作的几种情况

社区精防医务人员在访视辖区内精神障碍患者时，发现有"双危"或药物（中毒）不良反应或严重躯体疾病的患者。

精神障碍患者在家中出现"双危"或药物（中毒）不良反应或严重躯体疾病，家属报告情况，要求给予帮助的患者。

公安部门接报有精神障碍患者突发事件，经工作人员认为需要由应急处置小组人员出现场协同处置的患者。

社区居委会在进行家庭访视时，发现有"双危"或需要救助的患者。

因重大突发事件、家庭危机、各种矛盾纠纷等原因引发患者、当事人出现病情波动或者心理失衡，可能引发各种不稳定因素的情况。

（二）突发事件处置措施

社区应急处置小组成员任意一方发现需要应急处置的"双危"患者时，要及时通知其他小组成员，其他小组成员接到通知后要积极响应，立即赶赴现场，不得推诿，同时向本部门上级汇报。必要时，可以请区应急处置队赴现场协助应急处置工作及协调患者的诊治工作。

参与应急处置的精防医务人员负责评估患者的精神状态及危险性，提出医学建议。

对"双危"患者进行言语安抚或心理疏导，劝说患者配合。当劝说无效，且患者有严重伤害自身或危害他人安全行为时，应由公安人员依法制止患者的危险行为并对其进行保护性约束。

对药物（中毒）不良反应或严重躯体疾病的患者，应遵照《疾病诊疗规范－精神病分册》《中国精神疾病防治指南》等进行现场临时性处理，必要时送专科医院诊治。

按照《中华人民共和国精神卫生法》第三十条第二款的规定，患者已经发生伤害自身的行为或者有伤害自身危险的，已经发生危害他人安全的行为或者有危害他人安全的危险的，要立即予以制止并送往专科医院就诊，诊断结论、病情评估表明需要住院治疗的，应当对其实施住院治疗。

已经发生伤害自身的行为或者有伤害自身危险的患者需要住院治疗的，经其家属或者监护人同意，医疗机构应当对患者实施住院治疗；监护人或者家属不同意的，医疗机构不得对患者实施住院治疗。监护人应当对在家居住的患者做好看护管理。

已经发生伤害他人的行为或者有伤害他人危险的患者，需要住院治疗的，其监护人或者家属不办理住院手续的，由患者所在单位或者居民委员会办理住院手续。

查找不到监护人的流浪乞讨人员患者，由送诊的有关部门办理住院手续。

对由于病情波动导致出现严重肇事肇祸行为的患者，违法行为符合案件处理标准的，公安机关应立案审查，按照案件办理程序处置，不得以患者住院治疗作为案件结案的标准。

对处于贫困状态或家庭内发生重大变故等原因，患者本人得不到家庭系统支持、生活陷入困境，且处于需要治疗的疾病期患者或疑似患者，社区应急处置小组成员联合随访评估后，由居委会工作人员判断、确认，符合救助条件的，上报街道办事处进行救助安置。

（三）突发事件应急处置后记录及报告

执行应急处置任务的小组成员，应做好工作记录，及时将处置信息上报各自相应的主管部门。

（四）突发事件应急处置后患者管理服务

因各种原因，对于符合住院条件而未能住院的"双危"行为患者，家属履行看护管理职责，社区关爱帮扶小组按照评估、分类干预原则，增加随访频次，做好管理服务工作。

"双危"患者中，无家属或家属无力照顾的住院患者，在住院期间产生的护工费、生活费，由户籍地街道办事处负责保障。

尚未纳入社区管理的本地常住患者就诊后，被具有网报资质的医疗机构网报后，社区关爱帮扶小组要做好网报审核，及时纳入社区管理。未被医疗机构网报的患者，社区关爱帮扶小组予以关注。

六、突发事件应急处置经费保障

区财政对精神障碍患者突发事件应急处置工作经费予以保障。经费使用部门要专款专用、合理使用。凡符合《中华人民共和国精神卫生法》第三十条第二款规定的，已经发生危害他人安全的行为，或者有危害他人安全危险的个案，经诊断、评估需要住院治疗，但家属不办理住院手续的，经公安机关确认后，患者的住院费可以由区财政专项经费解决，因住院治疗引发的护工费、生活费等费用，由街道办事处统筹解决；依据北京市人民政府《关于进一步完善本市临时救助制度的通知》（京政发〔2015〕26号）文件精神，对于家庭内发生重大变故，患者本人得不到家庭系统支持、生活陷入困境的患者或疑似患者，由户籍地街道办事处负责救助安置，统筹解决安置场所、费用等问题。

第五节　特殊个案应急处置工作机制

当辖区精神障碍患者出现突发事件时，社区应急处置小组按照《西城区精神障碍患者突发事件应急处置预案及流程》常规工作流程，不能满足个案需求时，须采取"一事一议"的方式，做好特殊个案的应急处置工作。为进一步明确处置主体、强化经费使用、统筹安置场所，特制定特殊个案工作机制。

一、处置对象——特殊个案（精神障碍患者）

特殊个案具有如下指征：

处置时暂时联系不到家属或者监护人的。

个案无实际居住地、无工作、无监护人的。

个案处于零监护或弱监护，或监护人无力监护又无决策能力的。

个案家庭中有无自理能力的未成年人或者老人的，无人照顾、需要抚养或赡养的。

非自愿住院治疗和救助安置的特殊个案，符合出院条件，无固定居所或无监护人，无法出院的。

按照常规流程处置存在各种困难，几经协调，社区应急处置小组无法妥善处置的其他情形。

二、特殊个案突发事件应急处置工作

（一）特殊个案应急处置工作原则

街道办事处作为处置主体，尽可能将特殊个案的问题及矛盾在街道层面进行化解，统筹协调解决。

对特殊个案采用"一事一议"的方式，从实际情况出发，进行妥善处置。

（二）特殊个案应急处置工作机制

政府主导：各街道办事处接到辖区相关部门或社区居委会上报的特殊个案信息后，要利用"政府吹哨、部门报道""矛盾排查会""精神卫生联席工作会议""高风险个案会商会"等现有工作机制，尽快了解情况，及时进行处置。

部门协作：社区应急处置小组成员及成员单位在遇有特殊个案时，要按照部门间信息共享机制，第一时间与其他相关部门进行信息互通互联；各相关人员要积极响应、相互配合，不得推迟处置时间，不得推诿处置工作。

全社会参与：街道、社区及企事业单位在遇有特殊个案发生突发事件后，要及时预警，向政府及有关部门报告。

（三）特殊个案处置工作流程

信息共享及上报：当辖区内遇有特殊个案时，无论应急处置小组哪一方得知信息后，要第一时间通报其他小组成员，并依据各自职责对特殊个案进行临时处置，并将情况向街道办事处上报。

街道办事处接到报告后，要立即了解情况，对特殊个案的管理服务工作，进行总体协调和部署。

三、建立健全特殊个案应急处置长效工作机制

（一）规范救治救助工作经费，专款专用

救治工作经费：凡符合《中华人民共和国精神卫生法》第三十条第二款规定的，已经发生危害他人安全的行为，或者有危害他人安全危险的个案，由公安进行判断、确认后，按照精防医务人员提出的医学建议进行救治。对于家属或者监护人不办理住院手续的，患者的住院费由区财政专项经费解决；对于无家属或家属无力照顾的患者，因住院治疗产生的专项经费无法解决的其他费用，如护工费、生活费等，由街道办事处统筹保障。

救助工作经费：依据北京市人民政府《关于进一步完善本市临时救助制度的通知》（京政发〔2015〕26 号）文件精神，对于家庭内发生重大变故，个案本人得不到家庭系统支持、生活陷入困境的个案或疑似患者，按照精防医务人员提出的医学建议，由户籍地街道办事处使用救助工作经费，统筹解决患者的安置问题，包括安置方式、场所和经费。

街道办事处要统一协调相关部门，充分利用现有政策及资源，统一协调、统一指挥。

（二）细化政策、明确职责

精神障碍患者应急处置工作需要全社会参与，各相关部门都应积极响应、相互配合。

街道办事处主责科室：负责处置辖区基层部门上报的特殊个案的协调

及管理工作；对需要"一事一议"的特殊个案要逐级上报、请示、协调。

应急处置小组成员职责如下。公安民警：立即制止患者的危险行为，使用保护性措施，对有需求的个案进行送诊。社区精防医务人员：对个案的病情及危险性进行评估并提出医学建议。社区居委会：履行个案此次就诊、住院监护人职责，为个案办理相关就诊、住院手续。信息上报：在遇有特殊个案时，社区应急处置小组各成员要依据各自职责，及时将有关信息上报各自相应主管部门。

（三）畅通个案入口和出口

梳理全市精神卫生资源，解决本区床位紧张问题；尤其是合并躯体疾病、传染病精神障碍患者的住院治疗问题。

通过建设西城区精神障碍患者长期护养院或与市内其他托养机构、长期护养院等机构建立长期合作机制，解决个案长期占用医疗资源无法出院的安置问题。

第六节　健康教育与宣传

一、健康教育的概念和意义

（一）健康教育

健康教育（health education）指的是帮助对象人群或个体改善健康相关行为的系统的社会活动。健康教育通过有计划、有组织、有系统的教育活动，促使个体或人群自觉采纳有利于健康的行为和生活方式，从而避免或减少影响健康的危险因素，帮助实现预防疾病、促进康复、提高健康水平的目的。

（二）开展精神疾病患者照料者健康教育的重要性和意义

近年来，随着精神疾病的康复由住院逐渐转向社区，家庭环境和社会支持在精神疾病的康复中起着重要作用，照顾者是患者最密切的合作者，其对疾病和患者的看法和体验所产生的行动对康复的影响最大。对照顾者开展健康教育，目的是向照顾者提供照顾精神疾病患者的有关知识和训练应对技巧，帮助患者和家人更好地治疗和生活。国内外多项研究表明，对照顾者开展健康教育能有效减轻患者及家属的精神压力，增强治疗信心，提高患者的遵医行为和治疗依从性，有效降低复发风险和再住院率，从而促进患者的全面康复，提高患者的生活质量。对患者家属或照顾者进行系统的健康教育，使他们更多地掌握精神卫生知识和自我心理保健，对疾病康复和家庭和谐具有非常重要的意义，因此，对精神病患者家属进行健康教育就显得尤为重要。

二、健康教育的形式及场所

国内外研究显示，针对精神疾病照顾者的健康教育有多种形式。这些形式均由专业工作者设计和实施，并作为一种干预计划推荐给患者和家属。形式设计各不相同：包括多个家庭、单个家庭、仅家属参与、包括或不包括患者参与，还有混合形式等。教育的持续时间及治疗程度、教育场所（医院、诊所、患者家中）也各不相同。查阅国内外文献，从健康教育的形式上划分，可采用个体、小组和群体健康教育形式；按场所分为社区健康教育、家庭健康教育等；按康复阶段可划分为出院初期、康复期和稳定期等。

（一）健康教育的形式

1. 面向个体的健康教育（人际传播）

人际传播是个人与个人的传播，主要形式是面对面的传播，也包括通过电话、电子邮件等形式进行传播。健康教育中常用的人际传播形式包括：（1）咨询。全科医生对照顾者或家属进行答疑解惑。（2）交谈或个别访谈。通过面对面的直接交流，传递健康知识，帮助照顾者学习精神疾病相关知识，掌握相关技能。（3）劝服。针对照顾者的具体问题，说服照顾者改变不良的信念或行为。（4）指导。传授精神疾病知识和技术，帮助照顾者学习和掌握相关技能。

人际传播的基本技巧包括：（1）说的技巧。内容明确，重点突出，每次谈话围绕一个主题，语速适中，适当停顿，适当重复重要概念。（2）倾听的技巧。集中精力，充分听取对方讲话，并积极反馈。（3）提问的技巧。通过有技巧的提问，鼓励照顾者交谈，从而获得丰富全面的信息。提问方式包括封闭式提问、开放式提问、探索式提问、诱导式提问和复合式提问。（4）反馈技巧。包括肯定性反馈、否定性反馈和模糊性反馈。（5）非语言传播技巧。非语言传播是指以动作、姿态等非语言形式传递信息，包括手势、点头等动态体语，服饰、姿势等静态体语等。

2. 面向小组的健康教育（群体传播）

群体传播主要以小组形式开展。小组是为了某一特定目标把患者家属组织起来成为一个活动群体，就某一特殊的主题开展组员之间的交流，如精神疾病防复发小组、药物管理学习小组、独居患者照料小组等。通过召集专题小组讨论，深入收集所需的信息；以小组形式开展健康教育活动，传播精神疾病相关知识和技巧；利用小组的力量帮助照顾者改变健康相关行为。

小组讨论的技巧：小组健康教育最常用的方法是小组讨论，小组讨论是指在一位主持人的带领下，小组全体围绕某个专题进行交谈和讨论。选择适宜的主持人，做好必要的准备工作，掌握必要的小组讨论技巧是组织小组讨论的关键。

小组讨论的步骤：（1）明确讨论主题，拟定提纲：讨论提纲包括讨论的目的、准备讨论的一系列问题和预期达到的目标。讨论提纲有助于全科医师熟悉讨论内容，并在讨论中起到备忘录作用，使讨论不脱离既定的目标和内容。（2）组成小组：讨论小组根据讨论的主题选择一些有相似背景和共同需求与兴趣的人，如关于患者社会功能的讨论可分别组织患者及其家人、社区居委会和康复中心人员等参加。参加小组讨论的人数一般以6～8人为宜。（3）时间和地点的选择：尽量安排所有照料者都认为较为合适的时间，讨论时间根据讨论内容和参与者的情况而定，一般在一个半小时左右。地点选择在人们感到舒适、安静、宽敞的地方。（4）座位排列：座位应围成圆圈式或马蹄形，以利于参与者面对面的交谈。此外，主持小组讨论的技巧包括：热情接待、说好"开场白"、建立关系、鼓励发言、打破僵局、控制局面和结束讨论后的小结等。

3. 面向群体的健康教育（大众传播）

大众传播的特点：在健康传播领域中，大众传播主要具有以下两个密不可分的社会运行系统：一是电视、广播、报刊等新闻媒体发挥社会公益作用，向社会公众传播健康信息；二是各级卫生部门和各类医疗卫生机构和组织要充分重视。

大众传播媒介的选择原则有：

（1）针对性原则：针对目标人群状况，选择传播媒介，如运用编写科普书籍、制作科普小视频等形式传播精神疾病知识。

（2）速度快原则：一般来说，电视、广播的形式最快，影响力也最大，可以作为首选。

（3）可及性原则：评估传播的资源状况，选择受众人群方便获得的媒介进行传播，如电子滚动屏、海报、宣传品等。

（二）健康教育的场所

健康教育场所的选择主要根据目标人群来确定，一般来讲，对于精神障碍患者照顾者健康教育的选择主要分为以下几类：家庭、社区、医院。

（三）根据疾病分期进行针对性的健康教育

1. 出院初期

健康教育建议以个别指导为主。（1）了解患者病情，建立良好的医患关系。全科医生在开展健康教育时要真诚、热情、大方、稳重，耐心细致地了解患者病情和在家饮食、睡眠及用药情况，消除陌生感，减轻照顾者的焦虑、恐惧、抑郁等情绪。（2）评估患者病情，制定合理的健康教育方案，指导家属落实社区康复措施。定期与患者及其家属沟通，正确解答患者、家属提出的疑问，让他们了解精神疾病的常见症状、用药指导相关知识和人际交往、防复发措施等应对技巧。（3）给予照顾者心理支持。教会照顾者如何帮助自己减压的方法，以帮助其保持身心健康，更好地配合患者进行康复治疗，同时提供信息支持保证健康教育的连续性。

2. 康复期

健康教育建议以小组讨论和集体讲课为主。为提高照顾者的治疗信心和配合度，可组织照顾者成立互助小组进行小组讨论。互相介绍与患者沟通的技巧，治愈成功的经验，并对共性问题展开讨论，寻求正确的解决问题的方式。每周对照顾者进行 1~2 次的健康教育讲座。

3. 稳定期

健康教育建议以集体讲座为主，并引导照顾者协助患者参加社区康复活动。评估照顾者对精神疾病相关知识的掌握程度，是否学会观察和识别疾病症状及复发先兆的方法，强调维持用药和定时复诊的重要性。根据患者的具体情况继续向照顾者提供有关精神疾病的健康教育，使患者尽快适应社会生活。

三、健康教育的内容

健康教育的内容包括：精神疾病的相关知识，如发病诱因、疾病特点、临床表现、如何观察病情变化，精神分裂症复发先兆；康复指导，如药物处置和服药依从性，遵医嘱服药、注意事项；护理措施、药物及副作用等；家庭关系的调整：如指导患者家属正确的情感表达方式，指导家属注重家庭成员间沟通方式，营造良好的家庭氛围，减少家属的病耻感。

（一）精神疾病基本知识

1. 药物处置

妥善保管患者的药物：尤其对有消极情绪、生活不能自理、对服药不太依从甚至有抗拒心理的患者，照顾者一定要代为保管患者药物，以防发生意外。督促患者按医嘱服药：患者的服药种类、服药剂量、服药方法都要严格遵医嘱执行，切不可自作主张。另外，在患者服药时，需要照顾者送药到手、看服到口、等服到腹。照料者要训练并教会患者进行药物的自我处置，鼓励患者定期主动复诊，自行取药和保管药品，教会患者自行摆药，最好使用摆药盒，方便患者分类、检查，从而提高患者服药依从性。

2. 复发征兆识别

注意观察患者的病情：一要观察患者的疾病变化，寻找每次复发前的征兆，如失眠导致复发，遇有重大生活事件引起复发。二要总结患者复发前的表现，如言语增多或减少，情绪不稳定，情绪低落或高涨等。每个患者表现都不尽相同，最主要的是要发现所照顾患者的复发征兆，以便及早干预并采取相应有效措施。

3. 协助患者回归社会

照料者要协助患者参加社会活动，尽早让患者回归社会。主要内容包括：安排患者承担一定的家务劳动；协助患者参加康复活动或职业训练等；鼓励患者融入社区生活。

4. 常见精神障碍的健康教育

根据患者所患精神病种类的不同，结合不同疾病的特点，给予重点讲解疾病的基本知识，对患者和照顾者进行有针对性的健康教育和生活技能训练，并对照顾者提供心理支持和帮助。（1）针对精神分裂症患者和照顾者的健康教育，重点介绍药物治疗的原则、疾病预后和防复发措施。（2）针对癫痫所致精神障碍的健康教育，少部分癫痫患者由于长期、频繁发作导致慢性脑功能损害而出现精神异常表现。因此，向照顾者讲解癫痫发作的先兆，发作时防窒息、外伤的方法和护理措施非常重要。（3）针对双相情感障碍的健康教育，向患者家属强调，双相障碍经过系统化治疗绝大多数能康复，但容易复发。因此，健康教育的重点是家属强调足量足疗程长期治疗的重要性，争取得到照顾者的支持，提高患者的服药依从性。（4）针对偏执性精神病的健康教育，强调药物治疗的重要性。（5）针对精神发育迟滞伴发精神障碍的健康教育，重点从遗传和优生优育的角度向照顾者宣传相关知识，强调康复训练的重要性。（6）针对分裂情感性障碍的健康教育，参照精神分裂症。

（二）照顾者与患者的关系

照顾者大多由患者家属来承担，那么，照顾者既有家庭角色，同时又是照顾者，如何调节两个角色的关系，在此显得尤为重要。

1. 情感表达

情感表达包括批评、敌对、情感过度卷入、积极评论和温暖。研究证实，高情感表达家庭与精神分裂症患者的高复发率密切相关。高情感表达主要是指家属对患者持批评、敌对或过分情感投入的态度。部分家属对患者持批评或敌对态度，给患者施加严重的精神压力，造成患者的紧张、对生活丧失乐趣，从而自卑、退缩，对疾病的康复失去信心，进一步影响家庭成员间情感的正常交流和和谐的家庭气氛。在低情感表达组中，家属对患者更多是关心、鼓励及支持，可以有效地缓和不良应激，缓解心理矛盾，减轻心理压力等，进而降低患者病情复发及再住院发生率。

2. 情感表达的评定

公认的评定情感卷入的黄金标准。该问卷是与患者的照顾者一起进行的，患者本人不在场。在访谈过程中，照顾者的谈话被记录下来，然后用于编码。这种半结构化的访谈包括患者的疾病发作和照顾者几个月前注意到的患者疾病恶化或住院的症状。此外，访谈侧重于家庭压力水平、家庭成员之间的烦躁情绪、患者对日常家务的参与以及患者和家庭成员的日常生活或家庭总体功能。访谈时间为1~2个小时。访谈问卷给出了批评、敌意、情感过度卷入、温暖和正面评价五个方面的评级。但实际上，最重要的标准是批评、敌意和情感过度卷入。根据这三个方面的评分，家庭情感表达程度被划分为高和低。

（三）照顾者的心理健康维护

1. 照顾者的心理健康现状

照顾者与精神疾病患者共同生活，长期相处而受影响较重，表现为担心患者病情复发，生活事件多，家庭物质生活水平低，娱乐活动少，病耻感和负性情绪重，生活满意度低。据文献报道，在家庭照顾者中，31.3%感到抑郁和心身处于紊乱状态，33.3%有病耻感，尤其在患者难以管理时负担的影响更为加剧。国内研究发现，照顾者与患者为夫妻关系的研究对象感到护理负担更重。在生活中夫妻之间的互相依赖和互相照料，配偶有着无可替代的角色地位。一旦一方患精神分裂症，其原来的家庭角色和社会角色将完全或部分丧失，导致其配偶承受巨大的精神压力，除了完成个人工作外，独自肩负家庭重任和经济负担，还要承担照料和监护患者的责任。精神分裂症患者家属照料负担重，主观幸福感和生存质量水平较普通人群低，尤其是年龄大、家庭收入低、受教育程度低的照料者。研究显示，患者家属的心理状况在躯体化、抑郁、焦虑、恐怖、精神症状等因子评分上与国内常模有差异，尤其是抑郁、焦虑和恐怖心理，男性患者给家属带来的心理影响较女性患者严重，可能与男性的发病特点和社会角色有关。患者家属的心理问题影响其生活质量和社会功能，也影响患者的疾病复发率、社会功能康复及回归社会概率，提示应该对患者家属进行必要的心理干预。

2. 如何维护照顾者的心理健康

主要方法有：减轻精神疾病患者家属照顾患者的压力和对精神疾病患者家属给予辅导和支持。包括以下几个方面：（1）心理教育，是指医务社会工作者联系一些专家和权威人士向患者家属提供正确照顾精神疾病患者的有关知识和方法；（2）家庭治疗，指医务社会工作者可以帮助精神疾病患者联系家庭治疗师，通过治疗师的辅导和治疗消除或者减轻家庭成员与精神病患者之间的冲突；（3）家庭探访与家庭辅导，指医务社会工作者可以和社区护士一起探访在家中康复的精神疾病患者；（4）家庭支持小组；（5）家庭互助小组（社会工作）。

四、健康教育的效果评价

效应评价：也称近中期效果评价，是评估健康教育对患者和照顾者健康相关行为及其影响因素的变化。常用评价指标：精神卫生知识知晓率、行为改变率等。

结局评价：是指健康教育项目实施后导致患者和照顾者健康状况及生活质量的变化。健康状况评价指标如：如复发率、服药率等。生活质量评价指标如：生活满意度指数。

第七节　精神卫生服务相关工作用表

社区精神卫生工作用表（一）

（社区精防医务人员网报审核及疑似患者筛查用）

社区卫生服务中心				居委会名称			
信息来源	□信息网报（明确诊断患者）□社区报告/社区门诊（疑似患者）						
姓名		性别		身份证号			
户籍地		家属姓名		与患者关系		联系电话	
现住址							
精神障碍诊断（网报诊断名称）			符合"早期调查问题清单"第几条				
诊断时间		目前情况	□在社区　□住院　□人户分离　□下落不明 □查无此人				
是否存在潜在危险：□是　□否		危险度评估	□0 级；□1 级；□2 级；□3 级； □4 级；□5 级				
审核/筛查建议	□建档管理　□已建档进行随访　□建议专科医疗机构就诊 □建议住院治疗						
落实情况	□建档并接受管理　□建档拒绝管理　□已住院　□专科医疗机构就诊 □下落不明查无此人　□其他（请说明）：						
特殊情况说明记录（记录内容主要包括审核、筛查、查找患者、建档、已建档患者随访、疑似患者就诊住院等过程中与居委会、民警协作的过程以及特殊需说明的情况）：							
精防医生核实签字：		居委会签字：			民警签字：		

审核/筛查日期：　　年　　月　　日

社区精神卫生工作用表（二）

（社区精防医务人员访视患者用）

所属居委会：＿＿＿＿＿＿＿＿

随访对象	姓名		性别		年龄		民族	
	诊断		贫困（低保、低收入、家庭困难补助）				□是　□否	
	家庭住址							
随访方式	□入户访视　□电话随访　□门诊见面　□向家属（监护人）了解情况 □向居委会了解情况　□其他方式：							
随访及 评估内容	危险性评估		□0级；□1级；□2级；□3级；□4级；□5级					
	精神症状		□阳性症状：□阴性症状：					
	服药具体情况							
	生活环境安全隐患		□发现安全隐患：＿＿＿＿＿＿＿＿＿＿；□未发现					
	自知力		□自知力完整；□自知力缺失；□无自知力					
	合并严重躯体疾病		□无严重躯体疾病；□有严重躯体疾病＿＿＿＿＿＿					
	社会功能/社会支持情况		□社会功能良好；□具有社会支持； □社会功能差；□缺乏社会支持					
	家庭支持情况/监护情况		□家庭支持系统良好；□得不到家庭支持；□无家庭支持 □有监护能力；□监护能力弱；□无监护能力；□无监护					
	近期有无重大生活事件		□有（记录）＿＿＿＿＿＿＿＿＿＿＿＿＿。　　□无					
	康复措施		□有康复措施；□无康复措施；□转介康复机构					
分类干预	□病情稳定；□基本稳定；□不稳定							
随访周期	□每日；□每周；□每两周；□每月；□每三个月（小于等于90天）							
综合协调 管理措施	□紧急非自愿住院治疗；□精神科门诊复诊；□在家看护管理； □其他：＿＿＿＿＿＿＿＿＿＿＿＿＿							
信息共享	精防医务人员	□电话通知；□现场告知		居委会人员	□电话通知；□现场告知			
	派出所民警	□电话通知；□现场告知		随访日期				
告知及指导意见：□患者；□家属								
□1. 申请免费服药服务或自行取药，使用"电子药盒"，遵医嘱按时 　　按量服药； □2. 观察病情变化，发生病情波动时，立即告知社区精防医生； □3. 申请并督促参加社区康复活动； □4. 保持日常生活规律； □5. 接受社区随访、管理等服务； □6. 具有危险行为或倾向时，及时报警或向居委会及精防医生报告； □7. 讲礼貌，注重家庭成员及邻里关系，和睦相处； □8. 发生居住地迁移、监护人变更等情况及时告知精防医生						备注：	

社区精神卫生工作用表（三）

（社区精防医务人员与街道、居委会、派出所
核对信息、会商个案情况用）

组织会商单位	□街道办事处　□居委会　□派出所　□其他：				会商地点：
1. 辖区在册严重精神障碍患者核对确认共：　　　人					
1.1 能够管理的患者　　　人					
在社区　　　人；能联系　　　人；住院　　　人					
1.2 在社区重点患者　　　人					
记录内容： ①一般患者目前状态（人数变动、居住地变化情况等）； ②重点患者或特殊患者情况（滋事肇事肇祸，有危险倾向或行为，评估1级以上患者情况）； ③住院、出院及门诊报告卡报告的复诊情况（所住医院、住院日期；出院日期、出院访视情况、门诊复诊情况等）					
1.3 不能管理的患者数　　　人					
拒绝建档：　　人		人分不能联系：　　　人			
走失：　　人		新增失访：　　　人			
记录内容： ①长期失访患者确认及变动情况； ②新增失访患者及原因					
2. 新增情况：					
网报审核新增患者：　　　人					
记录内容：姓名、诊断、建档态度及目前情况					
3. 减少情况：					
迁出　　人；　　死亡　　人；其他　　　人					
记录内容：①迁出患者姓名、迁出地址等； 　　　　　②死亡患者姓名、死亡时间、死亡原因等					
4. 精神疾病患者健康体检是否通知					已通知、未通知（未通知名单记录在备注中）

5. 备注及会商个案情况记录（可附页）：	以上辖区患者基本情况各会商单位已沟通确认	
	会商成员签字：	
	（单位）	人员签字
	日期：　　年　　月　　日	

社区精神卫生工作用表（四－1）

（严重精神障碍患者应急医疗处置知情同意书）

接受应急医疗处置人员姓名：_____性别：_____年龄：_____

现住址：_____街道_____社区_____号

应急医疗处置单位（全称）：_____

　　根据目前所掌握的资料，现对患者提出如下医学意见（在相应处填写或划"√"）：

　　① 该人员为（疾病名称）_____疾病的（患者　疑似患者），由于（已经　可能）出现（危险行为　自伤自杀行为　严重或急性药物不良反应　药物过量），（已经　将给）本人或他人的身体、财物造成损失，需要通过医疗措施予以制止或避免。

　　② 根据现场情况判断，必须立即对该人员采取（现场临时性应急医疗处置　精神科门诊留观　精神科紧急住院治疗）措施。一旦病情得到控制，对本人或他人的危险基本消除，这种措施将予以解除。

　　③ 以上医学意见已送达该人员的（监护人　家属）；因客观原因（注明原因：_____），本医学意见不能立即送达该人员监护人（家属），则由公安机关现场执行公务的人员签字证实。

精神科医师（1）：_____时间：_____年_____月_____日_____时

精神科医师（2）：_____时间：_____年_____月_____日_____时

监护人（家属）意见：_____

监护人（家属）签名：_____

联系电话：_____时间：_____年_____月_____日_____时

参与现场处理的公安机关名称（全称）：_____

社区精神卫生工作用表（四－2）

（社区严重精神障碍患者应急医疗处置用）

应急医疗处置单位：

姓名		性别		年龄		身份证号	
监护人姓名		联系电话			是否有过 肇事肇祸史		
户籍情况		现住址			疾病诊断		
信息来源		是否服药		主要药物及剂量			
突发事件前病情与 治疗情况及最后一 次访视时间							
处置开始时间			处置结束时间				
第一处置地点							
现场情况简要描述 （包括患者当时的表 现、人员财产损失、 大致处置过程等情 况）以及处置结果							
处置缘由	自伤自杀行为；存在自杀自伤行为的危险；危害公共安全或者他人安全行为；存在危害公共安全或者他人安全行为的危险；病情复发，精神状况明显恶化；急性或严重药物不良反应						
肇事肇祸危险度评估	0级；1级；2级；3级；4级；5级						
主要处置措施	现场临时性处置；精神科门诊/急诊留观；会诊；精神科紧急住院；其他						
处置性质	自愿治疗；保护性治疗；强制性治疗						
处置效果	有效；部分有效；无效						
处置对象来源							

填报人：　　　　　　　　　　填报时间：　　　　　　　年　　月　　日

区所质控：　　　　　　　　　　　　　　　　系统审核：

公安机关公务人员签字：＿＿＿＿＿＿＿＿＿＿＿＿＿＿＿＿＿＿　警号：＿＿＿＿＿＿＿＿＿＿＿＿

联系电话：＿＿＿＿＿＿＿＿＿＿＿时间：＿＿＿＿＿年＿＿＿＿月＿＿＿＿日＿＿＿＿时

社区精神卫生工作用表（五－1）

（社区关爱帮扶小组会商、处置紧急/特殊患者用）

患者姓名		性别		年龄		诊断	
住址			身份证号				
紧急/特殊患者情况介绍							
社区关爱帮扶小组成员工作情况记录							
日期		沟通、联络/共同处置经过					

备注：做好沟通、处置经过记录，如果社区关爱帮扶小组遇有难以解决的困难或问题，可以填报表（五－2），一并报给街道精神卫生工作领导小组，按照综合协调管理机制妥善处置。

社区精神卫生工作用表（五-2）

（社区关爱帮扶小组向街道精神卫生工作领导小组报告用）

报告缘由：（着重介绍目前工作中存在的问题或困难）
社区关爱帮扶小组意见或建议：（请在意见建议相应位置打钩）
□1. 协调相关部门召开高风险个案会商会，对患者提供救助，妥善处置；
□2. 协调相关部门对患者进行非自愿紧急住院治疗；
□3. 协调相关部门对患者进行精神科门诊送诊；
□4. 协调相关部门对患者提供关爱帮扶，解决生活困难问题；
□5. 协调相关部门对患者进行联合随访；
□6. 协调相关部门针对患者具体情况，制定临时管理服务措施；
□7. 协调相关部门对患者详细住址进行查找
其他需要说明的意见和建议：

社区关爱帮扶小组成员签字	社区民警	
	居委会人员	
	精防医务人员	
社区名称		日期：

备注：社区关爱帮扶小组服务在社区开展精神卫生工作过程中，虽经多方努力，仍难以解决个别患者的问题或困难，向街道精神卫生工作领导小组报告，并附上表（五-1）。

参考文献

[1] 陆林，沈渔邨. 精神病学. 第 6 版. 北京：人民卫生出版社，2018.

[2] 李凌江. 精神病学. 北京：高等教育出版社，2003.

[3] 李建明，韩柏，等. 精神病学. 北京：清华大学出版社，2011.

[4] 韩柏. 临床精神医学. 北京：中国科学技术出版社，2006.

[5] 孙学礼. 精神病学. 北京：高等教育出版社，2003.

[6] 李凌江. 精神科护理学. 北京：人民卫生出版社，2002.

[7] 覃远生. 精神科护理学. 北京：人民卫生出版社，2004.

[8] 宋燕华. 精神障碍护理学. 北京：北京医科大学出版社，2002.

[9] 张雪峰. 精神科护理学. 北京：高等教育出版社，2003.

[10] 吴文源. 综合医院精神卫生. 上海：上海科学技术文献出版社，2001.

[11] 姜乾金. 医学心理学. 第 4 版. 北京：人民卫生出版社，2002.

[12] 姜佐宁. 现代精神病学. 北京：科学出版社，2001.

[13] 张明. 认识人性的畸变. 北京：科学出版社，2004.

[14] 中华精神科学会. 中国精神疾病分类方案与诊断标准. 第 3 版. 2001.

[15] 李雪荣. 现代儿童精神病学. 长沙：湖南科学技术出版社，1994.

[16] 盛树力. 老年痴呆：从分子生物学到临床诊治. 北京：科学文献出版社，1998.

[17] ［德］R. Toller. 王希林，译. 实用精神病学. 第 10 版. 北京：人民卫生出版社，1997.

[18] 杨德森. 行为医学. 长沙：湖南科学技术出版社，1998.

[19] 王祖新. 临床药理学. 北京：北京医科大学 – 中国协和医科大学联合出版社，1990.

[20] 颜文伟. 临床精神药理学. 长沙：湖南科学技术出版社，1999.

[21] 许又新. 神经症. 北京：人民卫生出版社，1996.

［22］ 张明圆. 精神科评定量表手册. 长沙：湖南科学技术出版社，1993.

［23］ 汪向东，王希林，马弘. 心理卫生评定量表手册（增订版）. 北京：中国心理卫生杂志社，1999.

［24］ 12 地区精神疾病流行病学调查协作组. 精神分裂症流行病学调查资料分析. 中华神经精神科杂志，1986，19：73 – 76.

［25］ 陈学诗. 21 世纪中国精神卫生的瞻望. 中华精神科杂志，1999，32：69 – 71.

［26］ 刘铁榜，章华，臧德磬. 精神分裂症神经病理学研究进展. 中华神经精神科杂志，1995，28：243 – 245.

［27］ 张明园. 减少精神障碍的未治率——献给 2001 年世界卫生日. 中华精神科杂志，2001，34：66 – 67.

［28］ 韩柏. 精神分裂症的现代研究. 北京：中国科学技术出版社，2003.

［29］ H. Hippius，H – J. Möller，N. Müller，et al. Die Psychiatrische Klinik der Universät München 1904—2004. Heidelberg：Springer，2004.

［30］ Hans – Jürgen Möller. Psychiatrie. Ein Leitfaden für Klinik und Praxis. Stuttgart：W. Kohlhammer，2002.

［31］ Hampel，Padber，Möller. Alzheimer – Demenz. Möller. Stuttgart：Wissenschaftliche Verlagsgesellschaft mbH，2003.

［32］ Gelder M. Oxford Textbook of Psychiatry. 3rd ed. Oxford Medical Publications，1996.

［33］ Kaplan HI. Synopsis of Psychiatry. 8th ed. Williams & Wilkins，1998.

常用术语中英文对照

Hamilton 焦虑量表	Hamilton Rating Scale for Anxiety
Hamilton 抑郁量表	Hamilton Rating scale for Depression
阿尔茨海默病	Alzheimer's disease（AD）
阿扎哌隆	azaperone
艾司唑仑	estazolam
奥氮平	olanzapine
暴力行为	violence
暴力危险性评估指南	violence risk appraisal guide，VRAG
被动违拗	passive negativism
被洞悉感	experience of being revealed
被害妄想	delusion of persecution
病耻感	stigma
病理性赘述	circumstantiality
残疾调整寿命年	disability–adjusted life year，DALY
痴呆	dementia
语词新作	neologism
促发因素	precipitating factors
错构	paramnesia
错觉	illusion
第二级预防	secondary prevention
第三级预防	tertiary prevention
第一级预防	primary prevention
电抽搐治疗	electroconvulsive therapy（ECT）

电休克治疗	electro shock therapy，EST
定向力	orientation
定向障碍	disorientation
读心症	mind reading
恶劣心境障碍	dysthymic disorder
恶性综合征	malignant syndrome
奋乃静	perphenazine
氟奋乃静癸酸酯	fluphenafine decanoate（FD）
氟伏沙明	tluvoxamine
氟哌啶醇	haloperidol
氟哌啶醇癸酸酯	haloperidol decanoate（HD）
概念	conception
感觉	sensation
感觉过敏	hyperesthesia
感觉减退	hypoesthesia
感觉缺失	anesthesia
感觉障碍	disorders of sensation
感知综合障碍	psychosensory disturbance
甘瑟综合征	Ganser syndrome
戈谢氏病（高雪氏病）	Gaucher's syndrome
个别治疗	individual therapy
工娱治疗	occupational and recreational treatment
攻击行为	aggression
关系妄想	delusion of reference
国际精神疾病分类	International Statistical Classification of Diseases and Related Health Problems（ICD）
幻触	tactile hallucination
幻觉	hallucination
幻视	visual hallucination
幻听	auditory hallucination

幻味	gustatory hallucination
幻嗅	olfactory hallucination
昏迷	coma
昏睡	sopor
机能性幻觉	functional hallucination
机体内稳态	homeostasis
急性短暂性精神障碍	acute and transient psychotic disorders
嫉妒妄想	delusion of jealousy
记忆	memory
记忆减退	hypomnesia
记忆增强	hypermnesia
继发性妄想	secondary delusion
假性痴呆	pseudodementia
假性幻觉	pseudohallucination
交流障碍	communication disorder
缄默症	mutism
计算机辅助健康教育计划	Computer – assisted Health Education，CAHE
简明精神病评定量表	Brief Psychiatric Rating Scale（BPRS）
简易精神状况检查	Mini – Mental State Examination（MMSE）
紧张性木僵	catatonic stupor
进食障碍	eating disorders
惊恐发作	panic attack
惊恐障碍	panic disorder
精神病理学	psychopathology
精神病学	psychiatry
精神残疾	mental disability
精神发育迟滞	mental retardation
精神分裂症	schizophrenia
精神分裂症，单纯型	schizophrenia, simplex type
精神分裂症，紧张型	schizophrenia, catatonic type

精神分裂症，偏执型	schizophrenia, paranoid type
精神分裂症，青春型	schizophrenia, hebephrenic type
精神分裂症，未分化型	schizophrenia, undifferentiated type
精神康复	psychiatric rehabilitation
精神运动性兴奋	psychomotor excitement
精神运动性抑制	psychomotor inhibition
精神障碍	mental disorder
精神障碍诊断与统计手册	Diagnostic and Statistical Manual of Mental Disorders, DSM
精神状态检查	mental state examination
柯萨可夫综合征	Korsakov's syndrome
克氏征	Kernig's sign
克雅病	Creutzfeldt – Jakob disease
刻板动作	stereotyped act
恐惧症	phobic neurosis
夸大妄想	grandiose delusion
快速眼动睡眠	rapid eye movement sleep（REM）
蜡样屈曲	cerea flexibihty, waxy flexibility
利培酮（维思通）	risperidone
联想障碍	association disorder
氯丙嗪	chlorpromazine
氯氮平	clozapine
氯米帕明	clomipramine
逻辑倒错性思维	paralogism thinking
麻痹性痴呆	general paralysis of the insane
矛盾	ambivalent
矛盾意向	ambitendency, ambivalence
朦胧状态	twilight state
梦魇	nightmare
梦样状态	oneiroid state

明尼苏达多相人格调查表	Minnesota Multiphasic Personality Inventory（MMPI）
模仿动作	echopraxia
木僵	stupor
内感性不适（体感异常）	senestopathia
内脏幻觉	visceral hallucination
耐受性	tolerance
逆行性遗忘	retrograde amnesia
偏执性人格障碍	paranoid personality disorder
强迫观念	obsessive idea
强迫行为	compulsive behavior
强迫意向	obsessive intention
强迫症状	obsession and compulsion
强制性思维	forced thinking
情感	affect
情感淡漠	apathy
情感倒错	perathymia
情感低落	depression
情感高涨	elation
全球疾病负担	Global Burden of Disease，GBD
日间医院	day hospita
日间照顾中心	adult day care center
三级预防	three levels of prevention
社会心理康复	psychosocial rehabilitation，PSR
社会支持系统	social support system
社会工作者	social worker
社区	community
社区精神卫生服务	community mental health service
社区康复精神病学	community based rehabilitation psychiatry
神经精神病学临床评定表	Schedules for Clinical Assessment in Neuropsychiatry（SCAN）

生活质量综合评定问卷	Generic Quality Life Inventory
生物 – 心理 – 社会医学模式	biopsychosocial medical model
视物变形症	metamorphopsia
视物显大症	macropsia
视物显小症	micropsia
嗜睡	drowsiness
嗜睡症	hypersomnia
司法精神病学	forensic psychiatry
思维	thinking
思维被夺	thought deprivation
思维被广播	thought broadcasting
思维奔逸	flight of thought
思维不连贯	incoherence of thought
思维插入	thought insertion
思维迟缓	inhibition of thought
思维化声	thought hearing
思维扩散	diffusion of thought
思维贫乏	poverty of thought
思维破裂	splitting of thought
思维散漫	looseness of thought
思维形式障碍	disorders of the thinking form
思维中断	blocking of thought
同理心	empathy
童样痴呆	puerilism
妄想	delusion
妄想性障碍	delusional disorder
危机干预	crisis intervention
危险因素	risk factor
违拗症	negativism
五羟色胺	5 – hydroxytrptamine，5 – HT

五羟色胺综合征	serotonin syndrome
晤谈	interview
象征性思维	symbolic thinking
硝西泮	nitrazepam
心因性幻觉	psychogenic hallucination
欣快症	euphoria
虚构	confabulation
虚无妄想	delusion of negation
阳性症状群	positive symptoms
阳性与阴性症状量表	Positive and Negative Symptoms Scale（PANSS）
依从性	compliance
移情和反移情	transference and counter – transference
遗忘	amnesia
遗忘综合征	amnestic syndrome
疑病妄想	hypochondriacal delusion
疑病障碍（疑病症）	hypochondriasis
疑病症状	hypochondriacl symptom
易激惹	irritability
意念飘忽	flight of ideas
意识	consciousness
意识混浊	confusion
意志	will
意志减弱	hypobulia
意志缺乏	abulia
意志增强	hyperbulia
癔症	hysteria
阴性症状群	negative symptoms
隐喻性阐释	metaphoric interpretation
预防精神病学	preventive psychiatry
原发性妄想	primary delusion

早发性痴呆	dementia praecox
早老性痴呆	presenile dementia
谵妄（状态）	delirium
真性幻觉	genuine hallucination
症状自评量表	Symptoms Checklist 90（SCL – 90）
整体康复	total rehabilitation
知觉	perception
知觉障碍	disturbance of perception
智能	intelligence
智商	intelligence quotient（IQ）
中国诊断分类系统及诊断标准	Chinese Classification and Diagnostic Criteria of Mental Disorders（CCMD）
中途宿舍	half – way house
钟情妄想	delusion of love
重性精神障碍	psychosis
主动违拗	active negativism
注意	attention
注意涣散	aprosexia
注意减退	hypoprosexia
注意狭窄	narrowing of attention
注意增强	hyperprosexia
注意转移	transference of attention
转换动作	displacement movement
转换症状	conversion symptoms
自知力	insight
罪恶妄想	delusion of guilt
作态	mannerism